Sparsame, sachgemäße Krankenbehandlung

mit Leitsätzen des Reichsgesundheitsrates

Unter Mitwirkung von

Th. Brugsch · H. Brüning · W. Frey · A. Goldscheider
W. His · J. Jadassohn · F. Klemperer · F, Kraus
M. Matthes · O. Minkowski · P. Morawitz · F. v. Müller
A. Schwenkenbecher · R. Seyderhelm · W. Straub
H. Strauß · F. Volhard · W. Weygandt · L. v. Zumbusch

Herausgegeben vom
Reichsgesundheitsamt

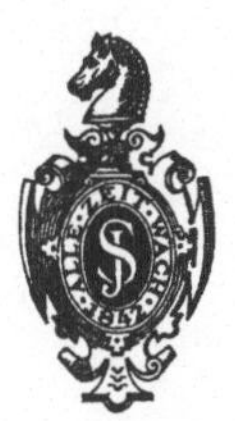

Springer-Verlag Berlin Heidelberg GmbH 1926

ISBN 978-3-662-35486-5   ISBN 978-3-662-36314-0 (eBook)
DOI 10.1007/978-3-662-36314-0

Vorwort.

Die wirtschaftliche Not der Zeit war der Anlaß, in einer
Sitzung des Reichsgesundheitsrates, zu der Ärzte, Praktiker und
Theoretiker aus dem gesamten Reichsgebiet sich zusammenge-
funden hatten, die zweckmäßigste Behandlung Kranker unter
möglichster Berücksichtigung der Wirtschaftslage, die zu jeder
mit dem Wohl der Kranken und mit ihrer baldigsten Wiederherstellung verantwortbaren Sparsamkeit an Arzneimitteln, phy-
sikalisch-diätetischen Maßnahmen, Trink- und Bäderkuren usw.
zwingt, zu besprechen.

Am 9. Februar 1924 fand diese Reichsgesundheitsratssitzung
zu Berlin statt; sie führte zur Aufstellung der im I. Teil ab-
gedruckten Leitsätze. Die zur Tagesordnung erstatteten fünf
Referate sind im II. Teil, hier und da gekürzt, nachstehend
wiedergegeben.

In einem III. Teile folgen von führenden Ärzten verfaßte
14 Abhandlungen, die die sparsame, sachgemäße Behandlung
der an häufigen Krankheiten Leidenden — ohne Beschränkung
auf die medikamentöse Therapie oder auf die Krankenkassen-
patienten — vor Augen führen.

Der Inhalt der Referate und der Abhandlungen, die bereits
in der medizinischen Fachpresse erschienen sind, gibt die persönliche wissenschaftliche Auffassung der Verfasser wieder.

Diese ärztlichen Ausführungen werden in zusammenhängen-
der Form veröffentlicht, damit sie allen, denen Sparsamkeit bei
der Behandlung ihrer Kranken in der jetzigen Zeit angelegen
sein muß, als ein Wegleiter für ihre Entschließungen dienen
können.

Inhaltsverzeichnis.

I.

Leitsätze für eine sparsame und doch sachgemäße Behandlungsweise der Kranken durch Ärzte.

Aufgestellt vom Reichsgesundheitsrat in seiner Sitzung
am 9. Februar 1924[1]).

1. Der Arzt muß durch eine wirtschaftlich zweckmäßige, möglichst einfache Behandlungsweise mit allen Kräften dazu beitragen, die derzeitig verhältnismäßig hohe Belastung der Kranken mit Geldausgaben zu vermindern. Dies gilt nicht nur für den Verbrauch von Arzneimitteln, diätetischen Nährmitteln und Verbandstoffen, sondern ebenso für die sonstigen ärztlichen Behandlungsweisen, wie z. B. für physikalische, diätetische, psychische Verfahren. Jede zulässige Einsparung von Ausgaben für Maßnahmen zur Krankenbehandlung ist ein Gewinn.

2. Da die Arzneien durch Ermäßigung der Arzneimittelpreise und Arbeitspreise in der Deutschen Arzneitaxe allein nicht ausreichend verbilligt werden können, muß der Arzt auch seinerseits auf die Verringerung der Arzneikosten für den Kranken hinwirken. So soll der Arzt die Regeln für sparsame Verordnungsweise genauestens befolgen, unter gleichwertigen Arzneimitteln stets das billigere verordnen, die Arzneimittel in einfacher Form und nicht in komplizierter Zusammensetzung verschreiben, die freikäuflichen Arzneimittel und die im Apothekenhandverkauf erhältlichen Arzneimittel möglichst ohne Rezept verschreiben, in geeigneten Fällen die Arznei im Hause herstellen lassen, die mit Namenschutz versehenen und deshalb meist höher im Preise stehenden Spezialpräparate durch gleichwertige Präparate, wo solche erwiesenermaßen zur Verfügung stehen, ersetzen und dabei das Wort „Ersatz" nicht gebrauchen; hier und da gibt es auch

---

[1]) (u. a. abgedruckt in Deutsche med. Wochenschr. 1924, Nr. 13, S. 393; Volkswohlfahrt 1924, S. 327; Veröff. des Reichsgesundheitsamts 1924, S. 746).

eine inländische Droge, die er als gleichwertig mit einer ausländischen Droge und billiger als diese verordnen kann. Letzten Endes ist aber stets das wirksamste Heilmittel auch das billigste. Als gleichwertig können nur solche Heilmittel gelten, welche die Heilwirkung gleich rasch und gleich sicher gewährleisten; deswegen darf auch dem Kassenarzt nicht versagt sein, Arzneimittel, die zwar zunächst kostspielig erscheinen, aber Aussicht bieten, die Behandlung abzukürzen und die Arbeitsfähigkeit früher herbeizuführen, zu verordnen.

3. Der praktische Arzt soll neueste Arzneimittel nur dann verwenden, wenn ihr Wert durch systematische Untersuchungen, z. B. in Kliniken und größeren Krankenanstalten erwiesen oder wahrscheinlich gemacht worden ist. Diejenigen Spezialitäten, die nur gewisse Rezeptformen, fabrikmäßig dargestellt, bedeuten, sind mit großer Kritik zu benutzen. Dies gilt aber nicht für die Spezialpräparate der pharmazeutischen Großindustrie, die nach den bisherigen Erfahrungen im allgemeinen nicht zu beanstanden sind. Die unmittelbare Versorgung der Kranken mit Arzneien durch die Krankenkassen ist nicht erwünscht. Die Kranken sollen die differenten Arzneien aus den Apotheken beziehen; bei freigegebenen Arzneimitteln ist auch der Bezug aus einwandfreien Drogengeschäften zulässig.

4. Die Ärzte sollen durch strenge Selbstprüfung dazu beitragen, daß Vielverschreiberei und sonstige Polypragmasie, die freilich oft durch die Neigung des Publikums selbst gefördert, vielleicht sogar veranlaßt wird, unterbleibt, zum Nutzen der gesamten Bevölkerung wie insbesondere auch der organisierten Krankenhilfe der Sozialversicherung. Auch soll die Verordnung von Arzneimitteln, die nur solaminis causa nach dem Grundsatz „ut aliquid fecisse videamur" gegeben werden und nur einen suggestiven Einfluß ausüben, nach Möglichkeit vermieden werden.

5. Es ist zu billigen, daß besonders die Verordnungen der Kassenärzte unter strenge Kontrolle gestellt und die Ärzte in geeigneter Weise auf die jeweils vermeidbaren Arzneimittel aufmerksam gemacht werden.

6. Wirksamer als die obligatorische Beschränkung des ärztlichen Handelns werden sein:
In kollegialer Weise gegebene Richtlinien für die praktischen Ärzte, umfassende aber kurz dargestellte therapeutische Ratschläge vom Gesichtspunkt ökonomischer Krankenbehandlung aus, verfaßt von hervorragenden Praktikern und Theoretikern, Abhandlungen der Arzneikommissionen der ärzt-

lichen Gesellschaften, denen mehr Betriebsamkeit und Autorität, aber auch mehr Befolgung ihrer Empfehlungen zu wünschen wäre, wiederholte Fortbildungskurse für Ärzte, Einwirkung auf den ärztlichen Nachwuchs durch größere Betonung der Wichtigkeit der Pharmakologie und Arzneiverordnungslehre in den Studien- und Prüfungsordnungen und während der praktischen Ausbildung.

Aber auch das Krankenkassenpublikum sollte von seiten der Krankenkassen darüber aufgeklärt werden, daß Sparsamkeit bei der Verordnung von Arzneien durchaus sachgemäß und für den Kranken nutzbringend sein kann.

II.

Referate über eine sparsame und doch sachgemäße Krankenbehandlung.

A.

Von Prof. Dr. F. Kraus, Berlin[1]).

Wenn auch den Ausgangspunkt der Verhandlung des Reichsgesundheitsrats über die wirtschaftlich zweckmäßigste Krankenbehandlung Klagen der Krankenkassenvertreter über die ungebührlich starke Belastung der Krankenkassen durch teure Arznei gebildet haben, halte ich es doch für zweckmäßig, die Empfehlung in der jetzigen Zeit wirtschaftlicher schwerer Not nicht bloß bei der Arzneiverordnung, sondern auch bei der Krankenbehandlung überhaupt auf die Knappheit der vorhandenen Geldmittel Rücksicht zu nehmen, an alle Ärzte, nicht bloß an die Ärzte der Versicherten oder die Armenärzte, zu richten. Denn wenn bei den Krankenkassen gegenwärtig zu viel und zu teuer verordnet wird, so liegt dies an der allgemeinen Einstellung des Publikums und eines großen Teiles der praktischen Ärzte in der gegenwärtig üblichen Krankenbehandlung. Wem die Aufrechterhaltung der Krankenhilfe der Versicherten am Herzen liegt, der darf sich aber nicht bloß auf die Krankenkassenärzte beziehen; abgesehen von der momentanen Disposition der Versicherten muß sich das Augenmerk auch den Krankenkassenvertretungen zuwenden. Pharmakologen und Kliniker können einerseits von ihrem Standpunkt übersehbare Übelstände in allen diesen Richtungen aufdecken und vor allem auch ihren erzieherischen Einfluß auf die jungen Ärzte und wohl auch auf die Bevölkerung im Sinne einer wirtschaftlich zweckmäßigeren, einfacheren Krankenbehandlung einsetzen. Praktische Erfolge, darüber kann man sich nicht täuschen, werden aber nur mit der Zeit erreichbar sein.

I. 1. Bei der gegenwärtig gebotenen sparsamen Lebenshaltung eines jeden ist der Arzt mehr als je verpflichtet,

---

[1]) Referat, mit Kürzungen abgedruckt aus Deutsche med. Wochenschr. 1924, Nr. 13.

zunächst in jedem Krankheitsfall zu prüfen, ob er Arzneimittel verordnen muß, oder ob er ihre Anwendung einschränken kann. Eine Verordnung „ut aliquid fieri videatur" ist standesunwürdig.

Diese Einschränkung der Arzneimittelanwendung darf aber, wie gleich hier hervorgehoben werden muß, nicht so weit getrieben werden, daß unserer in der ganzen Welt in bestem Rufe stehenden Arzneimittelindustrie die Lebensfähigkeit und die Möglichkeit zu weiterem produktiven Arbeiten genommen wird. Bereicherungen der ärztlichen Heilkunst, wie sie in den letzten Jahren durch Heilmittel wie Neosalvarsan, Atophan, die Wismut-präparate, Bayer 205, wasserlöslicher Kampfer, neue Digitalis-mittel, Heilsera und viele andere zum Wohle unserer Kranken geschaffen worden sind, sind nur möglich gewesen durch die Lei-stungsfähigkeit der deutschen Arzneimittelindustrie, und diese wiederum ist an die Mitwirkung der behandelnden Ärzte geknüpft. Allerdings ist auch zuzugestehen, daß nicht alle Arzneimittel-erzeugnisse für die Krankenbehandlung eine wertvolle Bereiche-rung darstellen. Nicht eigentlich Sache des Arztes ist es, darauf hinzuweisen — und doch verdient dieser Punkt eingehende Beach-tung auch bei vorliegender Erörterung —, daß die deutsche phar-mazeutische Industrie mit ihrem einst gewaltigen Export ins Aus-land geeignet ist, die Lebenshaltung weiter, nicht nur an der Erzeugung der Arzneien beteiligter Kreise günstig zu beeinflussen. Immerhin kann der Praktiker im Hinblick auf die Bedürftigkeit großer Bevölkerungsgruppen eine Beschränkung der Arznei-verordnung eintreten lassen, in dem Bemühen, einerseits nur als wirklich wertvoll und wirksam in der Krankheitsbehandlung er-probte und anerkannte Heilmittel zu verordnen und die Zahl der angewandten Mittel nicht unnötig zu steigern, anderseits bei der Möglichkeit, durch andere Heilmaßnahmen den gleichen Erfolg billiger zu erreichen, von den Verordnungen überflüssiger Mittel abzusehen.

Bei chronischen Krankheiten wäre in jedem einzelnen Fall festzustellen, ob ein gewohnheitsmäßig verordnetes Mittel wirklich einen greifbaren Erfolg hat, z. B. Jod bei Arteriosklerose, Digitalis bei funktionellen Herzstörungen, und — wenn der Erfolg ausbleibt — bei einsichtigen, der Belehrung zugänglichen Kranken von der weiteren Anwendung abzusehen und psychisch oder anderweitig ärztlich zu helfen.

Der Praktiker sollte nicht nur das Bestreben haben, immer gleich die allerneuesten Arzneimittel zu verwenden, sondern er soll sich womöglich nur an die erprobten Mittel halten; nur, wenn es die speziellen Bedingungen des Erkrankungsfalles notwendig erscheinen lassen, soll er auch solche Arzneimittel anwenden, über die ihm zur Zeit noch genügende Erfahrungen fehlen.

2. Bei jeder Verordnung sollte der Arzt bestrebt sein, die **Menge des verordneten Arzneimittels dem speziellen Falle anzupassen**, und nicht mehr verordnen als erforderlich ist. Diesem Verlangen kommen bezüglich der Fertigpackungen die Arzneimittelfabriken in steigendem Maße durch Herstellung von **Kleinpackungen** schon entgegen.

3. Wo es unbedenklich erscheint oder in der Persönlichkeit des Kranken oder seiner Umgebung die Sicherheit besteht, daß die Anweisungen des Arztes befolgt werden, kann eine **einfache Arznei** (Tees oder Lösungen nicht stark wirkender Stoffe) nach den dem Kranken oder seiner Umgebung gegebenen entsprechenden Anweisungen im **Haushalt zubereitet werden**. Man denke an Tees zum Abführen, Schwitzen, Expektorieren usw.

Ermahnungen in betreff einer Verbilligung der arzneilichen Behandlung müssen jedoch nicht nur an die Kassenärzte, sondern an die Praktiker überhaupt gerichtet werden. Man muß aber Starkenstein zustimmen, wenn er es für unrichtig erklärt, das Ökonomische der Rezeptur rein mechanisch zum Geldwert der verschriebenen Arzneistoffe in Beziehung zu setzen. Es kommt vor allem anderen auf die Berücksichtigung der pharmakologischen und klinischen Grundlagen der rationellen Arzneiverordnung, auf das Verhältnis des pharmakologischen und praktisch therapeutischen Wertes der verordneten Arzneimittel zu ihrem absoluten Geldwert im gegebenen Falle an. Ausschlaggebend ist die Schnelligkeit des Verlaufes der Heilungsprozesse und das Definitive der Heilung. Die Unterscheidung zwischen Expeditio elegantissima und pauperum erscheint mir ärztlich standeswidrig. Notwendig ist zu unterscheiden zwischen den Kosten der therapeutisch wirksamen Dosis und der Billigkeit eines Mittels überhaupt. Verbilligungen lassen sich in **zweifacher** Weise erzielen: a) **hinsichtlich der Arzneimittel** selbst; b) hinsichtlich der **Form der Abgabe.**

In bezug auf die Arzneimittel weiß jeder, daß geschützte meist teurer sind als Ersatzformen. Ebenso daß Geschmacksverbesserungen, wenn sie anders nicht unbedingt nötig sind, durch den billigsten Sirup. simpl. zu ersetzen sind (Kinder! Erbrechen). Weiterhin, daß von den teueren Mitteln die einfachste Form die billigste ist. So ist z. B. Jodtropon hinsichtlich des Jodgehaltes nicht billiger als die entsprechende Menge Jodnatrium, besonders dann nicht, wenn der Arzneiempfänger das Jodsalz in dem be-

stimmten Glas selbst auflösen kann. Von den Eiweißerzeugnissen
(Proteïnkörpertherapie) ist, wenn nicht z. B. Pflanzeneiweiß vor-
gezogen werden muß, ceteris paribus auf die billigste Form Rücksicht zu nehmen. Das gilt auch von Vakzinen, Seren und Salvar-
sanpräparaten.

Soll der Appell an die Ärzte aber nicht lediglich als Einwirkung zugunsten der Krankenkassen erscheinen, muß doch auch
darauf hingewiesen werden, daß die Kassenärzte nicht unter allen
Umständen auf teure Arzneien und Heilprozeduren überhaupt
verzichten können, wenn sie ihre Kranken dem Stande der Wissenschaft entsprechend behandeln und schnell arbeitsfähig machen
sollen.

Eine Verbilligung der arzneilichen Behandlung hinsichtlich
der Form der Abgabe der Mittel bei der Arzneibehandlung
sollten wie in der Kassen- auch in der allgemeinen Privatpraxis alle Ärzte mehr als bisher anstreben. Natürlich kann es
nicht bloß von der Wohlfeilheit abhängig gemacht werden, ob
der Arzt im speziellen Falle Pulver, Solution, ob er Tropfen oder
eine Injektion verordnet. Zu achten ist darauf, daß, wenn möglich,
Schachtelpulver in der Form des Handverkaufes verordnet werden, ebenso daß zur häuslichen Herstellung von Infusen die Spezies als Droge im Handverkauf verabfolgt wird. Dem Takt des
Arztes bleibe es überlassen, ob er es für nötig hält, eine schriftliche
besondere Gebrauchsanweisung zu geben oder nicht. Die Patienten können angehalten werden, in vorhandenen, mit weitest-
gehender Sparsamkeit bereitgestellten Gefäßen das hineingewogene
Arzneimittel selbst aufzulösen oder zu mischen. In bezug auf die
Form der Arzneimittel sind Einzelpulver im allgemeinen die
teuerste Form der Abgabe. Erheblich billiger sind fabrikmäßig
hergestellte Tabletten. Maßgebend ist hierbei die Möglichkeit genauer Dosierung. Nach Möglichkeit sollten lose abgegebene Tabletten eine Prägung erhalten, welche Bestandteile und Gewicht
angibt. Auch Pillen kosten in der Anfertigung durchschnittlich
zweieinhalbmal weniger als Einzelpulver. Um jede nicht unbedingt nötige Verteuerung der Pillen zu vermeiden, könnte man
statt der Massa pilularum des Arzneibuches ein in den Kliniken
der Charité bewährtes Pulver aus indifferenter Hefe[1] verwenden.
Ampullen sind, wenn im großen fabrikmäßig hergestellt, für
Einzelmengen keimfreier Lösungen eine billige Form. Unbedingt
notwendig ist aber die Abwechslungsmöglichkeit in der Dosen-
bemessung. Bei größerem Bedarf sind sterile Stammlösungen zu

---

[1] Faex medicinalis.

10—20 ccm in Glasstöpselflaschen wieder billiger als die Ampullen. Wenig Gewicht lege ich auf die Verwendung von Aqua fontana zur Verbilligung. Neben der Ökonomie sprechen auch speziell ärztliche Gründe für die Beachtung der Dose (Einzelgabe, Tages-, Gesamtmenge). Zweckmäßige Arzneikombination darf aus Sparsamkeitsrücksichten allein nicht verhindert werden. Was billiger ist, Rezept oder Spezialität, läßt sich nicht ganz allgemein beantworten, weil die Verhältnisse in der heutigen Zeit noch wechseln. Zu weit kann in der Privatpraxis die Uniformierung und die Einschränkung nicht getrieben werden. Sonst kommt der Arzt mit dem Publikum in unnötige Konflikte.

4. Auch an Bäderkuren läßt sich sehr oft sparen, indem man geeignete Kranke in eine bescheidene Sommerfrische schickt, oder indem man physikalische Maßnahmen am Wohnort selbst, ohne Unterbrechung der Berufstätigkeit, anwenden läßt. So kann man hydriatische Prozeduren wie Packungen, Bäder jeder Art, Übergießungen usw. teils in der Wohnung des Kranken vornehmen oder in nahegelegenen Badeinstituten ausführen lassen. Sind Kuren in Badeorten erforderlich, so sollten die Kranken in einheimische und dem Wohnort nahe gelegene Kurorte geschickt werden, wenn hier der gleichgünstige und schnelle Kurerfolg zu erwarten ist wie in ausländischen oder entfernten einheimischen Kurorten.

Im übrigen sollten die Ärzte mit dazu beitragen, daß die hygienischen Verhältnisse, die Kureinrichtung und der Komfort in heimischen Bädern weiter gefördert werden, um die heimischen Kurorte zur Vornahme von Bäderkuren mehr und mehr berücksichtigen zu können.

Insbesondere hat der Arzt zu prüfen, ob und welche Mineralwässer und Quellprodukte des Inlandes mehr zu berücksichtigen wären, sofern sich dasselbe damit erzielen läßt wie mit ausländischen balneo-therapeutischen Erzeugnissen, und sich die Frage vorzulegen, in wieweit die künstlichen Präparate einwandfreier Herstellungsstätten dasselbe leisten wie die abgefüllten Mineralwässer und die daraus gewonnenen Quellprodukte.

5. Der Arzt sollte die Indikationen zur Verordnung von diätetischen Nährmitteln schärfer präzisieren, unter denen ihre Anwendung auch wissenschaftlich verantwortet werden kann, z. B. besonders hoher Kaloriengehalt bei möglichst kleiner Quantität, Wohlgeschmack und -geruch, leicht lösliche und resorbierbare Form, appetitfördernde Eigenschaften, leichte, einfache und rasche Herrichtung oder tatsächlich niedrigerer Preis als die ent-

sprechenden gehaltreichen Lebensmittel des täglichen Lebens (Lebertran ausgeschlossen).

II. Es gibt viele Fälle, in denen der Arzt durch eine eingehende Beschäftigung mit seinen Kranken, durch Zuspruch und Aufklärung über die geeignete Lebensweise, ferner durch Diätvorschriften oder physikalische usw. Maßnahmen an kostspieligen Medikamenten und anderen Dingen sparen kann, ohne den Kranken auch nur im geringsten gesundheitlich zu benachteiligen.

III. Die Förderung der Tätigkeit der pharmazeutischen Großindustrie liegt, wie oben schon betont, nicht nur im volkswirtschaftlichen, sondern auch im gesundheitlichen Interesse, gleichwohl kann der Arzt alle solche Bestrebungen, die eine Verbilligung der Arzneien, ohne deren therapeutischen Wert zu beeinträchtigen, bezwecken oder von gut beratenen autoritativen Stellen ausgehen, tunlichst berücksichtigen und kann auch nach solchen Grundsätzen hergestellte Arzneien bei seinen Patienten anwenden; selbstverständlich muß aber der Arzt das Recht besitzen, Mittel, die nach der allgemeinen Anschauung erfolgreich sind und im besonderen Fall notwendig erscheinen, ohne Rücksicht auf die Kosten verordnen zu dürfen.

In dieser Beziehung ist von Anbeginn an etwaigen Versuchen, die von Krankenkassen in eigener Regie in Verkehr gebrachten Arzneimittel zwangsweise einzuführen, wozu bereits Anläufe gemacht sind[1]), entgegenzutreten.

IV. Man muß bei der Versorgung speziell der Kassenpatienten zwei Arten von unzweckmäßiger und unwirtschaftlicher Behandlungsweise unterscheiden, die den Ärzten von seiten der Kassen vorgeworfen wird, ohne daß deren Berechtigung und Umfang hier diskutiert werden kann.

1. Die relativ harmlosere, in einer polypragmatischen Anwendung von Rezepten und sonstigen Heilmitteln, um damit die Gunst des Publikums zu erwerben, sowie die allzu freigebige und wissenschaftlich ungerechtfertigte Abgabe von Attesten und Arbeitsunfähigkeitserklärungen aus dem gleichen Grunde. Diese Vorwürfe werden zumeist gegenüber weniger beschäftigten Ärzten erhoben und dürften insbesondere da nicht ganz unberechtigt sein, wo dem Arzt außer den medikamentösen Verabfolgungen, wie es in kleineren Städten oder auch auf dem Lande der Fall sein kann, nichts von den auch psychisch sehr eindrucksvollen anderweitigen modernen Hilfsmitteln zur Verfügung steht. Auch hier wird aber

---

[1]) S. Ortskrankenkasse 1923, Nr. 42.

der Arzt durch seine Persönlichkeit, durch vernünftige Regelung
der Lebensweise, durch Verordnung diätetischer und überall im-
provisierbarer hydriatischer Maßnahmen, durch Dosierung von
Genußmitteln, von Ruhe, Schlaf und Arbeit zweckmäßige und
billige Therapie treiben und große Ersparnisse machen können.
Es wäre sicherlich viel eindrucksvoller als die bekannten Rezeptsammlungen einzelner Kassen, wenn von erfahrenen Therapeuten
für den Praktiker alle wichtigsten Heilmaßnahmen in einem nicht
zu umfangreichen Bande unter diesem speziellen Gesichtspunkte zusammengefaßt würden. Ein solches Werk, etwa nach
der Art des Taschenbuches der medizinischen Diagnostik von
Friedrich Müller, verdiente einen Preis.

2. Gefährlicher als die ersten von ärztegegnerischer Seite ge-
rügten Abwege wären diejenigen, bei denen der Patient durch
eine schablonen- und routinemäßige Abfertigung seitens
des Arztes ohne vollständige Untersuchung und ohne exakte Dia-
gnosestellung behandelt wird, so daß die ärztliche Tätigkeit zu
einer im üblen Sinne symbolischen Handlung herabsinkt. Es soll,
insbesondere in der Großstadt, Kassenärzte geben, welche täglich
30 Bons einnehmen, d. h. mindestens die dreifache Anzahl von
Patienten behandeln müssen, da durchschnittlich auf jeden Bon
3—4 Konsultationen kommen. Dadurch kann natürlich Schaden
angerichtet werden, wenn ein Arzt sich wirklich verleiten ließe,
die Patienten sich nicht einmal ausziehen zu lassen, um eine entsprechende Untersuchung vorzunehmen. Dann würden z. B.
Rektumkarzinome mit Hämorrhoidalzäpfchen behandelt werden
usw. Bei solchen gegen Ärzte erhobenen Beschuldigungen läßt
es sich, dies sei nochmals besonders betont, natürlich nicht feststellen, in welchem Umfange sie zutreffend sind, vereinzelt
mag dergleichen ja vorkommen.

3. Zu diesen beiden, von ärztlicher Seite möglichen Versäum-
nissen, von denen die letzteren sich zunächst in einer Schädigung
des Patienten und erst sekundär in einer Schädigung finanzieller
Art ganz im allgemeinen auswirken, kommen aber auch gewisse
unmittelbar durch das Krankenversicherungssystem, wie es
heute ist, verursachte wirtschaftliche Nachteile.

Der Krankenkassengedanke ist aus dem gewerkschaftlichen
Gefühl heraus geboren. Die Gewerkschaft mag also in einer Weise,
welche die Kollektividee nicht ökonomisch und sozialethisch über-
spannt, an der Krankenhilfe beteiligt bleiben. Aber zuviel organi-
satorische, auf Verselbständigung gerichtete Energie kann dem
Wohl der Versicherten schädlich werden, ohne durchgreifende
Ersparnis zu sichern.

B.

Von Prof. Dr. Friedrich von Müller, München[1]).

Die Arzneien und die Krankenpflege sind zu teuer geworden. Diese Klage wird erhoben von den Ärzten, von den Kranken und vor allem von den Krankenhäusern und Krankenkassen. (Zusammenstellung, die hier nicht abgedruckt ist.)

Wir finden, daß die Steigerung der Preise im ganzen und großen nicht entfernt so bedeutend ist, als man vielfach annimmt. Die Preise sind also relativ zu hoch für ein verarmtes Volk. Und es muß gesucht werden, die Ursachen der Teuerung klarzulegen.

Eine große Reihe der für den Krankendienst notwendigen Drogen und Hilfsmittel stammen aus dem Ausland und mußten zur Zeit des Valutaelends mit sehr hohen Preisen bezahlt werden. So das Chinin, das Opium und seine Derivate, Cascara, Quecksilber, Jod, Borsäure, Rhabarber, Sennesblätter, Rizinusöl und selbst Olivenöl; schließlich auch der Kautschuk für die Gummiwaren und die Baumwolle zu den Verbandstoffen. Das Bestreben sparsamer Ärzte und Kassenverwaltungen ging mit Recht darauf aus, diese teuren Auslandstoffe durch einheimische Produkte zu ersetzen, soweit diese irgendwie als gleichwertig angesehen werden konnten. Dies gilt z. B. vom Kampfer, der vollwertig durch den synthetischen Kampfer ersetzt werden kann, nicht aber für die meisten anderen der eben genannten Stoffe. Ein großer Teil der Auslanddrogen ist schlechterdings nicht entbehrlich und kann nicht durch Inlandsprodukte ersetzt werden.

Ein anderer Grund, welcher zur Verteuerung auch der einheimischen Mittel geführt hat, lag in den hohen Arbeitslöhnen, in den gewaltigen Preisen für die Kohlen und ihre Derivate, aus denen die moderne Chemie für einen großen Teil unserer pharmazeutischen Präparate das Material entnimmt, und vor allem in dem unerhört hohen Spirituspreis ... Der Spiritus, der bemerkenswerterweise den Parfümfabriken billig abgegeben wird, muß auch für die Krankenbehandlung und die Herstellung von Arzneien wieder zu erschwinglichen Preisen erhältlich werden. Freilich dürfen die Maßnahmen zur Verbilligung der Spirituspreise für Krankenzwecke nicht in der Weise durchgeführt werden, daß wegen der Gefahr einer mißbräuchlichen Verwendung den Apotheken derartig schwierige zollamtliche Kontrollmaßregeln auf-

---

[1]) Referat, mit Kürzungen abgedruckt aus Münch. med. Wochenschr. 1924. Nr. 13.

erlegt werden, daß sie an sich schon den größten Teil der Ersparnisse wieder verschlingen.

Im Publikum ist vielfach die Ansicht verbreitet, daß vor allem
die Apotheken schuld seien an den hohen Arzneipreisen; wer
aber die Zahlen genauer durchnimmt, die ich dem Gesundheitsamt
unterbreiten konnte, wird zu der Überzeugung kommen, daß diese
Annahme nicht begründet ist. Die Preise für die fertigen Arzneien
sind nämlich nicht entfernt im gleichen Maße gestiegen wie diejenigen für die ursprünglichen Drogen. So ist z. B. Opium um
140 % teurer als im Frieden, ein Morphiumpulver aber um 20 %
billiger. Die deutschen Apotheken kämpfen um ihre Existenz.
Die rapide Entwertung der Mark hat ihnen großen Schaden zugefügt. Die hohen Preise, welche die Apotheken verlangen müssen,
sind in der Hauptsache dadurch bedingt, daß die Preise für Glas-
waren, Papier, Korke und vor allem die Drogen sprungweise gestiegen sind und daß die Regelung der Apothekenpreise durch die
Reichsbehörden der Entwertung des Geldes nicht entsprechend
rasch gefolgt ist, sondern nachhinkte. Eine Rechnung, welche der
Apotheker einer Krankenkasse etwa im Juli 1923 aufstellte und
deren Bezahlung er vielleicht Ende September erhielt, konnte ein
ruinöses Defizit ergeben. Der Staat schreibt zwar den Apotheken
den Verkaufspreis vor, er übt aber keinen Einfluß auf den Verkaufspreis der Fabriken und der anderen Lieferanten des Apothekers aus. Es wäre zu erwägen, ob auf dem Gebiete des Handels
mit Arzneimitteln durch gesetzliche Vorschriften jene Konven-
tionsbildung verhütet werden könnte, welche die Arzneimittelpreise erheblich zu steigern geeignet ist. Auch müßte es möglich
gemacht werden, daß die Apotheken ihre Waren unter Umgehung
des Zwischenhandels direkt beziehen können, da der Zwischenhandel die Preise wesentlich verteuert. Salvarsan und die meisten
Heilsera können z. B. nicht vom Fabrikanten selbst erhalten werden, sondern müssen vom Zwischenhandel bezogen werden. Die
deutschen Apotheken und der deutsche Apotheker sind ungleich
zuverlässiger als diejenigen des Auslandes, was jedermann bestätigen wird, der im Ausland gereist ist. Wir haben das größte
Interesse daran, diesen Stand und diese Einrichtung auf ihrer
bisherigen Höhe zu erhalten. Geht der Apotheker im Drogisten
auf, so wird der Kranke den Schaden zu tragen haben. Es muß
vielmehr die Forderung aufgestellt werden, daß die Apotheken
grundsätzlich als diejenigen Stätten anzusehen sind, welche allein
zur Abgabe von Medikamenten berechtigt sind. Eine Verteilung
der Arzneimittel durch die Organe der Kassen, wie sie jetzt an-
gestrebt wird, könnte auch zu einer Ausschaltung des Arztes und

damit zur schlimmsten Kurpfuscherei führen, sicherlich aber nicht
zur Ersparnis an Kosten oder gar zum Wohle der Kranken. Immerhin wird ein gewissenhafter Arzt im Interesse seiner Kranken,
seines Krankenhauses oder der Krankenkasse die Verpflichtung
haben, bei der Arzneiverordnung so vorzugehen, daß überflüssige
Ausgaben nach Möglichkeit vermieden werden.

Die Regeln für eine sparsame Rezeptur werden den Studieren-
den in den Vorlesungen über die Arzneiverordnungslehre beige-
bracht. Dieser Unterricht genügt jedoch nicht, er muß durch
praktische Übungen ergänzt werden, und zwar vor allem in den
Polikliniken und während des praktischen Jahres. Die Polikliniken
sollen die Brücke zum ärztlichen Berufsleben darstellen, und es ist
unrecht, sie zugunsten der Klinik zu verkürzen. Nach Abschluß
der Unterrichtsjahre findet der Arzt in seinen Büchern die Wei-
sungen, welche ihm die Sparsamkeit in der Arzneiverordnung ein-
schärfen.

Aber durch wohlmeinende Ratschläge ist noch niemand zu
einer wirklichen Sparsamkeit erzogen worden. Das Sparen kann
überhaupt nicht gelehrt werden, am wenigsten von einem schwachen Staat, der die Autorität verloren hat und der selber jene
Sparsamkeit verlernt hat, wegen deren der preußische Staat einst
berühmt war. Der einzig wirksame Erzieher zur Sparsamkeit ist
die Not, also die Unmöglichkeit, in der gewohnten und bequemen
Sorglosigkeit weiterzuwirtschaften. Wie können die notwendigen
Sparmaßnahmen durchgeführt werden, ohne daß ein Schaden für
den Kranken geschieht? Denn es ist klar, daß nicht der Preis des
Arzneimittels, sondern dessen Nutzen den Maßstab abgeben muß,
ob seine Anwendung erlaubt oder verboten ist. Ein Arzneimittel,
welches die Arbeitsfähigkeit des Kranken am raschesten wieder
herstellt, ist immer das billigste; so ist z. B. das Salvarsan trotz
seines hohen Preises viel rationeller als Quecksilber und Jod,
weil es eine frische Syphilis in sehr viel kürzerer Zeit zu heilen
imstande ist. Chinin stellt bei Malaria die Arbeitsfähigkeit schneller und mit größerer Sicherheit her als Methylenblau, aber es ist
entbehrlich als Tonikum und als Zusatz zu Eisenpillen. Oberster
Grundsatz muß also bleiben, daß dem Arzt durch die Rücksicht
auf den Preis nicht Beschränkungen auferlegt werden, welche der
Wiederherstellung des Kranken hinderlich sind. Dagegen muß
verhindert werden, daß der Arzt unter gleichwertigen Arzneimitteln die kostspieligeren aussucht und seine Verordnungen auf
teuerem Wege vollzieht. So muß verhütet werden, diejenigen
Mittel zu verordnen, welche einen Namensschutz genießen, denn
dieser verteuert das Mittel bedeutend, selbst wenn es der Apotheker

aus demselben Pulverglas entnehmen sollte. Die Ärzte und auch die älteren unter ihnen müssen sich angewöhnen, den offizinellen, d. h. den chemischen Namen statt des geläufigen Patentnamens zu gebrauchen.

Ferner sollten gewisse Spezialpräparate möglichst vermieden werden. Ich nenne hier das Sedobrol, Antisklerosin, Urecedin, Vaccineurin, Quadronal, Eunatrol, Eucarbon, Corvult, Gelonida antineuralgica, Afenil, Scopomorphin, Cholelysin, Cholactol, Chologen, Cardiotonin, Pyrenol, Togal und viele andere, hinter denen sich oft eine recht harmlose Kombination gebräuchlicher Arzneimittel versteckt. Die einladenden Bezeichnungen, welche von der Fabrik gewählt werden, verleiten gedankenlose Ärzte, eine Wirkung vorauszusetzen, die diesen Präparaten großenteils nicht zugehört, und auf diese Unkenntnis spekulieren die Fabriken in ihren Anzeigen. Die Lehre von Bürgi, daß manche Arzneimittel eine viel stärkere Wirksamkeit entfalten, wenn sie mit anderen Medikamenten kombiniert werden, wird sicher nicht die Zustimmung aller kritisch beobachtenden Ärzte finden. Der Arzt muß dazu erzogen werden, ein Arzneimittel nur dann zu verordnen, wenn er seine Zusammensetzung und Wirkung einigermaßen kennt.

Die Regel, daß teuere Arzneimittel durch gleichwertige billigere zu ersetzen sind, gilt auch für zahllose Spezialpräparate, welche die moderne pharmazeutische Technik aus wirksamen Pflanzenbestandteilen, z. B. aus dem Opium und der Digitalis, herstellt. Digalen und Pantopon haben in weiten Kreisen das Morphium und die Digitalisblätter fast ganz verdrängt, und wenn es auch nicht geleugnet werden soll, daß durch mannigfaltige kleine Modifikationen da und dort eine ungünstige Nebenwirkung vermieden werden kann, so kann doch kaum behauptet werden, daß diese Spezialitäten nicht ebensogut durch sehr viel billigere Zubereitungen ersetzt werden können.

Es ist eine alte Regel, daß der Arzt keine Geheimmittel verordnen soll; dem wird aber entgegengehalten, daß die Kranken einen unwiderstehlichen Drang zeigen, solche Mittel zu erhalten, denen der mystische Zauber des Geheimmittels anhängt. Gegen den Geheimmittelunfug, die Kurpfuscherei, die Augendiagnostik, die Elektrohomöopathie und die damit verwandte sog. Naturheilkunde helfen meiner Ansicht nach weder Verbote noch Strafen. Denn mit diesen heilt man nicht den tief im Volke eingewurzelten Aberglauben. Aber die Ärzte sollten den Aberglauben nicht teilen und nicht bei ihren Kranken unterstützen, auch kann verlangt werden, daß die mystisch veranlagten Kreise die Kosten für ihre

Liebhabereien selber zahlen und nicht den Krankenkassen aufbürden.

Auch wird darüber geklagt, daß die Kranken sich nicht mit den bewährten und bekannten Mitteln begnügen, sondern daß sie den Wunsch haben, mit den neuesten und allerneuesten Produkten behandelt zu werden, namentlich mit solchen, für welche in den Zeitungen geschickte Reklame gemacht wird. Dieser Vorwurf ist sicher richtig, aber fragen wir uns ehrlich, ob es wirklich die Kranken sind, welche diesen Wunsch zum Ausdruck bringen. Sind nicht zum großen Teil manche Ärzte selbst daran schuld, indem sie kritiklos das Neue dem Alten vorziehen, um sich dadurch den Ruf zu erwerben, ganz auf der Höhe der neuesten Errungenschaften zu stehen? Es muß davor gewarnt werden, daß in der allgemeinen Praxis und namentlich in der Kassenpraxis noch unerprobte Heilweisen ausprobiert werden; die Prüfung neuer Heilverfahren gehört in die Krankenhäuser und Kliniken.

Ferner muß verlangt werden, daß die Ärzte die wirksamen Mittel nicht in der Form komplizierter Zusammensetzungen geben. Die weitverbreiteten Formulae magistrales berolinenses sind noch voll von Arzneirezepten ältester Art, welche nach dem Schema des wirksamen, des helfenden und korrigierenden Bestandteils aufgebaut sind. Diese Rezepte beruhen auf dem Autoritätsglauben, welcher jetzt noch einem Rezept von Heim, von Trousseau und anderen ärztlichen Größen anhaftet. Die neuere Pharmakologie lehrt, die wirksamen Arzneimittel in möglichst einfacher Form darzureichen, schon aus dem Grunde, damit ihre Wirkung klar erkannt werde; lange komplizierte Rezepte sind ein Kennzeichen eines kritiklosen Arztes.

Es ist oben darauf hingewiesen worden, daß die Not den Arzt dazu erziehen muß, in seiner Verordnungsweise sparsam zu sein. Bei den Kranken aus den Kreisen der freien Berufe und des immer mehr zusammenschrumpfenden Mittelstandes ist keine weitere Anleitung des Arztes zur Sparsamkeit notwendig, denn diese wird von den Kranken selbst ausgeübt. Anders bei den Kassen, bei welchen der Kranke dem Gesetze gemäß Arznei und Heilmittel unentgeltlich geliefert erhält, und tatsächlich betrifft die Frage der Verbilligung der Arzneimittel hauptsächlich oder doch in erster Linie die Kassenpraxis. Die Kassenkranken erwarten bei jeder Konsultation und für jedes Symptom ihr besonderes Rezept, und sie betrachten es oft geradezu als Unrecht, wenn sie ohne Rezept fortgehen müssen. Es ist ausgerechnet worden, daß die Kassenkranken drei- bis viermal soviel Arzneien verbrauchen als die selbstzahlenden Kranken. Dieser Arzneihunger ist ein Über-

bleibsel aus vergangenen Tagen, wo eine ärztliche Beratung als
unvollständig galt, wenn sie nicht durch ein Rezeptformular be-
kräftigt war. Wir wollen uns zugestehen, daß dieser Arzneihunger
z. T. durch die Ärzte selbst großgezogen worden ist, denn es
ist viel bequemer, den Kranken mit einem Rezept abzufertigen,
als wenn man sich die Mühe gibt, zuerst gründlich zu untersuchen
und daraufhin detaillierte Anweisungen zu geben. Man fragt nach
den Symptomen, und die Ausfertigung des Rezeptes geschieht
dann mit der Sicherheit und Geschwindigkeit eines subkortikalen
Reflexes.

Die Arzneimittelverschwendung betrifft in sehr viel geringe-
rem Maße jene Arzneien, welche als wirkliche Heilmittel anzusehen
sind, als vielmehr die Beruhigungsmittel, z. B. die Schlafmittel
und die schmerzstillenden Drogen, die Appetitmittel, die Kräftigungsmittel u. ä. Die Arzneimittelverschwendung ist am
größten bei jenen Rezepten, welche nach einem alten schlechten Brauch verschrieben werden, „ut aliquid fecisse videamur“.
Mit diesem faulen Grundsatz muß unter allen Umständen ge-
brochen werden, und der Arzt, welcher ihm huldigt, ist nicht viel
besser als ein Kurpfuscher. Strümpell unterscheidet mit Recht
die Heilmittel in notwendige, nützliche, unnötige und schädliche.
An den notwendigen Heilmitteln darf nicht gespart werden, wohl
aber an den nützlichen. Überflüssige Arzneimittel sind viel zu
teuer, und der suggestive Einfluß auf den Kranken, den man sich
von einem wirkungslosen Rezept verspricht, kann auch auf
reellerem Wege erzielt werden. So ist z. B. eine Einreibung großenteils nicht viel mehr als eine symbolische Handlung, und es ist
wirklich gleichgültig, ob sie mit Belladonnasalbe, mit Kampfer-
spiritus, Opodeldok oder, wie Kußmaul lehrte, mit Kognak und
Eigelb vollzogen wird. Jedes billige Gleitmittel ist für die Massage
ebensogut zu verwenden.

Die Arzneimittelverschwendung ist erfahrungsgemäß besonders groß bei dem System des „fixierten“ Kassenarztes. Ihm liegt
daran, in möglichst kurzer Zeit die ihm zugewiesenen Kranken
pflichtgemäß abzufertigen, und das geschieht am schnellsten durch
ein Rezept. Das ist auch der Grund, warum der fixierte Kassenarzt das Vertrauen seiner Kranken meist nicht in dem Maße genießt
als derjenige Arzt, der aus freier Wahl des Kranken aufgesucht
oder ans Krankenbett gerufen wird. Der finanzielle Nutzen, welchen die Krankenkassen aus dem System des fixierten Kassenarztes ziehen, wird aufgehoben durch die höheren Arzneikosten,
und er wird überkompensiert durch den Schaden, der den Kranken
aus ungenügender ärztlicher Untersuchung erwächst. Schon vor

Jahrzehnten war es das Ideal engherziger politischer Kreise, z. B. des Ministeriums Abel in Bayern, den Ärztestand zu Beamten zu machen. Diesen Gedanken zu verwirklichen, war in den achtziger und neunziger Jahren den Krankenkassen vorbehalten und ist auch jetzt noch ihr Ziel; es ist zu verwerfen, und zwar vor allem deswegen, weil es die heilsame Konkurrenz unter den Ärzten ausschaltet, und weil es jenes notwendige Vertrauensverhältnis zwischen Arzt und Kranken zerstört, welches die Grundlage für den Erfolg jedes ärztlichen Handelns abgeben muß.

Wie kann aber bei dem Bestehen der freien Arztwahl die notwendige Sparsamkeit erreicht werden? Wird nicht gerade auch bei diesem System der Arzt der Verführung unterliegen, sich durch die Ausfertigung wohlwollender Krankheitsbescheinigungen und durch die Verordnung vieler teuerer Heilmittel die Gunst seiner Kranken zu erwerben und seine Anziehungskraft zu vermehren? Mit guten Ratschlägen an den Arzt ist hier nichts getan, ein gewisser Zwang ist unentbehrlich. Dieser kann in der Weise durchgeführt werden, daß jeder Arzt, der sich zur freien Arztwahl bereit erklärt, der Kasse gegenüber die Verpflichtung übernimmt, gewisse Regeln innezuhalten und sich einer Kontrolle seiner Verordnungen zu unterwerfen. Zuerst müssen die Rezepte von einem unparteiischen Apotheker daraufhin durchgesehen werden, ob die Rezeptur in ökonomischer Weise erfolgt ist. Es ist aber unpraktisch, wenn die Beanstandung der Rezepte durch den Apotheker erfolgt. Diese muß vielmehr von einer ärztlichen Kontrollkommission ausgeübt werden, welche nicht nur die Fehler der Rezeptur, sondern auch die Verordnung übermäßig teuerer und vieler Arzneimittel beanstandet. Die beanstandeten Rezepte gehen mit einem begründeten Vermerk an den Arzt zurück, und die ärztliche Kontrollkommission muß die Befugnis haben, bei wiederholten Fehlern dem Arzt eine Verwarnung zu erteilen und ihn schließlich zur Bezahlung überflüssiger Kosten heranzuziehen. Dieses System der Kontrollkommission hat sich durchweg sehr bewährt und ganz gewaltige Kostenersparnis erzeugt. Es hat erziehend auf die Ärzte eingewirkt, denn die meisten von ihnen hatten keine Ahnung davon, wie teuer ihre Rezepte waren. Die freie Arztwahl und die notwendig damit verbundene Rezeptkontrolle bietet den besten Weg dar, um dem Arzneihunger der Kranken entgegenzutreten. In sehr wirksamer Weise kann der Arzneiverschwendung auch dadurch vorgebaut werden, daß man dem Kranken die Arzneien nicht vollständig unentgeltlich darbietet, wie dies im Krankenversicherungsgesetz vorgesehen war, sondern daß man von ihnen entsprechend der Notverordnung vom 30. Oktober 1923 die Bezahlung von $^1/_{10}$ oder $^1/_5$ des Arzneipreises verlangt. Die Kranken werden dadurch über den Wert der Heilmittel aufgeklärt und schätzen sie höher ein. Ja, man möchte sich fragen, ob ein ähnliches System nicht auch bei der Bezahlung der Ärztekosten herangezogen werden könnte, doch hat dies die Gefahr, daß der Arzt dann nicht zur rechten Zeit, sondern zu spät gerufen wird, was etwa bei einer Diphtherie oder einer Tuberkulose oder einer Blinddarmentzündung von größtem Schaden ist. Unbedingt zu verwerfen ist der Vorschlag, daß dem Kassenkranken im Erkrankungsfall nur ein gewisses Krankengeld ausbezahlt wird, von dem er aus freiem Ermessen Arzt und Apotheke zu bezahlen hat. Dieses Krankengeld würde in den meisten Fällen zu anderen unzweckmäßigeren Dingen Verwendung finden.

Soll man nun so vorgehen, daß man den Kassenärzten ein Verzeichnis aller jener Arzneimittel, Spezialitäten und Kräftigungsmittel aushändigt, deren Verordnung verboten ist? Diese Tabula medicinarum prohibitarum wird auf dem Schreibtisch des Arztes liegenbleiben, ihn aber nicht auf seiner Praxis begleiten. Viel zweckmäßiger ist es, ihm ein Rezepttaschenbuch derjenigen Mittel und Verordnungen an die Hand zu geben, welches die erlaubten und erprobten Verordnungen in praktischer, kürzester und billigster Form enthält. Anhangsweise mag diesem Heftchen ein Verzeichnis derjenigen Präparate beigegeben sein, deren Verordnung ausgeschlossen oder nur in Ausnahmefällen gestattet ist. Auch sind die Synonyma aufzunehmen, welche für die Fabrikspezialitäten gebräuchlich sind, damit das übelberüchtigte Wort „Ersatzpräparat" vermieden wird. Denn der Kranke darf nicht auf den Gedanken kommen, oder gar durch Apotheker und Arzt dazu verleitet werden, zu glauben, daß er von seiner Kasse aus Ersparnisgründen weniger wirksame Präparate erhalte. Ist dieses Büchlein wirklich kurz und brauchbar zusammengestellt, wie es von demjenigen der Münchener freien Arztwahl und dem des Wiener pharmakologischen Institutes von Fröhlich und Wasicky gilt, dann wird es den Arzt in Sprechstunde und am Krankenbett als treuer Ratgeber begleiten und größten Nutzen stiften. Grundsatz muß dabei sein, daß jedes wirksame Heilmittel auch in der Armenpraxis erlaubt sein muß, wenn es nicht durch ein anderes billigeres gleichwertig ersetzt werden kann[1]).

Der Wirkungskreis der ärztlichen Kontrollkommission darf sich aber nicht bloß auf die Arzneiverordnung beschränken,

---

[1]) Inzwischen ist das von der Gemeinsamen Deutschen Arzneimittelkommission herausgegebene Arzneiverordnungsbüchlein (Georg Klemperer, Zinn, Reckzeh) erschienen.

sondern er muß auch auf die Verordnung aller andern Heil-
und Pflegemittel, und vor allem auch auf die Gestattung der
ärztlichen Extraleistungen und das Zeugniswesen ausgedehnt
werden. Diese Kontrolle durch eine ärztliche Kommission hat
ganz gewaltige Ersparnisse für die Krankenkassen zur Folge, und
sie ist deshalb der Zustimmung der Kassen sicher; sie trägt dazu
bei, ein gutes Einvernehmen zwischen der Kassenverwaltung und
der Ärzteschaft anzubahnen und damit einem Zusammenbruch
der Kassen vorzubeugen.

Die Krankenversicherung, welche meines Wissens zuerst von
dem weitblickenden Bischof Erthal von Bamberg um 1780 und
in den dreißiger Jahren des 19. Jahrhunderts in den Kommunen
von Nürnberg und Augsburg eingeführt worden ist, stellt eine
deutsche Erfindung dar, und ihre Ausbildung ist ein Ruhmesblatt
der deutschen Geschichte, wegen deren uns das Ausland bewundert,
und die es nachahmt. Der Krankenversicherung ist es in erster
Linie zuzuschreiben, daß sich der Gesundheitszustand des deutschen Volkes in den letzten 40 Jahren gewaltig gehoben hat. Un-
vergessen bleibe die Botschaft des greisen Kaiser Wilhelm an den
Reichskanzler im Jahre 1881, in welcher er auf die Vollendung
dieses segensreichen Gesetzes drang, und mit der er sich ein Denk-
mal geschaffen hat, das nicht umgestürzt werden kann. Wir
Deutschen sind darin vorausgegangen, aber wir waren es auch,
welche als Pioniere alle Irrwege, alle Fehler des neuen Systems
durchmachen mußten. Diese aufzudecken und zu verbessern, ist
unsere Pflicht. Möge es auch uns beschieden sein, dazu beizutragen,
daß diese sozialen Einrichtungen aufrechterhalten bleiben zum
Segen des deutschen Volkes!

C.

Von Prof. Dr. W. Straub, München[1]).

In der Arzneiversorgung unseres Volkes machen sich jetzt
besondere Mißstände geltend. Ihre Neuheit liegt in dem Umstande, daß wir sie jetzt infolge der schlechten wirtschaftlichen
Lage empfindlicher fühlen; bestanden haben sie schon seit langer
Zeit. Für Medikamente und Heilstoffe im weiteren
Sinne muß jetzt mehr Geld ausgegeben werden, als
der einzelne und die Sozialversicherung tragen kann.

---

[1]) Referat, mit kleinen Kürzungen abgedruckt aus Ärztl. Ver-
einsbl. f. Deutschland 1924, Nr. 1305.

Da nunmehr stabilere Geldverhältnisse eingetreten zu sein scheinen, dürfte es der rechte Moment sein, an eine Besserung und Behebung der Mißstände zu denken. Es muß betont werden, daß zu eingreifenden Maßregeln wirklich erst jetzt der Moment gekommen ist, denn die sehr zahlreichen Klagen über Medikamentunkosten, die während der Inflationszeit erhoben wurden, jener Zeit, in denen Medikamentpreise wie die ganze Lebenshaltung einmal vor, einmal hinter dem Dollar sich bewegten, wo Verkaufspreis und Produktionskosten einmal angepaßt waren, einmal sich widersprachen; — diese Klagen brauchen jetzt nicht mehr Gegenstand von Erörterungen zu sein.

Man kann nicht sagen, daß heute eine Zunahme des Medikamentverbrauchs gegenüber den Vorkriegszeiten besteht, und auch nicht, daß die Ausgaben des einzelnen und speziell der leicht kontrollierbaren Krankenkassen für Medikamente und Heilstoffe gegenüber Vorkriegszeiten zugenommen hätten. Die Abrechnungen der Kassen zeigen das unzweideutig.

Ebenso ist im allgemeinen zu konstatieren, daß die Konsumentenpreise der Medikamente (nicht der Heilstoffe) die Preise der Vorkriegszeiten in Goldmark nicht erreicht haben.

Wenn also die Preise als drückend empfunden werden, so kann es sich nur darum handeln, daß sie relativ zu teuer sind für die verschlechterte Wirtschaftslage, und die Frage wird die sein, ob eine allgemeine Verminderung der Ausgaben für Medikamente beim gesamten Volk, dem sozial versicherten und dem nichtversicherten, durchführbar ist, und mit welchen Mitteln. Hier kann es nur zwei Wege geben, entweder den, daß die Ärzte weniger oder rationeller ihre Arzneimittel verordnen, oder daß die Produzenten und Zwischenhändler noch weiter im Preise der Ware heruntergehen.

Zunächst der erste Punkt: Arzt und Medikament. Über allgemeine Gesichtspunkte des Verhältnisses Arzt, Medikament und Kranker wird von anderer Seite berichtet. Als Pharmakologe muß ich aber zum Kapitel Arzt und Medikament leider sagen, daß die durch die geltende Prüfungs- und Studienordnung den Ärzten mitgegebene Ausbildung im Verkehr mit dem Medikament nicht ausreichend ist. Die Pharmakologie und Arzneiverordnungslehre gibt die Analyse der Heilwirkungen der Medikamente; sie will den Arzt befähigen, das Wichtige von Unwichtigem zu trennen· und ihn zu wissenschaftlicher Ökonomie seines therapeutischen Handelns erziehen, im Gegensatz zu dem synthetischen Charakter der alten empirischen „Arzneimittellehre", die aufzählte, was es alles gibt, und wozu es gut ist. Ausreichende Kenntnisse in Pharmakologie müßte also in der Verwendung der Arzneimittel das Resultat der Einfachheit erzielen. Statt dessen muß gesagt werden, daß die Mehrzahl der Ärzte immer noch empirisch vorgeht nach dem alten Rezept der alten Rezepte, oft notgedrungen, oft aus naheliegender Bequemlichkeit.

Die Klagen über schablonenmäßige Verordnung, über Zuvielverordnen sind so allgemein, daß sie hier nicht wiederholt zu werden brauchen. Es ist interessant genug, daß gerade die kontrollierbaren Verordnungen der Kassenärzte ein erstaunliches Material an Medikamentvergeudung und Zwecklosigkeit der Verordnung geben. Ich weise nur auf die monströsen Rezepte gegen Grippe hin, die in der kleinen Schrift von Dr. Nottebaum: „Wirtschaftliche Arzneiverordnung in der Kassenpraxis. Verband der Landeskrankenkassen" zitiert werden. Es muß auch konstatiert werden, daß die maßgebend erscheinenden Rezepte in manchen viel benutzten Rezeptsammlungen, selbst noch neueren Datums, oft recht unrationell sind und von der Not der Zeit noch keine Notiz nehmen. Diese Sammlungen sind es aber gerade, aus denen der Durchschnittsarzt gern seine therapeutischen Initiativen bezieht.

Wenn der Arzt schon in der Qualität der Medikamente auf unsicherem Boden steht, so noch mehr in der Quantität. Für den jeweiligen Fall die richtige Menge zu verordnen, fällt ihm oft schwer. Er ist sich nicht immer klar, daß zu viel eines Medikaments verordnet ebenso unrationell sein kann wie zu wenig. Wenn zu alledem noch ein Quantum menschlicher Nachgiebigkeit gegen medikamentenhungrige Kassenpatienten kommt, so steigern sich die Verschwendungen am Vermögen des einzelnen und der Kassen ins Unerträgliche.

Gerade von diesem letzteren Gesichtspunkt der Nachgiebigkeit aus ist es nur zu begrüßen, daß neuerdings die Kassen den Patienten mit 10 vH an den Medikamentkosten beteiligen — eine Maßregel von hoffentlich erzieherischem Werte, die vielleicht auch mittelbar der nichtversicherten Menschheit nützlich werden kann.

An der Ausbildung der jetzt praktizierenden Ärzte auf pharmakologischem Gebiet ist leider nichts zu verbessern. Die kommende Generation wird ohne Vertiefung ihres Studiums sofort nach der Approbation sich in die ärztliche Praxis gejagt sehen. Es bleibt nichts anderes übrig, als durch autoritative Bevormundung der Ärzte und ihrer therapeutischen Absichten dem Mißstand, so gut es eben geht, zu steuern. Von seiten der Krankenkassen geschieht dies auch schon in weitestem Maße durch Ausgabe von sog. negativen und positiven Listen von Kassenmedikamenten.

Gegen derartige Bevormundung ist im allgemeinen nichts einzuwenden, wenn sie nach vernünftigen Gesichtspunkten gehandhabt wird.

Vernünftige Gesichtspunkte für eine Reglementierung sind:

1. Es sollen negative Listen ausgegeben werden, d. h. Verzeichnisse, in denen bestimmte Mittel als zur Zeit nicht kassenüblich gekennzeichnet werden. Das Gegenteil, also positive Listen, die die zwangsweise Verordnung namhaft gemachter Medikamente verlangt, ist aufs allerbestimmteste abzulehnen. Ein derartiger Zwang würde eine Degradierung des gesamten ärztlichen Standes bedeuten, eine Verödung des therapeutischen Denkens und würde auch sonst sehr viel Bedenkliches und Allzumenschliches mit sich bringen können.

2. Die approbierten Medikamentenlisten dürfen nicht absolut bindend sein. Es muß im Prinzip dem Arzt die Möglichkeit gelassen werden, jedes Medikament zu verordnen, von dessen Wirksamkeit er überzeugt ist. Der formale Weg zur Ausführung solcher Ausnahmen läßt sich finden.

3. Die Listen sind von Kommissionen aufzustellen, in denen die ärztlichen Mitglieder entscheidend zu Wort kommen können. Nur kaufmännische Gesichtspunkte der Billigkeit und Rentabilität dürfen nie maßgebend sein, ein Mittel aufzunehmen oder zu streichen.

4. Die Durchführung der erwünschten Medikamentenbeschränkung bzw. deren Kontrolle muß ärztlichen Vertrauenspersonen, aber nicht Kassenbeamten in die Hand gegeben werden.

5. Die Liste muß elastisch sein, d. h. periodisch, und nicht zu selten revidiert und geänderten Verhältnissen angepaßt werden.

Derartige Wege der Selbsthilfe zur zwangsweisen Ersparnis sind schon mehrfach beschritten worden; sie sind nicht in jeder Hinsicht ideal und manchmal zu sehr von der Absicht, um jeden Preis zu sparen, beeinflußt.

Wenn z. B. vom „Verband kaufmännischer Krankenkassen" statt Salvarsan Wismutpräparate mit sanftem Nachdruck empfohlen werden, so kann das nur als eine arge Fahrlässigkeit bezeichnet werden, denn diese ganz neuen Wismutpräparate sind noch keineswegs als dem Salvarsan gleichwertig anzusehen. Über die Dauer von Heilung durch Wismut ist überhaupt noch kein Urteil vorhanden. Die Substituierung von Äthylmorphin für Codein aus der rein kaufmännischen Erwägung, daß die Dosis des letzteren kleiner sein kann als die des ersteren, ist bedenklich;

für Codein aber gar Extractum Hyoscyami gegen Husten zu empfehlen, ist weit weniger als Ersatz. Eine abzulehnende Bevormundung ist es, Chinin nur bei Malaria in kleinsten Mengen zuzulassen. („Ortskrankenkasse" Nr. 40, November 1923.)

Auch bei der generellen Empfehlung der „Ersatzpräparate" für ein wortgeschütztes Original geht man wohl manchmal zu weit. Der Arzt denkt Aspirin und schreibt: Acetylsalicylsäureersatz. Es ist nicht ausgemacht, daß das Plagiat gleich gut und dabei billiger ist als das Original; man muß bei „Ersatz" auch im Auge behalten, daß er chemisch ganz richtig sein kann, aber pharmazeutisch in der endlichen Form, wie er zum Patienten kommt, mißhandelt. Es gibt Acetylsalicylsäuretabletten im Handel, die im Wasser kaum zerfallen.

Es ist hier auch der Ort, zu betonen, daß die Panikstimmung gegen sog. Valutadrogen oft recht über das Ziel schießt; man kann nicht die „deutsche" Frangula wahllos für Fol. Sennae oder Rhabarber oder Aloe substituieren und ebensowenig Ipecacuanha durch Veilchenwurzel oder Primelwurzel, die höchstens einen nebensächlichen Teil der Inhaltsstoffe der Ipecacuanha enthalten. Daß Mutterkorn durch die Capsella bursa pastoris ersetzt werden könnte, wird wohl kaum mehr ernsthaft geglaubt. Wenn statt Borax Natriumbikarbonat empfohlen wird, so muß man wissen, daß es sich nur um einen Ersatz der Alkalescenz des Borax handelt. Es ist dagegen nichts einzuwenden, statt Radix Ratanhia die Radix Tormentillae zu verwenden oder statt Rad. Sennegae die Rad. Saponariae oder — alle vier zu vermeiden.

Wir müssen uns klar darüber sein, daß eben bei uns sehr wenig wirksame Heilkräuter wachsen, und daß es mehr als unwahrscheinlich ist, daß noch eines existiert, das wir noch nicht gefunden hätten. Und wenn wirklich das eine noch gefunden wird, so werden die Sammlerkosten bei uns sich so hoch stellen, daß die Preise der ausländischen und selbst tropischen Drogen samt Fracht erreicht werden. Auf diesem Gebiet sind nationale Erwägungen unökonomisch.

Auch in der Verwendung von Mineralwasser schießt der Sparradikalismus leicht über das Ziel. Man muß sich klar sein, daß die 55° heiße Karlsbader Quelle nur zur Not von echtem Karlsbader Sprudelsalz ersetzt wird, daß aber das Sal. carolinum factitium wie das noch einfachere Glaubersalz nur die unmittelbare Abführwirkung ersetzt, aber Gallenstein, Diabetes, Fettsucht unberührt läßt. Das gleiche mag wohl für alle sog. künstlichen Quellsalzmischungen gelten. Es ist eben nicht möglich, auf Quellwasseranalysen ein natürliches Mineralwasser aufzubauen. Reguläre Trinkkuren mit solchen Gemischen sollten lieber unterlassen werden.

Durchaus zu billigen ist die zurückhaltende Stellung der Listen zu den sog. Nährpräparaten. Einzig der Lebertran ist wegen seiner physikalischen Eigenschaften, seiner Natur eines flüssigen tierischen Fettes und schließlich seines Vitamingehalts wirklich unentbehrlich.

Den Patienten selbst für die Bereitung seiner Medikamente in größerem Maße heranzuziehen, ist untunlich. Man wird gut tun, ihm zu solcher Prozedur nur ein Mindestmaß von Geschicklichkeit zuzutrauen, jedenfalls keinerlei Verständnis für Quantität, soweit sie über die durch den Geschmackssinn regulierte Kochkunst hinausgeht. Es werden immer nur die einfachsten Dinge sein, die man dem Patienten sich selbst herstellen läßt, wie Baldriantee, Tee aus Kamillen oder Flieder; Grundsatz soll aber bleiben, daß der Arzneimittelverkehr unter Befolgung der Kaiserlichen Verordnung vom 22. Oktober 1901 in seinem wesentlichen Anteil in die Apotheke gehört.

Wenn auch kein Zweifel ist, daß auf diesem Wege der Bevormundung wirklich namhafte Ersparnisse gemacht werden können, so muß man doch sich klar sein, daß die nur unter zahlreichen Vorbehalten gutzuheißenden Maßnahmen stets einen Zwang darstellen, und daß die inneren Nachteile des Systems auch nicht aufhören werden, wenn die Beteiligten sich daran gewöhnt haben.

Speziell für die Medikamentenversorgung der Kassenpatienten ist zu bedenken, daß deren Medikamentausgaben nur einen kleinen Bruchteil der Gesamtausgaben der Kassen betragen. Es ist bestimmt eine Gefahr für den ganzen ärztlichen Stand, wenn durch zwangsweise Vorschriften dem Arzt allmählich das Gefühl für die feineren Abstufungen in der Wirkung der Medikamente verlorenginge, eine Gefahr, die auf eine Ansehensminderung des deutschen Arztes in der Welt hinausläuft.

Unter Berücksichtigung der obigen Gesichtspunkte müßten sich beim Konsumenten durch Einwirkung auf die Ärzte beträchtliche Ersparungen machen lassen.

Arzneimittelhandel.

Es ist nun weiter zu untersuchen, ob im Handel mit Arzneimitteln auf dem Wege vom Produzenten über den Grossisten zum Apotheker nennenswert gespart werden kann. Die Arzneimittel zerfällen in offizinelle, d. i. in der Pharmakopöe definierte, und in nichtoffizinelle, die gewöhnlich Spezialitäten und Spezialpräparate sind.

Die Beschaffung und Zubereitung der offizinellen Arzneimittel ist Gegenstand der Apothekertätigkeit; ihr Konsumenten-
preis richtet sich nach den offiziellen Taxen der Ware und
der Arbeit. Spezialitäten und Spezialpräparate sind vom Apotheker fertig bezogen; er ist hier nur verantwortlicher Zwischenhändler.

Die große Anzahl der Spezialpräparate besteht aus von der
Großindustrie hergestellten Produkten, denen eine meist neue,
therapeutische und chemische Idee zugrunde liegt. Der größte
Teil der Spezialitäten schlechtweg ist zwar ebenfalls industriellen
Ursprungs, besteht aber zumeist aus Mischungen offizieller oder
offizinell gewesener Mittel, ist also irgendeine Form eines kombi-
nierten Rezepts mit mehr oder weniger klarer Deklaration der
Zusammensetzung. Verbesserung bestehender offizineller Medikamente oder gebräuchlicher Verordnungen ist diesen Spezialitäten nicht immer abzusprechen, doch sind sie im großen und
ganzen die eigentliche crux des Arzneimittelhandels. Sie schwim-
men auf der Reklame, die für sie ausgegeben wird, sind meist
kurzlebig und deshalb fast immer zu teuer. Das Objekt der Reklame, der Arzt, steht ihnen hilflos gegenüber und ist deshalb
geneigt, sie anzuwenden.

Apothekenpreise: Der Umsatz der Apotheken soll zur
Zeit durchschnittlich zu einem Fünftel aus Rezeptur, zwei Fünfteln aus Handverkauf und zwei Fünfteln aus Spezialpräparaten
sich zusammensetzen. Rezeptur und Handverkauf umfaßt im
großen und ganzen die offizinellen Mittel, Spezialitäten machen
also mit ihren 40 vH des Umsatzes einen sehr beträchtlichen
Anteil des Haushalts der Apotheken aus.

Der Verkaufspreis der offizinellen Mittel ist durch staatliche
Taxe festgelegt. Hier wäre nur an Einzelheiten eine Ersparnis
möglich, wovon später. — Auch die Arbeit des Apothekers ist
durch die taxa laborum festgelegt; an ihr kann kaum etwas geändert werden. Apothekerverdienst an Spezialitäten ist zur Zeit
75 vH als Zuschlag zum Ausgleich für den Entgang der taxa laborum der ja fertig eingekauften Spezialitäten. Eine Reduktion
auf den früheren Satz von 50 vH würde den Konsumenten und
der Kasse nur eine verschwindend geringe Verbilligung bringen.
Auch muß anerkannt werden, daß die heutige Steuerbelastung
des Apothekers größer ist als früher und er nur die Umsatzsteuer
auf den Konsumenten abwälzen kann. Endlich gibt er durch
Spezialverträge seinen Massenabnehmern, eben den Kassen, meist
erhebliche Rabatte und gewährt ihnen zum Teil auch die ermäßig-
ten Preise der Handverkaufstaxe.

Auf einen Punkt muß aber hier besonders eingegangen werden, nämlich die Alkoholfrage. Es muß aufs nachdrücklichste betont werden, daß viele offizinelle Medikamente durch die hohen Monopolpreise des Spiritus über Gebühr verteuert werden. Dies gilt besonders für die Tinkturen, die eigentlich eine besonders billige Medikamentenform sein könnten, da sie ja in Tropfenform dosiert werden und nur ganz geringe Flaschenpreise verursachen.

Die enormen Alkoholpreise verteuern aber auch wichtigste Medikamente, die über Alkohol fabriziert werden, wie Chloroform, Äther, Chloräthyl, Jodoform usw., ebenso alkoholische Extrakte und andere Präparate, bei denen der Alkohol als intermediäres Lösungsmittel verwendet werden muß. Schließlich ist der Alkohol selbst für die verschiedenen Zwecke der Reinigung und Desinfektion ein unübertreffliches Mittel und das Problem einer medizinisch nicht zu beanstandenden Vergällung noch nicht gelöst. Die jetzigen Vergällungsmethoden sind mehr oder weniger Vandalismus. Alkohol für Apotheken kostet heute ohne jede Ausnahme 4,25 M. pro Liter. Es ist auf das allerdringendste zu wünschen, daß der Medikamentenalkohol wieder freigegeben wird oder wenigstens im Preise beträchtlich reduziert wird. Es mag zugegeben sein, daß dies verwaltungstechnisch schwierig sein wird; aber wenn es sich um die Volksgesundheit handelt, kann ein kleiner Posten auch weniger ideal verwaltet werden, ein Posten, der sicherlich in den beträchtlichen Generalunkosten der Branntweinmonopolverwaltung verschwinden kann. Hier werden gegebenenfalls kleine Hinterziehungen belanglos sein und größere durch die so scharfe Organisation entdeckt werden können.

Ebenso dürften die Taxpreise für Serum und Impfstoffe eine Revision verdienen. Im Vergleich zum Auslande sind die deutschen Serumpreise, besonders für Diphtherieserum, auffallend hoch. Sie mögen ja z. T. durch die teueren Preise des Ausgangsmaterials, Pferde und Hafer, bedingt sein; aber es muß doch als sehr bedauerlich angeführt werden, daß es heutzutage auf die größten Schwierigkeiten stößt, energische Präventivimpfungen noch gesunder Menschen gegen die Infektionsgefahr eines erkrankten Familienmitgliedes durchzuführen. Eine kleine Erleichterung hat hierin, ebenso wie beim Salvarsan, die Herabsetzung der Apothekerprovision gebracht; aber es ist auch zu bedenken, daß die Kosten für die rigoros durchgeführte Wertprüfung der Seren (32 M. für jedes Liter, gleichgültig, welche Anzahl von Litern zur Prüfung geschickt wird) eine starke Belastung für den Produzenten darstellt. Inwieweit gerade in diesem Punkt Erleichterungen zu verschaffen sind, wäre der Untersuchung wert.

Die Ausschaltung des Grossisten ist nicht ganz ohne Bedenken; denn eine geregelte und reibungslose Versorgung des Volkes mit Arzneimitteln verlangt wirklich vorhandene Stapellager. Inwieweit an seinen 20 vH Aufschlag noch abzuziehen ist, entzieht sich meiner Kenntnis, doch wird auch darin der Effekt praktisch von geringer Bedeutung sein.

Spezialpräparate: Die Industrie der Spezialpräparate, im großen und ganzen repräsentiert durch die deutsche pharmazeutische Großindustrie, bedarf einer besonderen Besprechung. Die Produkte dieser Industrie, die Spezialpräparate, sind die Träger der Entwicklung des Arzneischatzes überhaupt. Sie verdanken ihre Entstehung meistens der Absicht, etwas an Qualität ganz Neues oder wesentlich Verbessertes zu schaffen. Wenn sie sich bewähren, werden sie früher oder später zu offizinellen, also anerkannten Arzneimitteln. Das Antipyrin, das Salvarsan, das Novocain und viele andere sind zunächst als Spezialpräparate entstanden und erst nach ihrer Bewährung offizinell geworden. Die Qualität dieser Produkte ist eine von der ganzen Welt anerkannt gute. Das Ausland ist schon stolz, wenn seiner Industrie die Imitation des einen oder anderen synthetischen Produktes gelingt! In der Preisgestaltung kann die Industrie mit diesen neuen Mitteln keineswegs hemmungslos vorgehen; wenn es sich nur um eine wesentliche Verbesserung schon vorhandener Präparate handelt, dann muß der Preis dieser Präparate maßgebend sein für den der neueren. Nur in den recht seltenen Fällen rein synthetischer, absolut neuer Medikamente ist ein größerer Spielraum für den Gewinn dem Produzenten gelassen, immer unter der Voraussetzung, daß sie durch einen umfassenden Patentschutz wirksam monopolisierbar sind. Diese Fälle sind, wie gesagt, sehr gering. Antipyrin, Salvarsan usw. sind Beispiele dafür. Nach Ablauf des Monopolrechtes, also nach 15 Jahren, bleibt dem Produzenten nur mehr der Vorsprung des Markenschutzes und seiner Betriebserfahrungen in der Herstellung der besten Form des Präparats, die dann die freigelassene Konkurrenz sich erst verschaffen muß. Ich bemerke, daß auch darin ein Beweis liegt, daß die von der „billigen Rezeptur" wahl- und kritiklos bevorzugten „Ersatzpräparate" nicht immer von Anfang an gleich die beste Qualität zu haben brauchen.

Die große technische Organisation der Fabriken erlaubt es ihnen aber auch, Spezialitäten im weiteren Sinne, also fabrikmäßig hergestellte Rezeptformen, in qualitativ bester Weise auf den Markt zu bringen; es sei hier nur erinnert an die bekannten zahlreichen Unternehmungen, die bezwecken, der Tablettenmedizinform in Deutschland Boden zu verschaffen, einem Handel, der vor dem Krieg zum größten Teil in ausländischen Händen lag. Die Produkte der M. B. K.-Firmen und anderer haben den ausgesprochenen Zweck, Medikamente in billiger Form, in passender Zahl der in der Einheit enthaltenen Packung (Kleinpackung) auf den Markt zu bringen. Gerade bei dieser Medikamentform ist der Maßstab bei der Kalkulation der, daß der Preis der magistralen Herstellung des Rezeptes nach der Apothekertaxe nicht erreicht werden soll.

Die heutigen (1924) Preise der Spezialpräparate der Großindustrie stehen hinter den Vorkriegspreisen in den allermeisten Fällen zurück. Z. B. sind die Konsumentenpreise für:

	Juli 1914 M.	Januar 1924 M.
Aspirin-Tabl., 20 · 0,5 g	1,00	0,80
Tenosin Amp., 3 · 1,2 g	1,85	1,15
Antipyrin-Tabl., 20 · 0,5 g	0,80	0,55
Neosalvarsan III	4,95	1,66
Novocain-Tabl.	1,20	0,88
Suprareninlösung, 25 ccm	3,00	2,30
Veronal-Tabl., 10 · 0,5	1,25	0,86
	1915/16	
25 Comp. Pulv. Ipecac. opiat. . .	0,90	0,56

Diesen heutigen, gegen früher billigeren Preisen gegenüber stehen die gegen Vorkriegszeiten höheren Kosten der Ausgangschemikalien, der Kohlen und überhaupt der ganzen Herstellung. Es ist nicht anzunehmen, daß es der Industrie in Zukunft möglich sein wird, bei Erhaltung der Qualität der Ware mit dem Preis noch weiter herunterzugehen.

Gegenüber zahlreichen Bemängelungen und Vorwürfen über die Preispolitik der Großindustrie, besonders von seiten der Kassenverwaltungen, muß nachdrücklichst auf die ganz besondere Stellung dieser Industrie hingewiesen werden. Die pharmazeutische Großindustrie ist eine ganz speziell deutsche Industrie; ihre Entwicklung in der Vorkriegszeit verschaffte ihr den allbekannten Weltruf und Absatzgebiete auf der ganzen Erde. Das Inlandgeschäft war gegenüber diesen Auslandsabsätzen nahezu belanglos. Sie konnte ihre großen Auslandsgewinne in mittelbarer und unmittelbarer Weise der deutschen Volkswohlfahrt zuwenden und brachte mit einem Wort viel Geld ins Land und konsumierte sehr wenig Geld aus dem Lande. Die Hebung des Ansehens des deutschen Arztes war ihre unmittelbare Folge. Diese Dinge wurden in der bekannten Undankbarkeit gegen das Selbstverständliche hingenommen. Das hat sich jetzt leider gründlich geändert. Die extrem-nationalistische Einstellung des gesamten Auslandes tendiert auf Emanzipation von unserer Arzneimittelindustrie. Die Einfuhrmöglichkeiten in fremde Länder werden von Tag zu Tag schwieriger, und die Erfolge der im Ausland entstehenden pharmazeutischen Industrien auf Grund des Versailler Vertrages sind schon recht merklich. So steht unsere Industrie in einem schweren Existenzkampf. Sie wird sich entschließen müssen, ihre bisherigen Produkte als die weniger einträglichen zu behandeln und ihre frühere Stellung allmählich wieder auf Grund neuer Erfindungen, also auf Grund wissenschaftlicher und geistiger Tätigkeit, zurückzuerwerben.

Dazu braucht sie aber die Zusammenarbeit mit dem deutschen Arzt und den Konsum ihrer Produkte in ihrem Lande aufs notwendigste. Es ist eine allbekannte Tatsache, daß deutsche Spezialpräparate, die sich in Deutschland therapeutisch bewährt haben, leichter den Weg ins Ausland finden, da eben dieses Ausland in unserer deutschen Einrichtung der Zusammenarbeit von Chemie, Medizin und Kaufmann, gestützt durch die Erprobung der Mittel im eigenen Lande, immer noch eine unübertroffene Wertprobe sieht.

Ganz besondere Aufmerksamkeit verlangen die in der neuesten Zeit zutage tretenden Bestrebungen der Ortskrankenkassen, Arzneimittel in eigener Regie herzustellen und zu vertreiben; die unverkennbare Tendenz ist die, die Kassenärzte unter dem Druck des Notgesetzes vom 30. Oktober 1923 mit positiven Listen zu zwingen, gerade diese Produkte möglichst ausschließlich zu verordnen. Darin liegt eine große Gefahr, einmal für den Ärztestand, dann aber auch für die deutsche Arzneimittelindustrie. Es braucht kaum betont zu werden, daß es gegen jedes ärztliche Standesbewußtsein und das Gewissen der Ärzte geht, sich seinen Arzneischatz vorschreiben zu lassen. Das führt zu völliger Verödung und therapeutischem Nihilismus. Es ist aber auch klar, daß die Tendenz solcher Unternehmungen auf die möglichst totale Ausschaltung der pharmazeutischen Großindustrie hinausläuft. Wie schon oben auseinandergesetzt, braucht diese die Bewährung ihrer Produkte am einheimischen Kranken. In dem schweren Kampfe um die Wiedergewinnung der verlorenen Auslandsmärkte kann sie nicht auch noch den merkantilen Bürgerkrieg gegen Volksgenossen führen, braucht im Gegenteil jede mögliche Förderung aus dem eigenen Lande.

Es muß aber auch gesagt werden, daß eine wirkliche Verbilligung der Medikamente durch solche Kassenmaßnahmen auf die Dauer nicht zu erreichen ist. Schon zur Herstellung des beliebten „Ersatzes" für Spezialpräparate ist Fabrikation nötig. Eigene Fabriken haben die Kassen nicht, und was sie von gefügigen kleineren Fabriken bekommen können, kann nur schlechtes Plagiat sein. Eine weitere Entwicklung des Arzneischatzes auf Grund einer pharmazeutischen Kassenindustrie ist ausgeschlossen, denn eigene Einfälle, die zu Neuheiten führen könnten, werden auf diesem dürren, ungedüngten Boden nicht ersprießen. Die Rentabilität derartiger Unternehmungen ist mehr als zweifelhaft, und die Verluste würden schließlich doch nur der Kasse, also letzten Endes dem Kassenmitglied, zugeschoben werden. So kann in diesen neuzeitlichen Bestrebungen kaum etwas anderes erblickt werden als ein etwas verspätetes und schon halb verunglücktes Experiment der Sozialisierung, dessen Folgen nicht früh genug erkannt und vereitelt werden können.

Wenn wir nun rückblickend die ganze Frage nochmals aufwerfen: Wie kann die Medikamentenversorgung verbilligt werden?, so bleibt als einzig gangbarer Weg nur übrig: durch die Ärzte selbst! Sie müssen es lernen, an der richtigen Stelle das richtige Medikament in der richtigen Menge zu verordnen. Wenn im Drange der Geschäfte und der Zeit dieses Ziel aus eigener Initiative nicht mehr zu erreichen ist, so muß eben der Zwang an die Stelle treten, aber ein Zwang nur in der fachmännischen und taktvollen Form der ärztlichen Kollegialität.

D.

Von Prof. Dr. J. Jadassohn, Breslau[1]).

Es ist nicht notwendig, in diesem Kreise auf die Bedeutung des Kampfes gegen die Geschlechtskrankheiten hinzuweisen noch auch eingehender zu begründen, daß, wie die Dinge nun einmal liegen, gerade in der jetzigen Zeit die wirksamste Waffe in diesem Kampf noch immer die Behandlung ist. Diese verfolgt das doppelte Ziel: die Angesteckten möglichst schnell der von ihnen ausgehenden Ansteckungsgefahr zu entkleiden bzw. zu verhindern, daß sie wieder ansteckungsgefährlich werden, und sie vor den späteren schädlichen Folgen nach Möglichkeit zu schützen. Es bedarf auch nicht weiterer Begründung, daß die Erreichung dieses Zieles der individuellen wie der Volksgesundheit in gleicher Weise dient und auch vom ökonomischen Standpunkt aus das Vorteilhafteste ist.

---

[1]) Referat, mit kleinen Zusätzen abgedruckt aus Med. Klinik 1924, Nr. 15.

Die Bekämpfung der Geschlechtskrankheiten hat unter der Ungunst der Verhältnisse in den letzten Jahren sehr schwer gelitten; ganz besonders trifft das für die Bekämpfung durch die Behandlung zu. Es interessiert uns hier nicht, zu erörtern, daß die Aufklärungsarbeit aus pekuniären Gründen zurücktreten mußte, daß die Prostitution — im weitesten Sinne — infolge der Arbeitslosigkeit usw. zunimmt, daß trotz aller Armut unseres Volkes der Alkoholismus seit dem Kriege sein Haupt wieder erhoben hat und, wie immer, der Verbreitung der Geschlechtskrankheiten vorarbeitet usw. Je mehr wir das alles zugeben müssen, um so mehr müssen wir für die wirksamste, schnellste und gründlichste Behandlung der ansteckenden Geschlechtskrankheiten eintreten.

Wenn wir im einzelnen verfolgen, wodurch vor allem die Betätigung in diesem Kampfe gehindert worden ist, so sind es sehr verschiedene Momente, die uns entgegentreten:

1. Die Landesversicherungsanstalten[1]) haben unter dem Druck der Geldnot ihre segensreiche Tätigkeit in den Beratungsstellen und die von ihnen in großzügigster Weise übernommenen Heilverfahren mehr oder weniger stark eingeschränkt bzw. wirklich eingestellt.

2. Die Krankenkassen[2]), deren Bedeutung im Kampfe gegen die Geschlechtskrankheiten durch die Behandlung außerordentlich groß war, haben einerseits an vielen Orten die Aufnahme der Kranken in Hospitäler und Kliniken verweigert, welche sie sonst wenigstens für die ansteckungsgefährlichsten Stadien und Fälle zugestanden haben. Dadurch müssen naturgemäß wesentlich mehr Ansteckungen verbreitet werden. Sie haben aber auch vielfach Einschränkungen in bezug auf die Behandlung eintreten lassen, speziell das Salvarsan teils wirklich gesperrt, teils in besonders geringen, ganz unzureichenden Mengen bewilligt. Auch die Verordnung, daß die Krankenkassenmitglieder 10 bzw. 20 vH der Kosten für die Medikamente bezahlen müssen, hat gerade bei den Geschlechtskranken sehr schädlich gewirkt, — einmal, weil die Kosten für manche der bei ihnen zu verwendenden Mittel besonders hohe sind, dann aber, weil diese Patienten sich oft selbst nicht sonderlich krank fühlen und daher glauben, daß gerade bei

---

[1]) Die meisten haben glücklicherweise ihre Tätigkeit wieder aufgenommen; doch ist die Durchführung von Heilverfahren auf Kosten der L. V. meines Wissens noch immer vielfach erschwert.

[2]) Die Krankenkassen leisten jetzt in meinem Wirkungskreis wieder wesentlich das gleiche wie vor der Inflationszeit, — aber die Hospitalaufnahmen der Fälle, welche nur wegen ihrer Ansteckungsgefährlichkeit stationär behandelt werden müssen, machten bisher noch Schwierigkeiten, die zukünftig ebenfalls behoben werden sollen.

den Ausgaben für diese Krankheiten gespart werden könne. Dazu ist in den letzten Monaten der vertraglose Zustand gekommen, welcher, wie ich aus mehrfachen Mitteilungen weiß, die Unterbrechung zahlreicher Kuren, auch frisch Geschlechtskranker, bedingt hat.

3. Wie die Kassen haben vielfach die Gemeinden, speziell die Wohlfahrtsämter, die Fürsorge für die Geschlechtskranken aufgeben oder herabmindern müssen.

4. Aber auch die Selbstzahler sind immer weniger in der Lage gewesen, die Mittel für ärztliche Behandlung und Medikamente aufzubringen. Die niedrigen Beamtengehälter, die Not des Mittelstandes machen das ohne weiteres verständlich.

Der nächstliegende Gedanke, die ökonomischen Hindernisse zu beheben, welche einer den heutigen Anforderungen und der heutigen Leistungsfähigkeit der wissenschaftlichen Medizin entsprechenden Versorgung der Geschlechtskrankheiten im Wege stehen, ist naturgemäß der, daß Reich, Länder, Gemeinden diese für die Volksgesundheit ungeheuer wichtige Aufgabe übernehmen müßten. Wie groß aber hier die Schwierigkeiten sind, das hat sich ganz besonders bei der Beratung des Gesetzentwurfes zur Bekämpfung der Geschlechtskrankheiten gezeigt. Wäre er angenommen, so würden wir auf öffentliche Mittel rechnen können. Die in dem Gesetz verankerten Beratungsstellen würden wieder arbeiten können. Die Behandlung derjenigen, welche die Hauptgefahr für die Verbreitung dieser Krankheiten darstellen, würde auf gesetzlicher Basis und, wo es notwendig ist, auf öffentliche Kosten durchgeführt werden können. So lange wir aber ohne dieses Gesetz arbeiten müssen, liegt es gewiß nahe, zu fragen, ob etwas und eventuell was geschehen könne, um die Kosten für die Behandlung der venerisch Kranken geringer zu machen, als sie es jetzt sind.

Dabei scheinen mir von vornherein zwei Gesichtspunkte von prinzipieller Bedeutung zu sein. Der erste ist der, daß unter keiner Bedingung die Behandlung auf ein Niveau herabgedrückt werden darf, das man mit dem berüchtigten „billig und schlecht" charakterisieren müßte. Es darf nicht unter das Maß heruntergegangen werden, das nach dem heutigen Stande der Wissenschaft das eingangs schon charakterisierte Ziel aller unserer Bestrebungen: möglichste Aufhebung der Ansteckungsgefährlichkeit und möglichste Sicherung der späteren Gesundheit der Erkrankten als erreichbar erscheinen läßt. Und mit diesem Gesichtspunkt ist der zweite eng verbunden: Die Lehre von der Behandlung der Geschlechtskrankheiten ist — wie auch

kaum ein anderes therapeutisches Gebiet — nicht so weit vorgeschritten, daß wir jenes Maß mit allgemeiner Übereinstimmung
festsetzen könnten. Selbst die wissenschaftlich am meisten anerkannten Vertreter meines Faches sind darüber sehr verschiedener
Meinung. Wollte man ein Mindestmaß festsetzen, so wäre die
Gefahr vorhanden, daß die Kassen für ihre Angehörigen nie mehr
als dieses Maß gewähren würden. Daraus aber würde resultieren,
daß manchen Ärzten die Durchführung einer Behandlung auf-
gezwungen würde, welche ihrer Überzeugung als ungenügend
widerspricht.

Trotz dieser Erwägungen ist es unter so außergewöhnlich
ungünstigen Umständen, wie sie jetzt in Deutschland bestehen,
notwendig, aufs sorgfältigste zu überlegen, wie etwa bei der
Behandlung der venerisch Kranken gespart werden
könnte, ohne daß für Gegenwart und Zukunft zu großer
Schaden entstände. Dabei sind verschiedene Möglichkeiten
gegeben. Man kann in erster Linie fragen, ob die für die Behandlung der Geschlechtskranken notwendigen Mittel verbilligt werden können. Es ist bekannt, wie sehr die Preise der Salvarsanpräparate beklagt und verurteilt worden sind. Die Höchster
Fabriken haben aber immer erklärt, daß diese Preise den Her-
stellungskosten entsprechend seien. Sie sind in neuester Zeit,
ebenso wie die Apothekerzuschläge, herabgesetzt worden.

Analoge Erwägungen können natürlich auch bei anderen
Mitteln — z. B. den Wismutpräparaten, manchen Gonorrhöe-
mitteln — angestellt werden.

In zweiter Linie ist zu erwägen, ob die Kosten für die ärztliche Behandlung vermindert werden können. Hier sind theoretisch auseinanderzuhalten, praktisch aber oft schwer zu trennen
die Ausgaben, welche durch den Entgelt für die ärztlichen Leistungen, und diejenigen, welche durch Medikamente entstehen.
Die Preise der ersteren werden durch die Gebührenordnung und
die Abmachungen mit den Krankenkassen bestimmt. Sowohl bei
den einfachen Konsultationen als bei den Sonderleistungen sind
die Urteile der Ärzte über die Notwendigkeit ihrer Zahl naturgemäß verschieden. Die Patienten drängen vielfach zu Polypragmasie. Hier muß im Interesse der Kassen eine gewisse Kontrolle
geübt werden. In Breslau und, wie ich höre, auch anderwärts
hat sich dafür mehr als das System der Vertrauensärzte, die oft
als Organe der Kassen nicht das volle Vertrauen genießen, eine
von dem Verein der Kassenärzte eingesetzte Kommission zur
Prüfung der Rezepte und der ärztlichen Leistungen bewährt,
welche eine strenge Kontrolle durchführt. Gerade bei den vene-

rischen Krankheiten werden gewiß viele Sonderleistungen (Gonokokkenuntersuchungen, Einspritzungen usw.) gemacht, welche nicht besonders berechnet werden, da sie die Kasse zu sehr belasten würden. Das ist unzweifelhaft ein im allgemeinen Interesse mit Recht gebrachtes Opfer der Fachärzte. Es müssen aber auch immer und immer wieder die Kassen über die Notwendigkeit aufgeklärt werden, gerade bei der Behandlung der Geschlechtskrankheiten nicht kleinlich zu sein, wozu sie mancherorts auf Grund der bekannten Vorurteile sehr geneigt sind.

Wir Ärzte stehen gewiß alle auf dem Standpunkt, daß für unsere Kranken nur das Beste gerade gut genug ist. Aber auch hier est modus in rebus. Wir mußten schon immer und müssen jetzt noch viel mehr berücksichtigen, daß eine Beschränkung in den Ausgaben für alle Kranken, denen nicht große Mittel zur Verfügung stehen — und das sind jetzt die meisten —, notwendig ist. Trotz aller Bedenken gegen schematische Vorschläge zur Behandlung der Geschlechtskrankheiten nach ökonomischen Gesichtspunkten werden wir also die Frage aufs eingehendste prüfen müssen, ob es richtig ist, für die Ärzte Ratschläge zu erteilen, nach denen die Geschlechtskranken genügend wirksam und doch relativ billig behandelt werden können. Die Ausarbeitung solcher Ratschläge ist zur Zeit außerordentlich schwierig, denn gerade bei der Behandlung der Geschlechtskrankheiten sind viele Fragen ganz besonders im Fluß. Der eine sieht eine vielleicht an sich kostspielige Maßnahme als außerordentlich wirksam an und ist daher überzeugt, daß sie ohne Schädigung des Patienten und der Volksgesundheit nicht entbehrt werden kann, ja, daß sie wegen der Abkürzung der Krankheit sogar besonders sparsam ist, der andere zweifelt an ihrer Bedeutung. Auch vom ökonomischen Standpunkt bedenklich ist die moderne therapeutische Publizistik. Der in ihr zutage tretende übertriebene Optimismus verführt die Ärzte immer wieder zur Verwendung neuer, oft teurer und doch keineswegs besonders wirksamer Methoden.

Ich kann es heute nicht als meine Aufgabe ansehen, im einzelnen solche Vorschläge zur möglichst billigen Durchführung einer wirksamen Behandlung der Geschlechtskrankheiten zu machen. Sie müßten in einer Kommission ausgearbeitet werden. Dabei müßte aber bei jedem einzelnen Punkte besonders beachtet werden, daß dem Ermessen des Arztes möglichst viel Freiheit gewährleistet wird, damit nicht etwa — wie erwähnt — Minimalangaben besonders von den Krankenkassen als die Normalmaße angesehen werden, über die hinauszugehen den Ärzten erschwert oder sogar unmöglich gemacht wird.

Nur um ganz im allgemeinen zu zeigen, wie viele und wie verschieden geartete Fragen dabei zu erörtern sind, möchte ich bei den einzelnen venerischen Krankheiten die wichtigsten Punkte hervorheben.

Das Ulcus molle fällt dabei am wenigsten ins Gewicht. Mit Karbolätzungen und Jodoform — von dem man bei geeignetem Vorgehen nur verschwindend wenig braucht — kommt man meist zum Ziel. Kostspieliger wird schon die häufigste Komplikation des Ulcus molle, der Bubo. Es ist noch immer das beste und wahrscheinlich auch das billigste, wenn man frische Bubofälle aus der arbeitenden Bevölkerung in stationäre Behandlung gibt, weil eine Anzahl von ihnen dadurch vor der Vereiterung und vor einem längeren Krankenlager geschützt wird. Die Frage, wie weit man das auch bei ambulanten Patienten durch die moderne parenterale Therapie (Milch, Terpentin usw.) erreichen kann, ist noch nicht entschieden. Doch sind solche Methoden ja billig und daher mit Recht zu verwenden.

Bei den gonorrhöischen Erkrankungen sind die des Mannes und der Frau und bei beiden wieder die unkomplizierten Fälle von den komplizierten zu sondern.

Die Gonorrhöe des Mannes ist vielfach das Feld einer nicht notwendigen Polypragmasie geworden. Das Sparsamste ist hier unzweifelhaft — von der Prophylaxe abgesehen — die abortive Therapie. Aber dazu kommen die Patienten leider meist zu spät. Bei der „systematischen antiseptischen Behandlung" sind die Silberpräparate unentbehrlich. Ich persönlich bin der ketzerischen Meinung, daß man mit Argentum nitricum in verschiedenster Abstufung der Konzentration mit geringeren Kosten ungefähr ebenso weit kommt wie mit den modernen Silberverbindungen, zumal man von den meisten der letzteren viel stärkere Lösungen verwendet. Spülungen können die Behandlung häufig sehr abkürzen, sind aber kostspielig. Für die Urethritis posterior und Zystitis sind sie oder Instillationen oft unentbehrlich. Die Harnröhrenbehandlung mit Stäbchen usw. ist teuer und meist wenig wirksam. Die innere Behandlung der Harnröhrengonorrhöe könnte meines Erachtens ohne irgendwie wesentlichen Schaden in den allermeisten Fällen unterbleiben. Besonderer Wert ist auf die Konstatierung der Heilung nach Abschluß der Behandlung zu legen. Bei den Komplikationen ist jetzt die Behandlung mit Vakzine und mit unspezifischen, parenteral eingeführten Mitteln an der Tagesordnung. Wegen der sachlichen und ärztlichen Kosten bedingt das nicht unbeträchtliche Ausgaben. Die Frage, wieviel man bei Epididymitis und Prostatitis — den häufig-

sten Komplikationen der Gonorrhöe des Mannes — damit erreicht,
ist meines Erachtens nicht entschieden; kann man aber bei den
unendlich zahlreichen Publikationen über die ausgezeichneten
Erfolge dieser Methoden die Ärzte an ihrer Verwendung verhindern? Bettruhe und Hitze bei den akutesten Fällen von Epididymitis sind Sparmaßregeln, Suspensorien unentbehrlich, können
aber sehr billig hergestellt werden. Bei der Prostatitis acuta ist
die Hospitalbehandlung bei den Arbeitern kaum zu vermeiden.
Die eigentliche chronische Harnröhrengonorrhöe des Mannes, die Strikturen bedürfen sorgfältigster lokaler Behandlung.
Dagegen ist die postgonorrhöische Urethritis ein recht
harmloser, dabei sehr häufiger Prozeß — bei ihr können viele
unnütze Ausgaben (sowohl für ärztliche Eingriffe, Dehnungen
usw. als auch für Medikamente) vermieden werden. Um so notwendiger aber ist es, ihre Diagnose, d. h. die Abwesenheit der
Gonokokken, durch Provokationsverfahren usw. sicherzustellen,
soweit es möglich ist —, und es ist mit größter Wahrscheinlichkeit
möglich, wenn man dabei Mühe und daher auch Kosten nicht
scheut.

Außerordentlich viel schwieriger liegen die Dinge bei der
Gonorrhöe der Frau. Diejenigen, welche diese für fast unheil-
bar erklären, werden konsequenterweise jeden dafür gemachten Aufwand für überflüssig halten. Das wäre meines Erachtens sehr
falsch. Im Prinzip gehören alle akuten Fälle, vor allem bei
Nichtverheirateten, in stationäre Behandlung. Da diese die Quelle
der größten Verbreitung der Gonorrhöe sind, muß alles geschehen,
um sie auszuheilen. Bei der ambulanten Behandlung sind die
ärztlichen Maßnahmen, die fast immer täglich vorzunehmen sind,
das Teuerste. Hier wird den Krankenkassen das Recht zur Beschränkung der Bezahlung von Sonderleistungen gewiß zuzu-
erkennen sein, und auch der Privatarzt wird nicht jeden solchen
Eingriff bei weniger Bemittelten zum vollen Preis einstellen dürfen. Salben- und Stäbchenbehandlung kann auch bei der Frauen-
gonorrhöe sehr eingeschränkt werden.

Die Fernkomplikationen der Gonorrhöe, Arthritis
usw. sind zwar sehr wichtig, aber doch nicht häufig genug, als
daß bei ihrer Behandlung mit Vakzine, Bädern, Verbänden usw.
wesentlich gespart werden müßte.

Den größten Schwierigkeiten begegnen wir bei der Frage der
Ersparnismaßregeln bei der Syphilisbehandlung. Gerade bei
ihr muß uns immer auch bei rein ökonomischer Betrachtung der
Gedanke vorschweben, daß unzureichende Behandlung die Zahl
der ansteckenden Rezidive und damit der Ansteckungsfälle und

die Zahl derjenigen erhöht, welche später wegen Tabes, Paralyse usw. zu einem sehr großen Teil der Pflege auf Kosten von Behörden usw. anheimfallen. Hier spielt jetzt in erster Linie die Frage eine Rolle, ob das Salvarsan unentbehrlich ist bzw. in welchem Umfang es angewendet werden soll, und wie weit man es durch andere billigere Mittel ersetzen kann. Wir werden hier natürlich nicht in eine Diskussion über die Bedeutung der Salvarsanbehandlung eintreten können. Ich will daher meinen Standpunkt nur ganz kurz präzisieren:

Für mich ist das Salvarsan das wesentlichste Hilfsmittel im Kampf gegen die Syphilis. Gerade bei den frischen ansteckungsgefährlichen Fällen muß es jetzt den Kernpunkt der Behandlung bilden. Daß die Quecksilberpräparate — auch die modernsten — es nicht ersetzen können, darüber sind fast alle meine Fachkollegen einer Meinung. Ein sehr beachtenswerter Konkurrent ist dem Salvarsan im Wismut erwachsen. Die Erfahrungen, die ich selbst damit gemacht habe, sind recht günstig; doch habe ich es nicht gewagt, das Salvarsan bei einer größeren Anzahl von frischen Luesfällen durch Wismut zu ersetzen — ich habe es nur damit kombiniert. Dieser vorsichtige Standpunkt scheint durch die meisten bisherigen, in der Literatur vorliegenden Berichte und einige eigene Erfahrungen bestätigt zu werden. Die Verantwortung, welche der Arzt auf sich nimmt, wenn er eine größere Anzahl von frisch Syphilitischen ohne Salvarsan läßt, ist zu groß, als daß irgendeine Behörde das empfehlen oder auch nur gutheißen könnte. Zur Kombination mit Salvarsan kann meines Erachtens auch jetzt schon die Wismut- statt, bzw. neben der Quecksilberbehandlung verwendet werden. Es wäre sehr zu wünschen, daß auch die Wismutpräparate billiger werden[1]).

Sehr wichtig ist dann noch, auch vom ökonomischen Standpunkt aus, die Frage, wie groß die Salvarsankuren sein, wie oft sie wiederholt werden sollen, und unter welchen besonderen Bedingungen sie durch andere Mittel ersetzt werden können. Wer die Salvarsanliteratur kennt, weiß, wie außerordentlich die Ansichten über die wirksamen Dosen schwanken. Das Reichsgesundheitsamt[2]) hat seinerzeit Maximalmengen angegeben, über die bei

---

[1]) Das Wismut hat sich immer mehr als ein anscheinend vollständiger Ersatz oder als eine Verbesserung der Quecksilberbehandlung erwiesen; aber auch die Anschauung, daß es das Salvarsan nicht verdrängen kann, hat sich mehr und mehr gefestigt.

[2]) Richtlinien des Reichsgesundheitsrats für die Anwendung der Salvarsanpräparate, Veröff. des Reichsgesundheitsamts 1921, S. 881 und 1923, S. 209.

der einzelnen Injektion und innerhalb eines gewissen Zeitraums
nicht hinausgegangen werden soll. Bei den von den Kassenärzten
unter dem Druck der Ersparnisnotwendigkeit verwendeten Salvarsanmengen drohen oft geradezu die Gefahren der berüchtigten
„Anbehandlung". Man müßte also eine Höchstdosis angeben,
über welche bei einer Kur nicht hinausgegangen werden dürfte,
wenn nicht ganz besondere Gründe vorliegen, und eine Minimal-
dosis, unter welcher es — ebenfalls bei Ausschluß besonderer
Gründe — nicht gegeben werden sollte. Und man müßte ganz
besonders darauf aufmerksam machen, daß es unrichtig wäre,
etwa möglichst oft an dieser Minimalgrenze zu bleiben. Auch die
Zahl der Injektionen, mittels deren diese Dosen verabreicht werden
sollen, muß dem Arzt überlassen bleiben. Allenfalls könnte man,
um einzelne Mißbräuche, wie sie mir zu Ohren gekommen sind,
zu vermeiden, eine Höchstzahl für eine Kur bestimmen — auch
da wären natürlich besondere Ausnahmefälle zu konzedieren.

Bei der Frage der Wiederholung der Salvarsankuren
ist dem individuellen Ermessen des Arztes um so größere Freiheit
gegeben, als die wissenschaftlichen Vertreter des Faches gerade in
dieser Beziehung ganz außerordentlich differieren. Die sog. Abor-
tivbehandlung der sero-negativen primären Lues ist gewiß für den
Augenblick die billigste. Aber keine Behörde wird es jetzt bei der
Divergenz der Meinungen über diese Methode auf sich nehmen,
sie gleichsam offiziell zu sanktionieren. Zudem ist die Zahl der
in diesem Stadium den Arzt aufsuchenden Patienten noch immer
keine sehr große. Wer auch in diesen Fällen mehrere Kuren aus
Vorsicht vornehmen zu müssen glaubt, dem soll das trotz aller
Ungunst der Zeiten nicht verunmöglicht oder sehr erschwert werden. Immerhin könnte man betonen, daß für die primäre sero-
negative Lues bei auch serologisch einwandfreiem Verlauf 1 bis
3 Kuren als ausreichend angesehen werden. Bei der frühen sero-
positiven Lues wären vielleicht 3—5, bei späteren Sekundärfällen
noch mehr Kuren zu nennen. Dabei muß die Möglichkeit bestehen, die therapeutischen Resultate, wie natürlich auch jederzeit
die Diagnose durch wiederholte serologische Untersuchungen,
schließlich auch durch Lumbalpunktionen zu kontrollieren.

Die weitere Frage, wie weit jetzt im weiteren Verlauf der
Erkrankung ein Ersatz des Salvarsans durch Hg oder durch Wismut empfohlen oder konzediert werden könnte, wird ebenfalls
außerordentlich verschieden beantwortet werden. Man wird sich
wohl darüber einigen können, daß späte Lues der Haut, Schleim-
häute, Knochen bei alten Leuten auch ohne Salvarsan ausreichend
behandelt werden kann, und daß man bei Wiederholungskuren

bei Tabes, wie sie jetzt wohl viel vorgenommen werden, wenigstens zeitweise auf Salvarsan, das man zunächst auch Tabikern nicht entziehen sollte, verzichten kann — von der Paralyse ganz zu schweigen.

Die Kuren bei sog. „latenter Frühlues“ werden ja an und für sich von den Ärzten in recht verschiedener Stärke und Häufigkeit vorgenommen. Es kommt dabei natürlich sehr auf den Begriff „Latenz“ an. Ist die Seroreaktion positiv, so würde ich nicht auf Salvarsan verzichten wollen. Milder kann man bei der Spätlatenz sein.

So streng ich persönlich in bezug auf das Salvarsan auch wäre, so sehr glaube ich, könnte man mit der Jodmedikation und dann bei den „Adjuvantia“, bei Zahnpasten und Mundwässern, bei Verbandmaterial und ähnliche sowie durch die von den Krankenkassen mit Recht vorgeschriebene ökonomische Verschreibweise sparen.

Wie Sie sehen, sind die Vorschläge, die ich für Verbilligung bei der Behandlung der Geschlechtskrankheiten machen könnte, nicht sehr weitgehend; denn mich leitet vor allem die Furcht, daß durch unzureichende Behandlung neben dem unsäglichen individuellen und familiären Unglück auch ungeheure Kosten in nächster und in fernerer Zukunft bedingt werden können. Viel größer wären meine Hoffnungen, daß durch Änderungen in der Organisation Verbilligungen zustande kommen können. Ich denke hier vor allem an Ersparnisse bei der Einrichtung und Betätigung der Beratungsstellen, wenn diese wieder aufgebaut werden, ebenso an Änderungen bei den Krankenkassen, die z. B. durch die „freiwilligen Mitglieder“ sehr belastet werden, vor allem aber auch an möglichst zahlreiche Aufnahmen der frischen kontagiösen Fälle in die Hospitäler auf Kosten der Krankenkassen, Wohlfahrtsämter usw. — Maßnahmen, welche, auch ohne daß das zahlenmäßig nachweisbar wird, zur Vermeidung immer wachsender Ausgaben führen müssen.

E.

Von Prof. Dr. L. v. Zumbusch, München[1]).

Das Thema erschöpfend etwa so zu behandeln, daß daraus ein Schema der Behandlung abgeleitet werden könnte, ist nicht angängig. Erstens würde eine vollständige Beschreibung viel zu

---

[1]) Referat, mit kleinen Kürzungen abgedruckt aus Münch. med. Wochenschr. 1924, Nr. 24.

viel Zeit beanspruchen, zweitens handelt es sich naturgemäß vielfach um Dinge, welche Fragen des einzelnen Falles sind und welche dem Ermessen des behandelnden Arztes überlassen werden müssen. Ich muß mich auf gewisse Hinweise beschränken.

Hauptsächlich werden wir uns über folgende Punkte klar zu werden haben:

1. Die notwendigen Medikamente, was ihre Unentbehrlichkeit, die anzuwendende Menge, den Preis usw. betrifft.

2. Die Frage, inwieweit Geschlechtskranke ohne Unterbrechung der Berufstätigkeit behandelt werden können und dürfen, welche Kategorien aber der Krankenhausbehandlung überwiesen werden sollen.

3. Ob und in welcher Beziehung zwecklos behandelt wird.

Wenn wir die einzelnen Geschlechtskrankheiten besprechen, so scheint mir etwa folgendes das Wichtigste zu sein:

a) **Ulcus molle.** Hier kommt der erste Punkt kaum in Betracht, um so mehr meines Erachtens der zweite. In den meisten Gegenden des Deutschen Reiches war und ist zwar das Ulcus molle glücklicherweise recht selten, so daß die Frage keine allzu weittragende Bedeutung hat; vielleicht mag es aber von Interesse sein, wenn ich aus meiner sehr reichlichen Erfahrung von der Zeit, wo ich noch in Wien war, feststelle, daß es bei jedem, auch dem kleinsten Ulcus molle, entschieden geraten ist, die Kranken ins Bett zu schicken, d. h. in ein Krankenhaus einzuweisen. Unterläßt man es, so kommt es in der Mehrzahl der Fälle zu eitrigen Bubonen, welche dann die Krankheitsdauer erheblich verlängern und Spitalsbehandlung und operativen Eingriff unabweislich machen. Es ist gut, die Leute bis zur vollen Heilung zurückzuhalten, auch klinisch schon vollkommen rein aussehende und abheilende Geschwüre ziehen sonst noch Bubonen nach sich. Die Kranken wegen Gefahr der Weiterverbreitung zurückzuhalten, ist nicht so nötig, die Schmerzen verhindern den Koitus in der Regel. Wichtiger ist es wegen der Jodoformbehandlung, die wegen des penetranten und verräterischen Geruchs ambulant meist nicht angeht.

Als zwecklose Maßnahmen wären breite Inzisionen bei Bubonen zu nennen, die lange nicht so schnell zur Heilung führen wie Punktion mit Ansaugen des Inhalts, Einfüllen von Jodoformöl und dergleichen und Verschließen mit Pflaster, weiterhin auch die Röntgenbehandlung der Bubonen, die sich, abgesehen von einzelnen Fällen, wo sie strumöse Beschaffenheit haben, den warmen Umschlägen in keiner Weise überlegen zeigt.

b) **Gonorrhöe.** Auch hier wird die Wahl des Medikamentes keine wesentlichen Unterschiede bedingen: ob man dieses oder jenes Silberpräparat verordnet, ist sowohl nach Preis als nach Wirkung nicht sehr erheblich. Die kolloidalen Silberpräparate durch Argentum nitr. zu ersetzen, ist sehr oft nicht zweckmäßig; es ist viel schmerzhafter, wirkt wegen der momentan eintretenden Zersetzung weniger und bereitet Unkosten durch das unvermeidliche Verderben der Wäsche. Nicht so rasch zerfallende kristalloide resp. molekular-disperse Silberlösungen, die in ebenso geringer Konzentration wirken, würden hier vielleicht vorzuziehen sein.

Was die Frage der stationären Behandlung betrifft, so kann sie hier aus zwei Gründen wichtig sein (analog zur Syphilis): einmal bildet Gonorrhöe, besonders ältere Fälle, fast kein Hindernis für den Koitus. Hier muß also alles eingewiesen werden, was verdächtig ist, die Krankheit weiterzuverbreiten. In diesem Punkt wäre Sparsamkeit ganz verkehrt. Um der Krankheit willen sind einzuweisen akute frische Fälle bei Leuten, die sonst körperlich schwer arbeiten oder viel gehen müssen, dann akute Fälle von Urethr. posterior (mit erheblich gesteigertem Harndrang) und selbstverständlich die Komplikationen, mit Ausnahme etwa der leichteren Prostatitiden.

In bezug auf den dritten Punkt wird nach beiden Seiten gefehlt: Einerseits sind die Vorschriften der Kassen vielfach kleinlich, indem bei einem Kranken in einer gewissen Zeitspanne nur soundso viel Extraleistungen bewilligt werden, dabei ist es aber oft nötig, daß eben ein Mensch wochenlang täglich mit Instillationen, Massagen, Dehnungen usw. behandelt wird, da sonst kein Resultat zu erzielen ist.

Anderseits entstanden diese Vorschriften wohl z. T. durch eine oft gröbliche Polypragmasie von seiten einzelner Ärzte. Ein Punkt sei hervorgehoben, das ist die Frage der Harnröhrenkatarrhe ohne Gonokokken, mögen sie postgonorrhöisch sein, oder als solche entstanden. Hier müßte darauf gedrungen werden, daß in zweifelhaften Fällen durch genaue Untersuchung und durch energische Provokation, soweit das in unserer Macht steht, festgestellt wird, ob überhaupt noch Gonorrhöe vorliegt, d. h. Gonokokken da sind. Ist dies nicht der Fall, so scheiden alle Fälle, wo nicht Strikturen oder andere verschlimmerungsfähige Zustände vorhanden sind, aus der Behandlung aus. Nach meiner Erfahrung wenigstens ist die Therapie der Urethritis simplex eine sehr sterile Sache.

Zweifellos dürfte es sein, daß viel zu viel mit den kostspieligen Vakzinepräparaten, die bei offener, unkomplizierter Gonorrhöe ohne, bei Komplikationen von mäßigem Wert sind, gearbeitet wird, ebenso mit den unspezifischen fiebererregenden Injektionen.

c) **Syphilis.** Die Behandlung geschieht mit Quecksilber, Jod, Wismut und Salvarsan. Kein anderes Mittel kann das Salvarsan ersetzen, es muß in genügenden Mengen gegeben werden, und kleine Mengen zu geben ist schlechter als gar kein Salvarsan.

Die Menge Salvarsan für eine Kur dürfte kaum unter 5 g zu bemessen sein, doch muß die Dosierung selbstverständlich dem behandelnden Arzt überlassen bleiben. Bei primärer und sekundärer Syphilis ist Salvarsan unentbehrlich, ebenso bei tertiärer Syphilis mit klinischen Erscheinungen (nicht nur Residuen solcher).

Die Kosten der Salvarsanbehandlung werden maßlos überschätzt. Die Dosis 0,6 g Neosalvarsan kostet zur Zeit 2 M., gegen 6,60 M. resp. 5,70 M. vor und während des Krieges, also kaum mehr ein Drittel. Nehmen wir nun z. B. an, ein Syphilitiker bekomme alles in allem im Lauf der Zeit 50 Einspritzungen zu 0,6 g Neosalvarsan, so kostet das Mittel 100 M. Gelingt es aber bei einem Menschen, durch rechtzeitige und energische Behandlung das Auftreten von Paralyse zu verhindern, so sind 100 M. ein geradezu verschwindend kleiner Betrag. Mit 100 M. wird man kaum zwei Monate Anstaltspflege bestreiten, abgesehen von allem Unglück, Jammer, Elend und Schaden, den eine Erkrankung an Paralyse für den Betroffenen, seine Familie und die Allgemeinheit nach sich zieht.

Es ist also ebenso unverständig wie verfehlt, Sparsamkeit bei der Syphilistherapie einem Kampf um die Herabminderung der Salvarsanbehandlung gleichsetzen zu wollen.

Bei den Hg-Mitteln wird man ohne Schaden besonders teuere Präparate beiseite lassen können, ebenso bei Wismut und Jod.

Jod wird meines Erachtens vielfach in zu großer Dosis verschrieben. Die großen zugeführten Jodmengen werden doch fast momentan wieder eliminiert. Am besten wird es sein, JK oder JNa in Tropfenform zu geben.

4. Von der Einweisung in Spitäler wird dasselbe zu sagen sein wie bei der Gonorrhöe. Die Unverläßlichkeit der Kranken einerseits, die damit verbundene Gefahr von Weiterverbreitung auf sexuellem und anderem Weg, die Gefahr nachlässiger Behandlung oder des Wegbleibens, dann auch die oft vorhandene Unmöglichkeit für die Kranken, von zu Hause regelmäßig den Arzt aufzusuchen, lassen es am sichersten erscheinen, möglichst viele Kranke in klinische Behandlung zu geben. Besonders alle, die hochinfektiös sind, aus den letzteren Gründen, aber auch solche, die sonst Schwierigkeiten mit der Kur haben. Selbstverständlich

sind alle venerisch Kranken aus gewissen Berufen (Lebensmittelgewerbe, Friseure und dergleichen) einzuweisen. Bei älterer, nicht
mehr stark ansteckender Lues wird es Frage des einzelnen Falles
sein, ob die Lage so ist, daß er stationär behandelt werden muß.

Allerdings ist in Deutschland ein großer Mißstand die geringe
Zahl von Spezialabteilungen mit Fachärzten als Leitern, denn in
den anderen Krankenhäusern kommen die Geschlechtskranken
oft nicht sehr gut weg; sie werden, ohne Sachkenntnis und ohne
Interesse, vernachlässigt.

5. Zwecklos und zuviel behandelt werden ohne Zweifel viele
Fälle alter Lues, wo z. B. nur wegen einer positiven Seroreaktion
fort und fort Kuren gemacht werden. Es muß zwar zugegeben
werden, daß hier die Indikationsstellung nicht so einfach ist wie
bei der frischen Syphilis, aber schließlich gibt es für die, welche
ihrer Sache bei einem Falle nicht sicher sind, immerhin Stellen,
von wo sie sich Rat holen können.

Leitsätze[1]:

A. Allgemeines.

1. Es ist daran festzuhalten, daß die Wahl der Behandlungsart,
die Auswahl, Dosierung und Applikationsart der Mittel Frage des
Falles und Sache des behandelnden Arztes ist und bleiben muß.

2. Die im folgenden wiedergegebenen Regeln stellen demnach nur
Ratschläge und Winke dar, unter keinen Umständen aber Vorschriften,
die für einen Arzt bindend gemacht werden könnten.

3. Es muß festgestellt werden, daß Sparsamkeit bei der Krankenbehandlung unter den jetzigen Zeitumständen geboten ist, daß sie
aber nicht übertrieben werden darf, ohne daß schwerer Schaden
entsteht.

4. Neue Mittel sollen vom praktischen Arzt erst verwendet
werden, wenn sie genügend klinisch erprobt sind, nicht auf den
ersten empfehlenden Aufsatz hin.

B. Spezielles.

a) Medikamente usw.

1. Sparsamkeit kann vor allem darin geübt werden, daß nicht
viel größere Mengen verschrieben werden, als für die Behandlung
nötig ist, aber auch nicht so kleine, daß das Rezept ungebührlich
oft repetiert werden muß.

2. Sind ähnlich wirkende Mittel in verschiedener Preislage vorhanden, so wird das billigere zu wählen sein.

---

[1] Diese Leitsätze sind in einer besonderen Kommission weiter
ausgearbeitet worden. Diese Fassung kann durch die Geschäftsstelle
der Deutschen Gesellschaft zur Bekämpfung der Geschlechtskrankheiten, Berlin W 66, Wilhelmstr. 45, bezogen werden.

3. Bei **Ulcus molle** und **Gonorrhöe** wird die Wahl der Mittel nach diesen Gesichtspunkten stattfinden können, die Arzneimittelkosten spielen hier allerdings keine so große Rolle.

4. Bei **Syphilis** ist Salvarsan unentbehrlich im ersten und zweiten Stadium und im dritten Stadium, sofern Erscheinungen (nicht nur Residuen) da sind.

5. Salvarsan ist bis nun durch kein anderes Mittel zu ersetzen, es muß auch in genügender Menge (ca. 5 g Neosalvarsan pro Kur) gegeben werden, denn zu wenig Salvarsan ist schlechter als gar keines.

6. Es ist dabei gleichgültig, ob eine frische (primäre oder sekundäre) Syphilis zur Zeit der Einleitung der Kur klinische oder serologische Symptome aufweist oder nicht. Auch sog. Sicherheitskuren mit Salvarsan sind unentbehrlich.

7. Bei Quecksilber, Wismut und Jod leisten die billigen Präparate so ziemlich dasselbe wie die kostspieligen, Jod wird zweifellos oft in zu großen Tagesdosen verordnet.

b) Einweisung in Krankenhäuser.

1. Die Einweisung erfolgt aus zweierlei Gründen: Erstens um der Krankheit selbst willen, zweitens aus sanitätspolizeilichen Gründen.

2. Um der Krankheit selbst willen ist die Einweisung zu verlangen:

a) bei allen Fällen von Ulcus molle, besonders bei körperlich arbeitenden Leuten, da sonst in der Regel Bubonen auftreten, welche Krankheitsdauer und Kosten stark vermehren;

b) bei akuter Gonorrhöe bei Leuten, die schwer arbeiten oder viel gehen müssen;

c) bei allen Fällen von Urethritis posterior mit gesteigertem Harndrang und bei den allermeisten Komplikationen (Epididymitis, schwere Prostatitis, Gelenkschmerzen usw.);

d) bei Frauen mit Bartholinitis, Kolpitis acuta und Anzeichen von Neigung der Krankheit zum Aszendieren;

e) bei Fällen von Syphilis mit Allgemeinerscheinungen (Temperatur, Cephalaea u. dgl.);

f) bei überhaupt allen Fällen mit Schmerzen, Fieber oder sonst gestörtem Allgemeinbefinden;

g) wenn die Dinge so liegen, daß aus irgendwelchen Gründen (Armut, Wohnungsverhältnisse, Entfernung u. dgl.) außerhalb des Krankenhauses keine ordnungsgemäße Behandlung durchgeführt werden kann.

3. Aus sanitätspolizeilichen Gründen ist Einweisung geboten:

a) bei allen Personen, von welchen mit Grund angenommen werden kann, daß sie sonst die Krankheit weiterverbreiten könnten;

b) bei Leuten, deren Gewerbe es nötig macht: Lebensmittelgewerbe, Friseure usw.

c) Zwecklose und vermeidbare Dinge bei der Behandlung.

1. Breite Inzision bei Bubonen. Punktion mit Entleerung des Abszesses, Einfüllen desinfizierender Lösungen, Verschluß der Öffnung mit Pflaster führt schneller zur Heilung.

2. Bestrahlung der Bubonen mit Röntgenstrahlen zur Erweichung, nützlich nur bei gewissen Fällen strumöser Bubonen, sonst überflüssig.

3. Langdauernde Behandlung von Harnröhrenkatarrhen, seien sie postgonorrhöischer oder von Anfang an katarrhalischer Art. Sobald durch energische Provokation die Abwesenheit von Gonokokken festgestellt ist, erübrigt sich weiteres Behandeln, es sei denn, es liegt ein verschlimmerungsfähiger Zustand (Striktur oder dgl.) vor.

4. Die Vakzinebehandlung kann sehr beschränkt werden, sie ist bei offener Gonorrhöe ohne, bei Komplikationen nur von beschränktem Wert. Ebenso die meist indikationslos gemachten Einspritzungen von Milch und anderen unspezifischen fiebererregenden Mitteln.

5. Fortgesetzte Salvarsanbehandlung bei Spätsyphilis, um z. B. eine als einziges Symptom vorhandene positive Seroreaktion zum Schwinden zu bringen, oder weil Residuen oder Zustände vorhanden sind, die nach ihrer Natur der Rückbildung nicht mehr fähig sind.

6. Bei Tabes lassen sich öfters mit mäßigen Salvarsanmengen quälende Symptome beseitigen; Heilung, ja selbst Stillstand zu erzielen, gelingt nicht, hier sind Maßnahmen allgemeiner Natur besser. Bei Paralyse ist antisyphilitische Behandlung mindestens zwecklos.

*

Anhang zu den Referaten D und E.

Entwurf eines Gesetzes zur Bekämpfung der Geschlechtskrankheiten. Veröff. des Reichsgesundheitsamts 1922, S. 138.

Breger, Zu dem Entwurf usw. Reichsgesundheitsblatt 1926, Nr. 1, S. 13.

Jadassohn, Über Gonorrhöebehandlung, Therap. d. Gegenwart 1926, S. 22.

III.

Abhandlungen.

1. Sparsame, sachgemäße Behandlung Leber- und Gallenkranker[1].

Von Prof. Dr. Th. Brugsch, Berlin.

Zu dem Thema der Behandlung der Leber- und Gallenkranken, das hier abgehandelt werden soll, sind einige Vorbemerkungen notwendig. Wohl kaum bei der Therapie eines Organleidens spielt die Behandlung mit heißen Kataplasmen und die Brunnentrinkkur, ferner die Diätkur eine solche Rolle — und zwar schon seit Jahrhunderten — wie bei Leber- und Gallenkranken, so daß es sich empfiehlt, hier einige grundsätzliche Ausführungen zu machen.

Als Wärmespender dienen bei allen Leber- und Gallenerkrankungen die heißen, feuchte Wärme erzeugenden Kataplasmen, die man nach alter Sitte aus Leinmehl bereitet, vor dem Gebrauche kocht und dann in entsprechend große Leinwandsäckchen einfüllt. Dieses Leinwandsäckchen wird in ein trockenes Tuch gelegt und — so heiß es der Patient vertragen kann — auf den Leib gelegt. Weil aber bei der Wiedererwärmung das Leinmehl meist einen säuerlichen Geruch entwickelt, ist das von O. Vierordt empfohlene Kartoffel-Kataplasma vorzuziehen, das zudem wenig näßt. Es werden einfach frischgekochte Kartoffeln auf ein Leintuch gelegt, das zu einem Sack zusammengelegt wird, mit Sicherheitsnadeln festgesteckt wird und glatt gewalzt wird. Zur Feuchthaltung und Erwärmung der Kataplasmen, wobei man statt des Leinsamens und der Kartoffel auch feuchten Lehm (Tonerde) benutzen kann, hat die Industrie Kataplasmen-Wärmeapparate konstruiert, die man indessen in der Praxis gut umgehen kann, wenn man in einen Kochtopf mit siedendem Wasser ein großes Drahtsieb oder ein in der Küche vorhandenes Reibesieb stellt und auf dieses das Kataplasma legt. Schlammpackungen, unmittelbar

---

[1] Abgedruckt aus Med. Klinik 1925, Nr. 38.

auf den Leib des Kranken, lassen sich wegen der Schmutzerei nicht im Hause verwenden. Die Anwendung trockener Hitze (heiße Tonteller oder elektrisches Heißluftkissen) ist nicht so gut wie heiße Kataplasmen, deren Wirkung intensiver ist.

Was die Trinkkuren anlangt, so finden für die Leber- und Gallenkranken in der Hauptsache eigentlich nur die alkalisch-salinischen Wässer, kalt oder warm, Anwendung, und zwar: der Karlsbader Sprudel, Schloßbrunnen und Mühlbrunnen, die Luciusquelle von Tarasp (Unterengadin), die Salzquelle in Elster (Sachsen), die Salzquelle von Franzensbad, der Kreuzbrunnen von Marienbad.

Eine Trinkkur kann im Hause wirkungsvoll gestaltet werden wie an der Quelle, sofern sie konsequent durchgeführt wird. Muß zur Trinkkur im Hause das natürliche Wasser der Quelle verwandt werden oder genügt eine künstlich dargestellte Lösung von Salzen, die aus dem Verdampfungsrückstand der natürlichen Wässer gewonnen sind bzw. genügt ein künstliches annähernd der Mineralzusammensetzung entsprechendes Salzgemisch? Als Beispiel: Muß im Hause der natürliche Karlsbader Mühlbrunnen (in Versandflaschen) getrunken werden, oder genügt es, wenn der Patient sich selbst aus natürlichem Karlsbader Salz oder auch aus künstlichem Karlsbader Salz sein Brunnenwasser bereitet? In dieser Beziehung sei gesagt, daß in der Tat eine Wirkung der Karlsbader Mühlbrunnenkur auch mit künstlich hergestelltem Karlsbader Mühlbrunnen aus natürlichem Karlsbader Salz, ja selbst aus künstlichem Karlsbader Salz erreicht werden kann. In letzterem Falle löst man 5,5 g Karlsbader Salz in einem Liter Wasser, erhitzt den künstlichen Brunnen auf 50^0 und läßt ihn aus 200ccm-Gläsern mit Henkel schluckweise während der heißen Umschläge trinken. Die Dauer der Kur erstrecke sich auf 3—4 Wochen, die Zahl der zu trinkenden Becher zwischen 1—2—3 und mehr täglich, die Kataplasmen 1—2 × am Tage 1—2 Stunden, während welcher alle 10—20 Minuten ein Becher Mühlbrunnen getrunken wird.

Um bei Gallenblasenentzündungen die Kolik zu brechen, vermeide man das reine Morfin und bevorzuge die krampfstillenden Mittel Atropin und Papaverin. Papaverintabletten (Papaverin. hydrochloricum) zu 0,04 g sind im Handel; mehrmals am Tage eine Tablette. Kombinationspräparate des Handels wie Atropaverin, Troparin, Papavydrin bieten keinen Vorteil; dagegen ist statt des Atropins bei längerem Gebrauche empfehlenswert das Atropinbrommethylat.

Rp. Atropinbrommethylat 0,01—0,02
Sacchari 3,0
M. f. p. Divide in dos. Nr. X.
S. 1—2 × täglich 1 Pulver.

Ist wegen der Heftigkeit der Kolik eine Injektion nicht ver-
meidbar, so injiziere man aus einer Ampulle, die in 1 ccm 0,015 Mor-
finum hydrochloric. und 0,001 mg Atropinum sulfuric. enthält,
bei einer kleinen Frau $\frac{1}{2}$ ccm, bei einem über 70 kg schweren
Mann 1 ccm subkutan.

Sehr häufig schafft auch folgende Kombination einen Anfall
ohne Injektion fort:

Rp. Morfin. hydrochl. 0,03
Aq. chloroformiat. 20,0
Aq. 20,0
Sir. Cort. Aurant. ad 60,0.
S. Alle 10 Minuten einen Teelöffel (= 10 ccm) zu nehmen, bis
der Anfall steht.

Was nun die Rolle der medikamentösen Mittel bei Leber-
und Gallenerkrankungen anlangt, so unterscheiden wir mit Hor-
sters zwischen Choleretica und Cholagoga. Choleretica sind
Mittel, die durch Einwirkung auf die Leberzelle diese zur Sekretion anregen; sie kommen daher überall in Frage, wo die Leber
schlecht die Galle ausscheidet infolge Erkrankung der Leberzelle
selbst. Erkennbar ist die schlechte Cholerese dadurch, daß der
Stuhl hell ist und die Gallenfarbstoffmenge im Blute (und damit
in den Geweben) ansteigt; darunter fallen alle Grade des Ikterus.
Naturgemäß schafft mechanischer Abschluß der Gallengänge durch
Steine im Ductus hepaticus oder choledochus, durch Karzinom
oder Abknickung auch die Situation einer verminderten Cholerese.
Diese Situation muß sehr genau abgewogen werden, da im Falle
zu fester mechanischer Abklemmung jede medikamentöse Therapie zwecklos ist und der chirurgische Eingriff indiziert ist, anderseits aber ein Versuch durch interne Therapie zum Ziel zu kommen, berechtigt ist; nur ist zu langes Probieren und Abwarten
gefährlich, da die ikterische Leber sehr schlecht die Narkose ver-
trägt (Tod durch Hepatargie). Daher ist auch die Prognose stets
dubiös, wenn bei Abklemmung und Ikterus später als vier Wochen
seit Bestehen des Ikterus operiert wird.

Cholagoge Mittel sind solche, welche die Peristaltik des
Gallengangssystems anregen. Bei Steinerkrankungen der Gallen-
blase und der Ductus hepatici ist mitunter eine erhöhte cholagoge
Wirkung von Nutzen.

Von gut choleretisch wirkenden Mitteln kommen in Frage
die Gallensäuren und Atophan, ferner vielleicht das Menthol.

Als Gallensäurepräparate seien genannt:

Degalol = Menthadioxycholansäure (Firma J. D. Riedel)
1 Röhrchen = 20 Tabletten zu 0,1 g. Preis 1,25 M.[1]),
ferner das ungiftigere Decholin (= Dehydrocholsäure) (Firma
J. D. Riedel) in Röhrchen von 20 Tabletten zu 0,25 g. Preis 2,75 M.
(Zur intravenösen Einspritzung, Schachtel mit 3 Ampullen 5 prozentiger Lösung. 3,50 M.)

Diese Präparate werden längere Zeit per os genommen und haben überall da ihr Anwendungsgebiet, wo es auf reichlichen Gallenfluß ankommt zur Reinigung des abführenden Systems, insbesondere noch aus dem Gesichtspunkte, weil die Gallensäuren durch die Galle wieder zur Ausscheidung kommen und damit die lösende Wirkung der Galle erhöhen. (Indikationsgebiet: Nachbehandlung nach Steinattacken, chronische Cholezystitis, Hepatikussteine usw.). Die Kontraindikation gegen die Anwendung der Gallensäuren liegt im cholämischen Komplex, d. h. da, wo schon durch Leberzellinsuffizienz oder mechanischen Ikterus die Gallensäuren im Blute bleiben.

Das Atophan wirkt stark choleretisch, kann auch zur Behandlung des Icterus catarrhalis herangezogen werden, und ferner stets dann, wenn der Versuch gemacht werden soll, durch erhöhte Vis a tergo des Gallendruckes ein Hindernis zu sprengen. Man kann also bei jedem mechanischen Ikterus den ein- oder zweimaligen Versuch einer Atophanwirkung auf die Cholerese machen, ebenso wie bei leichteren Ikterusfällen Atophaninjektionen krankheitsverkürzend wirken können. Man darf indessen bei Ikterus das Atophan nicht per os verabreichen, da es infolge fehlenden Gallenflusses und damit mangels der Abwesenheit von Gallensäuren im Harne nicht resorbiert werden kann.

Zur intramuskulären Injektion (mit Zusatz eines Anästhetikum) kommt das Atophannatrium als „Icterosan" (Chemische Fabrik auf Aktien, vorm. E. Schering) in den Handel. Ein Karton enthält 5 Ampullen.

Man injiziert den Inhalt einer Ampulle. Gegebenenfalls Wiederholung an mehreren Tagen. Intravenöse Injektion ist nicht notwendig. Auch bei Icterus neonatorum verkürzt die intramuskuläre Injektion von 0,1 Ikterosan die Dauer des Ikterus.

Neuerdings hat Reicher (Ther. d. Gegenw. 1925) das Ikterosan mit dem cholagogen Pituitrin bzw. Hypophysin kombiniert und mit dieser Kombination gute Erfolge in der Abtreibung von Gallensteinen erzielt.

---

[1]) Hier sind überall die Verkaufspreise eingesetzt.

Von einer stärkeren choleretischen Wirkung des Menthols sind wir nicht überzeugt; immerhin kann das Menthol in Anwendung gezogen werden.

Ol. Menth. pip. 0,5
Sacch. lactis 10,0
Div. in partes aeq. Nr. X, 3—4 × 1 Pulver am Tage.

Von cholagogen Mitteln steht an erster Stelle das Pituitrin bzw. Hypophysin, deren cholagoge Wirkung von Kalk und Schöndube entdeckt worden ist. Es wird überall dort zu einer Entleerung der Gallenblase unter dem Einflusse der Hypophysenpräparate kommen, wo nicht ein mechanischer Zystikus- bzw. Choledochusverschluß vorliegt. Man injiziere 1 ccm der Präparate subkutan. (Vgl. auch die Kombination von Ikterosan und Hypophysin als Mittel zur Abtreibung von Gallensteinen.) Eine cholagoge Wirkung kommt im natürlichen Ablauf der Verdauung der Nahrung als solcher, sodann aber auch den Fettsäuren zu, und schließlich vielen Abführmitteln; dazu gehören Kalomel, Podophyllin, Terpentinöl, ölsaures Na enthaltende Mittel, ferner die sog. gallentreibenden Tees.

Präparate:

Chologen, in drei Stärken, 30 Tabletten 1,05 M.[1]). Als Ersatzpräparat bei Cholezystitiden sei empfohlen:

Podophyllin 0,3
Extr. Hyoscyam. 0,3
Atropinbrommethylat 0,01
Extr. Rhei 3,0
Mass. pil. q. s. ut fiant pil. Nr. XXX.

S. In der ersten Woche 1, in der zweiten Woche 2, in der dritten Woche 3 Pillen, über den Tag verteilt, zu nehmen.

Cholelysin = 20proz. Lösung des Eunatrols. Siehe Eunatrol.

Eunatrol = Natrium oleinicum. Man gibt 3 × täglich 2 Pillen à 0,1 bis 0,25 g nach dem Essen, bei Cholelithiasis (Zimmer & Co.) 50 Pillen à 0,1 = 1,12 M.[1]).

Das Präparat läßt sich wohlfeiler ersetzen, indem man den Patienten morgens und nachmittags 6 Uhr 1 Eßlöffel Olivenöl trinken läßt. Um den öligen Geschmack zu dämpfen, kann man einige Tropfen Zitronensaft hinzufügen.

Dem letzteren Verfahren keineswegs überlegene Präparate sind:

Cholis = Gallensäure + Natr. olein. (Temmler-Werke Detmold) 30 Pillen = 1,75 M.[1]).

Das Agobilin 0,032 g Stront. chol.
0,032 g Stront. salic.
0,04 Phenolphthalein-diacetat (Gehe & Co., Dresden)
20 Pillen = 1,35 M.[1]).

---

[1]) Hier sind überall die Verkaufspreise eingesetzt.

Das Präparat enthält eine zu kleine Menge Cholsäure, um
choleretisch zu wirken; die cholagoge Wirkung ist gering.
Erwähnt seien noch die Präparate:

Ovogal = Gallensäuren-Eiweiß (J. D. Riedel) 50 Pillen à 0,5
= 3,50 M.[1]).

Bilival Ingelheim = Lezithin-Natriumcholat (Böhringer & Sohn)
25 Tabletten 1,15 M.[1]).

Die beiden letzteren an Wirksamkeit den stärker choleretisch
wirkenden Mitteln Degalol und Decholin nachstehend.

Schließlich sei noch hier auf eine Gruppe desinfizierender Mittel
hingewiesen. Da das Formaldehyd auch durch die Galle zur Ausscheidung gelangt, wird es möglich, durch formaldehydabspaltende
Mittel einen Einfluß auf infektiöse Prozesse in der Galle (Cholangi-
tiden und Cholezystitiden) auszuüben. Von solchen Präparaten seien
genannt:

Felamin. Tabletten bestehend aus Hexamethylentetramin + Gallus-
säure (Sandoz, Basel) 30 Stück 1,60 M.

Cylotropin (Schering). In Ampullen. Jede Ampulle enthält 2,0 g
Urotropin, 0,8 g Natr. salicyl. und 0,2 g Coffein. natrio-salicyl,
Zur intravenösen Injektion.

Schließlich sei auch das Choleval genannt:

Choleval = Kolloidales Silberpräparat mit 10 vH Silber und gallen-
saurem Natrium. Das Präparat muß intravenös injiziert werden.

Wo es auf eine Desinfektion der Gallenwege (z. B. bei der
fieberhaften Cholangitis) ankommt, werden wohl die intravenösen
Injektionen in erster Linie in Anwendung kommen, dazu genügt
aber im allgemeinen wohl die (tägliche) intravenöse Injektion von 5—10 ccm einer 40proz. Lösung von Hexamethylentetramin (nach Stanislaus Klein); man muß diese
Behandlung wochenlang durchführen. Wo die intravenöse Therapie
nicht durchführbar ist, kommt als Ersatz das Hexamethylentetramin
als Klysma (4 g auf 100 g Wasser) in Frage. Es ist auch die Therapie
mit salizylsaurem Hexamethylentetramin 3 × täglich empfohlen
worden (Umber), sowie die Therapie mit großen Salizyldosen (6—8 g
pro die) nach Bittorf, doch erscheint die Hexamethylentetramin-
therapie (am zweckmäßigsten in der Form des Cylotropins) die
empfehlenswerteste zu sein.

Zum Schluß führen wir noch einen Tee an, den Fröhlich und
Wasicky zum Versuche bei Gallenleiden vorgeschlagen haben:

Rp. Fol. Menth. pip.
Fol. Menth. crisp. āā 100,0
Rad. Ononid.
Rad. Gentian. āā 25,0
Cort. Frangul. 15,0

M. f. spec. D. S. 5·gehäufte Eßlöffel im Tage auf 5 Teetassen.
Die Kur ist bis zum vollständigen Verbrauch des Tees fort-
zusetzen.

In der Tat hat bei manchen Fällen chron. Cholezystitis der Tee
eine gute Wirkung.

---

[1]) Hier sind überall die Verkaufspreise eingesetzt.

Ferner betonen wir, daß die Verabreichung kleiner Magnesia-
dosen (alle Stunden) und häufige Mahlzeiten am Tage ein gutes und
billiges Mittel darstellen, um bei chronischen Cholezystitiden die
Gallenblasentätigkeit anzuregen.

2. Sparsame, sachgemäße Behandlung wurmkranker Kinder[1]).

Von Prof. Dr. H. Brüning, Rostock.

Die vorliegende Abhandlung soll sich mit der Abtreibung der
hierorts im Kindesalter hauptsächlich vorkommenden Eingeweidewürmer befassen. Ich konnte mich bei dieser Bearbeitung
der dankenswerten Mitwirkung von Herrn Oberapotheker Dr. Rapp,
München, Krankenhaus l. d. Isar, erfreuen, welcher sich auf meine
Bitte der Mühe unterzog, die neuesten Preise für die allgemein
üblichen Anthelminthikarezepturen, sowie namentlich für die
hauptsächlichsten, gerade auf diesem Gebiet so überaus zahlreichen Spezialitäten zu ermitteln und mir zugängig zu machen.

So soll denn im folgenden über die Behandlung der bei Kindern vorkommenden Helminthen, und zwar im wesentlichen über
die Abtreibung von Band-, Spul-, Spring- und Peit-
schenwürmern (Tänien, Askariden, Oxyuren, Tricho-
zephalen) dem Praktiker alles dasjenige mitgeteilt werden, was
zu einer möglichst billigen, aber doch erfolgreichen Kur notwendig
ist. Im Anschluß daran soll endlich eine alphabetische Zusammenstellung der wichtigsten wurmwidrigen Mittel und der hierzu erforderlichen sonstigen Medikamente aufgeführt werden.

I. Bandwurmkur.

Die Kur gegen Tänien zerfällt am besten in eine Vorbereitungskur und in die eigentliche Abtreibungskur. Zur
ersteren gehört Einschränkung der Nahrungszufuhr durch knapp
bemessene Mahlzeiten oder besser noch durch Darreichung von
flüssig-breiiger Kost in geringen Mengen am Tage vor der Kur.
Ältere Kinder erhalten zweckmäßig am Vorabend ein Gericht
Heringsalat oder Salzhering mit Zwiebel. Im Laufe des Vortages
ist durch ein Abführmittel für Entlastung des Darmes zu sorgen
und hierzu ein Laxans zu benutzen, von denen die meisten im
Handverkauf zu haben und als solche in deutscher Schrift zu verordnen sind. Als billigstes und durchaus brauchbares Abführmittel
dient Brustpulver (Pulv. Liquirit comp.), von welchem 30 g in
Papiersack 0,15 M., in Schachtel 0,35 M. kosten. Ebenso brauch-

---

[1]) Mit Abänderungen abgedruckt aus Med. Klinik 1925, Nr. 4.

bar ist Kinderpulver (Pulv. Magnes. c. Rheo), wenn auch etwas
teurer (30 g in Papiersack 0,30 M., in Schachtel 0,50 M.), sowie
das Rizinusöl, von welchem 50 g 0,40 M. im Handverkauf kosten.
Will man statt der beiden pulverförmigen Laxantien etwa ein
Sennainfus verabreichen, so muß dasselbe ordnungsmäßig aus
der Apotheke verschrieben werden und kostet als Infus. Sennae
composit. 100,0 = M. 1,15. Ebenso teuer sind die für die Kinder-
praxis sonst sehr zu empfehlenden Isticinbonbons, von denen man
eine Originalschachtel mit 10 Stück zu M. 1,10 im Handverkauf
erhält und je nach dem Alter $^1/_2$ — 1 Stück langsam im Munde
des Kindes zergehen läßt. Den vorhin erwähnten billigeren Abführmitteln im Preise ungefähr gleich stehen dagegen die Isticintabletten à 0,15, von denen man 1 Originalröhrchen zu 10 Stück
für 0,50 M. im Handverkauf erhält.

Hat man in der geschilderten Weise den Darminhalt des
wurmkranken Kindes im wesentlichen entleert, so folgt die eigentliche Abtreibung der Tänie, die übrigens, was hier eingeschaltet
werden möge, keineswegs immer prompt vonstatten geht, so daß
man nicht so ganz selten gezwungen ist, die Bandwurmkur nach
einiger Zeit, und zwar im allgemeinen nicht vor Ablauf von 6 Wochen, zu wiederholen. Als durchaus wirksames Bandwurmmittel
für Kinder erfreut sich besonders die Farnwurzel allgemeiner
Beliebtheit; neben dieser Droge sind u. a., wenn auch seltener,
Koso und Kamala im Gebrauch. Diese 3 Antitaeniaca müssen
aus der Apotheke bezogen werden, und zwar zweckmäßig in Form
einer Latwerge. Als bewährte Darreichungsform, deren Preis
auch minderbemittelten Eltern erschwinglich sein dürfte, verdienen die nachstehenden aufgeführt zu werden:

    I. Rp. Extract. Filic. aeth. recenter parat. 3,0 (— 5,0)
         Pulp. Tamarindor. 25,0
         S. nach Vorschrift . . . . 0,80 (— 0,90) M.
   II. Rp. Flor. Koso 3,0 (— 5,0)
         Electuar. e Senna 10,0
         S. nach Vorschrift . . . . 0,70 (— 0,75) M.
  III. Rp. Kamala 1,0 (— 3,0)
         Mel. depurat. 10,0
         S. nach Vorschrift . . . . 0,75 (— 0,85) M.

Die Dosierung hat, je nach dem Alter der Kinder, in den
hier angegebenen Grenzen zu erfolgen. Die Darreichung der
Wurmmittel geschieht, um möglichst sicheren Erfolg der Kur zu
gewährleisten, morgens nüchtern, indem das Mittel in zwei gleichen Portionen mit $^1/_4$—$^1/_2$ stündiger Zwischenpause genommen
wird. Unter allen Umständen rate ich, für die Kur von der Vor-
bereitungsprozedur an Bettruhe innehalten zu lassen, und zwar

so lange, bis die Entleerung der Tänie erfolgt ist, bzw., falls der Kopf nicht gefunden werden sollte, weiteres Abwarten zwecklos erscheinen muß. Zwei Stunden nach Einverleibung der zweiten Bandwurmmittelportion erhält das Kind ein ordentliches Laxans aus der vorhin mitgeteilten Auswahl, damit die Kur möglichst bei Tage zu Ende geführt werden kann. Sollte der Bandwurm teilweise aus dem After heraushängend, nicht von selbst weiter abwärts treten, so empfiehlt es sich, vorsichtig durch einen lauwarmen Einlauf mit Wasser dessen Ausstoßung zu unterstützen, eine Maßnahme, die keinerlei Unkosten verursacht.

Kostspieliger muß naturgemäß eine solche Kur sich gestalten unter Verwendung eines der zahlreichen Bandwurmspezialitätenmittel, auf welche nunmehr kurz einzugehen sein wird. Verhältnismäßig wohlfeil sind noch die Gelodurat-Bandwurmkapseln der Vereinigten Gelatine-Kapsel-Fabrik, Berlin mit Extract. Filicis und Jalappe zu 0,95 M., während das Funcksche Bandwurmmittel (Kapseln!), sowie das Filmaronöl der Firma Böhringer-Mannheim mit dem wirksamen Prinzip des Farnwurzelextraktes + Ol. Ricini 1,60 M. kosten. Der Preis des letztgenannten Mittels ist derjenige für 10 g, wobei zu berücksichtigen ist, daß im allgemeinen bei Kindern nur $^1/_3$—$^1/_2$ des Fläschchens für die Bandwurmkur erforderlich sind, so daß in Wirklichkeit deren Unkosten nicht höher sind als bei den einfachen Rezepten. Doch wird man mit diesem Umstande nur selten rechnen dürfen und höchstens in klinischen bzw. poliklinischen Betrieben die Möglichkeit haben, den Rest für eine weitere Kur verwenden zu können. Noch teurer als die bisher erwähnten Bandwurmspezialitäten sind dann Bareg I, aus Tees und Pulvern bestehend (1,75 M.), sowie die auch insbesondere für Kinder brauchbaren Helfenberger Bandwurmmittel, sei es in Form der Kapselpackung mit Extr. Fil. mar. und Ol. Ricini (2,65 M.) oder in Gestalt des Tritol III, einer Kombination von Extr. Filic. + Extr. Malti + Ol. Ricini (2,65 M.), sowie endlich das Jungclausensche Cucumarin, welches, aus Kürbiskernen gewonnen, mir persönlich in einer Reihe von Fällen prompte Dienste geleistet hat (2,95 M.). Die Darreichung aller dieser Präparate erfolgt zweckmäßig nach der eingangs skizzierten Vorbereitungskur genau nach der den Pakkungen beigefügten gedruckten Anweisung, so daß hier auf Einzelheiten nicht eingegangen werden soll. Ebensowenig ist hier der Ort, alle sonst noch in der kinderärztlichen Praxis gelegentlich angewandten Antitaeniaca zu erwähnen, zumal dieselben vor den genannten kaum irgendwelche Vorzüge aufzuweisen vermögen.

So läßt sich nach dem Gesagten eine Bandwurmkur bei Kindern erfolgreich durchführen mit einem Kostenaufwand von rund 1 M., wenn man die eingangs erwähnten einfachen Rezepte (Extract. Fil., Koso, Kamala) und als billigstes Abführmittel Brustpulver benutzt. Als nächstliegendes Ersatzpräparat würde, da das Einnehmen von Kapseln bei jüngeren Kindern ausgeschlossen ist und auch bei älteren gelegentlich auf große Schwierigkeiten stößt, das Filmaronöl zu empfehlen sein, dessen Preis, falls sich die Möglichkeit bieten sollte, den Rest anderweitig zu verwerten, für das Originalfläschchen mit 10 g ebenso niedrig ist als bei den apothekenmäßig bezogenen Bandwurmmitteln. Die übrigen Antitaeniaca sind teurer und kommen nur in besonderen Fällen in Frage.

II. Spulwurmkur.

Die Abtreibung der regenwurmartigen Spulwürmer (Ascaris lumbricoides) ist auch bei Kindern meist eine leichte und dankbare Aufgabe, bei welcher ebenfalls knappe Ernährung am Vortage und Darreichung eines Laxans in der oben beschriebenen Weise ratsam erscheint. Von den in der Praxis üblichen Mitteln erfreut sich nach wie vor mit Recht das Santonin allgemeiner Beliebtheit. Dieses Präparat wird in Form der Tabletten (Pastillen) oder zusammen mit Ol. Ricini gegeben, und zwar in nachstehenden Verordnungen:

Rp. Tabl. Santonini à 0,025	Rp. Santonini 0,1 (−02)
D. Nr. XII.	Ol. Ricini 30,0.
S. täglich 3 Tabl. z. g.	DS. 3 × täglich 1 Teel. v. z. g.
(M. 2,80!)	(1,40 (−1,95) M.)

Leider ist aber der Preis des Santonins, dessen Darreichung gelegentlich zu Intoxikationen geführt hat, zur Zeit noch ein so erheblicher, daß seine Verordnung nicht selten unangebracht erscheint. Als Ersatzmittel kommt vor allem das amerikanische Wurmsamenöl in Betracht, welches, ebenfalls nicht ganz harmlos, bereits eine Reihe von tödlichen Vergiftungsfällen bei Kindern und Erwachsenen im Gefolge gehabt hat und neuerdings nur noch auf ärztliche Verordnung hin durch die Apotheken abgegeben werden darf. Dieses Präparat, Ol. Chenopodii anthelminthici, stellt ein aus Chenopodium ambrosioides gewonnenes ätherisches Öl von gelblicher Farbe, stechendem Geruch und kratzigem Geschmack dar und wird am zweckmäßigsten in Tropfenform oder auch in Gelatinekapseln bzw. in einer der zahlreichen aus ihm dargestellten Emulsionen verabreicht. Für die Verabreichung in Tropfen habe ich persönlich stets eine zweimalige Dosis vorgeschlagen, und zwar in der Weise, daß am Kurtage früh um 7 Uhr ein kleines Frühstück, und dann um 8 und 9 Uhr je so viele Tropfen in Milch dem Kinde einverleibt werden, als es Jahre alt war, jedoch mit der Einschränkung, daß die Einzeldosis 10 Tropfen nicht überschreiten dürfe. Da aber erst vor wenigen Wochen von autoritativer Seite[1]) empfohlen wurde, die Kur mit einer einmaligen Dosis des Wurmsamenöles zu erledigen, habe ich vor Ablieferung dieser Niederschrift einige einschlägige Versuche vorgenommen und mich von der Brauchbarkeit der Methode überzeugt. Ich schlage demnach vor, das von Straub mitgeteilte, der amerikanischen Ankylostomentherapie entlehnte Rezept für die Abtreibung der Spulwürmer bei Kindern zu übernehmen und die Zahl der für die einzelnen Altersstufen benötigten Tropfen nach folgender Tabelle zu berechnen: Ol. Chenopodii anthelminthici:

4 Jahre	=	3 Tropfen	10 Jahre	=	9 Tropfen
6 „	=	$4^1/_2$ „	12 „	=	10 „
8 „	=	6 „	13—14 „	=	12 „

(15—24 Jahre = 15—24 Tropfen).

Die Frage ist nun die: wie soll man die Verordnung des Wurmsamenöles in der angedeuteten Weise möglichst preiswert treffen? Straub schlägt vor, die benötigten Tropfen frisch aus der Apotheke in einer einzigen Kapsel zu beziehen, ein Verfahren, welches für ältere Kinder gangbar erscheint. Für jüngere Kinder jedoch kommt diese Art der Darreichung wohl kaum in Betracht, sondern es dürfte am besten sein, eine von mir in den letzten Versuchsfällen angewandte Methode zu benutzen, welche darauf hinausläuft, die für den Einzelfall erforderliche Tropfenzahl des amerikanischen Wurmsamenöles mit 2—5 g Ol. Olivar., Ol. Sesami, Ol. Arachidis oder dergleichen zusammen zu verordnen und dann diese Gesamtmenge auf einmal einnehmen zu lassen. Die entsprechenden Verordnungen, deren Preis sich in der für die einfachen Bandwurmkuren angegebenen Höhe bewegt und darum auch für weniger Begüterte zu erschwingen ist, würden dann folgendermaßen lauten:

Rp. Ol. Chenopodii anthelminthici gtt. V (—X)
    Ol. Olivar. 2,0
    D. tal. dos. Nr. I.
  S. nach Vorschrift z. n.   0,45 M.

Rp. Ol. Chenopodii anthelminthici gtt. V (—X)
    in Caps. gelatinos.
    D. tal. dos. Nr. I.
  S. nach Vorschrift z. g.   0,80 M.

---

[1]) Straub, Klin. Wochenschr. 1924, Nr. 44.

Man gibt diese einmalige Gabe nach knapper Ernährung und Laxans am Vortage (s. oben) nüchtern morgens um 8 Uhr und läßt einige Schluck warme Milch oder Kaffee hinterher trinken. Genau zwei Stunden später, also um 10 Uhr, erhält der Wurmkranke eine reichliche Dosis Abführmittel, und zwar Brust- oder Kinderpulver in der ebenfalls weiter oben mitgeteilten Dosierung. Zweckdienlicher noch erscheint es, als Abführmittel Bittersalz (Magnes. sulfuric.) auch bei Kindern zu verabreichen, wie es für die Ankylostomabekämpfung von den Amerikanern empfohlen wird. Wir gaben dasselbe je nach dem Alter der Kinder in Dosen von 1—2 Teelöffel in Wasser und hatten keinerlei Schwierigkeiten bei der Einverleibung des Medikamentes, dessen Preis für 30 g im Handverkauf nur 0,10 M. beträgt. Sollte bis um 1 Uhr mittags keine Stuhlentleerung erfolgt sein, wird nochmals eine Dosis Laxans in gleicher oder halber Menge verabreicht, um die durch das Wurmsamenöl eingeschläferten Spulwürmer aus dem Darm herauszuschaffen. Falls wider Erwarten das Wurmmittel erbrochen und dadurch der Erfolg der Kur in Frage gestellt wird, darf eine Wiederholung erst zwei Tage später erfolgen. Sollte dagegen bei ordnungsmäßiger Durchführung der Kur ein Abgang von Spulwürmern nicht eintreten, so käme eine erneute Kur nicht vor Ablauf von 4—6 Wochen in Betracht, um jede Möglichkeit der Intoxikation zu vermeiden. Für ältere Schulkinder, denen das Schlucken von Kapseln keine Schwierigkeiten macht, kommen in Betracht die Geloduratkapseln mit je 6 bzw. 10 Tropfen Ol. Chenopodii (eine Schachtel 0,70—0,90 M.). Unter den Wurmsamenölemulsionen verdienen genannt zu werden das Wermolin (eine Originalflasche 2,20 M.), sowie Apotheker Herrmanns Wurmemulsion (0,60 M.), welche tee- bis kinder-löffelweise, je nach dem Alter der Kinder, verabreicht und zweckmäßig durch ein promptes Laxans ergänzt werden müssen. Das Oxural der Dr. R. und O. Weilschen chemischen Fabrik in Frankfurt a. M., welches als Emulsion in Originalfläschchen 5,05 M. kostet, dürfte wohl nur für wirklich Wohlhabende als Spulwurmmittel in Frage kommen, zumal es den billigeren Präparaten an Wirksamkeit nicht überlegen ist. Dagegen verdienen einige andere Wurmspezialitäten noch der Beachtung, deren Preis sich gegenüber den Santonin- und Wurmsamenölpräparaten in mäßigen Grenzen hält. Hierher gehören das Cikasan I von Apotheker Wicke, Reinbeck in Holstein, welches aus wurmtreibendem und abführendem Tee und verschiedenen Pulvern, wie Cina, Naphthalin, Kamala u. a. besteht (1,50 M.), sowie das Helminal der Firma Merck, Darmstadt. Das Helminal enthält das Trockenextrakt der zur Familie der Rhodomelaceen

gehörigen Algenart Digenea und kommt als Tabletten (Originalschachtel mit 20 Stück = 1,40 M.), sowie für Kleinkinder als
Helminal-Streukügelchen (1 Originaldose = 1,75 M.) in den
Handel; seine Verabreichung soll nach aufgedruckter Verordnung
erfolgen. Auf weitere eventuell noch hierhergehörige Antiaskari-
diaka einzugehen, erübrigt sich, obwohl noch eine ganze Reihe
anderer und zwar in verschiedener Häufigkeit, je nach den gemachten Erfahrungen, von den Ärzten in der Praxis angewandt
werden.

Eine erfolgreiche und doch billige Kur gegen Spulwürmer bei
Kindern läßt sich nach dem Gesagten mit Hilfe des außerordentlich brauchbaren, genau zu dosierenden und in einer frisch berei-
teten einmaligen Dosis zu verabreichenden amerikanischen Wurmsamenöles (Ol. Chenopodii anthelminthici) in Tropfenform durchführen, wenn man rechtzeitig eine genügende Menge Abführmittel
hinterhergibt. Die Unkosten einer solchen Kur betragen 0,65
bis 1,00 M. Die Verwendung von Spezialitäten aus Ol. Chenopodii allein oder mit Zusätzen anderer Anthelminthika (Santonin
u. ä.) läßt sich vermeiden, zumal diese Präparate durchweg nicht
unerheblich teurer sind, ohne dabei eine promptere Wirksamkeit
zu gewährleisten.

III. Spring-(Maden-)wurmkur.

Die Abtreibung dieser kleinen, quälenden Parasiten gehört
erfahrungsgemäß zu den undankbarsten Aufgaben ärztlicher Therapie und gerade diesem Umstande ist es wohl auch zuzuschreiben,
wenn eine große und immer noch wachsende Zahl von angeblich
brauchbaren Mitteln angepriesen und angewandt wird. Der Le-
bens- und Entwicklungsgang des Oxyuris trichiuris bringt es
mit sich, daß seine Abtreibung am zweckmäßigsten von drei
Seiten aus in Angriff genommen wird. Erstens kommt es darauf
an, die in den oberen Darmabschnitten befindlichen Exemplare
weiter abwärts zu befördern, zweitens die in den unteren Dick-
darmgegenden lebenden Tiere hinauszubringen und drittens die
Reinfektion, welche u. a. durch Übertragen der Eier aus der Aftergegend per os erfolgt, zu verhindern. Was zunächst den letztgenannten Punkt anlangt, so ist peinlichste Sauberkeit im weitesten Sinne unbedingt geboten. Kurzhalten der Nägel, Vermeiden
des Kratzens am After, Tragen einer Hemd- oder Badehose während der Nacht, Waschung der Aftergegend nach jeder Defäkation
und Händewaschen unter fließendem Wasser vor jeder Mahlzeit,
fleißiges Wechseln von Leib- und Bettwäsche und nicht zuletzt,

was meist nicht beachtet wird, entsprechendes Verhalten auch
bei Eltern und Geschwistern oder sonstigen Hausgenossen (Kinder-
fräulein u. ä.), weil die Erfahrung lehrt, daß vielfach mehr oder
weniger sämtliche Familienmitglieder an Oxyuriasis leiden und die
Kur natürlich unvollkommen bleiben muß, wenn nur eines der
Kinder der Behandlung unterworfen wird. Zu Waschungen der
Aftergegend genügt laues Seifenwasser; man kann aber auch essigsaure Tonerdelösung (1 Teelöffel auf $^1/_4$ l Wasser) oder Lysolwasser
0,5 vH benutzen, indem man 30—40 Tropfen Lysol auf $^1/_2$ l
laues Wasser gibt.

Zur Entfernung bzw. Abtötung der in den untersten Dick-
darmpartien lebenden Springwürmer hat man außer Darmspü-
lungen auch Zäpfchen verschiedenster Art empfohlen. Wenn es
sich darum handelt, die Oxyurenkur möglichst billig durchzuführen, so nimmt man zu den Spülungen einfaches kaltes Wasser,
weil dies bereits genügt, um die gegen Kälte außerordentlich empfindlichen Würmer unbeweglich und steif zu machen bzw. auch
direkt abzutöten. Man kann zweckmäßig diesem Spülwasser auch
essigsaure Tonerde oder Essig zusetzen, die man im Handverkauf
bezogen hat (100 g essigsaure Tonerde, von der pro $^1/_4$ l Spül-
flüssigkeit 1 Teelöffel verwandt werden soll = 0,25 M. und 500 g
Essig, von welchem pro $^1/_2$ l Spülwasser 3—5 Eßlöffel zuzusetzen
sind, = 0,80 M.).

Will man kostspieligere fertige Präparate hierzu benutzen,
so kommen u. a. Nastogen pro Klysma der Firma E. Tosse & Co.,
Hamburg (Bitterstoff der Quassia-Droge, 1 Eßlöffel auf $^1/_2$ l Wasser, 100 g = 0,70 M.) oder Garlicoll der Markt-Apotheke in
Güstrow (Knoblauchextrakt, 1 Originalflasche = 1,50 M.) hierfür
in Betracht. Sodann empfiehlt es sich nach erfolgter Darment-
leerung und Säuberung der After- und Genitalgegend die erstere,
namentlich auch für die Nacht, mit einer wurmtötenden Salbe
einzufetten, um die erfahrungsgemäß gerade in der Bettwärme
aus dem Darm zur Eierablage austretenden Würmer abzufangen.
Hierzu dient bei älteren, weniger hautempfindlichen Kindern die
graue Salbe (Ungt. ciner.) oder bei jüngeren und zarteren Individuen die weiße Präzipitatsalbe, deren Preis nicht allzu hoch ist
und auch für die einfacheren Volkskreise zu erschwingen ist. Beide
Salben müssen auf Rezept aus der Apotheke bezogen werden, und
zwar etwa in nachfolgender Verordnung:

Rp. Ungt. Hydrarg. ciner. 20,0 S. Aftersalbe . . . . 0,70 M.

Ungt. Hydrarg. praec. alb. 5 vH 20,0 als Aftersalbe 0,30 M.
(Handverkauf in den Apotheken).

Will man statt der eben aufgeführten einfachen **Analsalben**
eine der als Ersatz angegebenen Spezialitäten in Anwendung
bringen, so wird deren Beschaffung etwas kostspieliger, ohne daß
der Erfolg jedoch ein sicherer werden müßte. Es verdienen genannt
zu werden:

> Mollent. Naftogen (Tosse) 1 Tube = 0,90 M., sowie
> Ungt. contra Oxyures „Leo“ und Vermiculin (Ungt. Chinin.
> camphorat. comp.) je 1 Tube = 1,35 M.

Will man ferner **Analzäpfchen** einführen, so verordnet man
zweckmäßig eines der fabrikmäßig hergestellten Präparate, deren
Preis allerdings relativ hoch ist. Hierher gehören u. a. als nicht
allzu kostspielig:

> Neben den Wurmzäpfchen „Kathorius“ das Wurmserol (Alsol,
> Chinosol, Novokain) 1 Tube 1,15 M. (mit Afterrohr 1,60 M.).

Für alle diese Präparate gelten die den Packungen beigefügten
Verordnungen, deren genaueste Befolgung im Interesse der wurmkranken Kinder dringend gefordert werden muß. Dies ist namentlich für das Wurmserol zu beachten, ein Mittel, welches mittels
eines der Tube aufgesetzten Afterrohres ein- bis zweimal täglich
in den Darm eingeführt werden soll.

Um innerlich die Oxyuren zu vertreiben, verordnet man eins
der gebräuchlichsten Präparate, als welche das unter Spulwurmkur
aufgeführte teure Santonin (in derselben Dosierung und Darreichung), ferner Naphthalin und Thymol, sowie eine große Zahl von
Spezialitäten zu nennen sind. Für erstere gelten folgende Rezepte:

Rp. Naphthalin. pur. 0,1—0,3	Rp. Thymol. 0,1—0,3
Sach. lact. 0,3	Sach. lact. 0,3
f. p. D. tal. Dos. Nr. XII.	f. p. D. tal. Dos. Nr. XII.
S. 3 × tägl. 1 Pulv. z. n.	S. 3 × tägl. 1 Pulv. z. g.
(0,80 M.).	(0,95—1,30 M.).

Von den fabrikmäßig hergestellten Präparaten seien genannt
außer den auf S. 57 erwähnten Ol. Chenopodii-Kompositionen
und dem Helminal, die weiter unten genauer angegebenen Spezialitäten, deren Preis, wie die Tabelle ergibt, nicht unbeträcht-
lichen Schwankungen unterliegt.

Als relativ billig aus dieser Zusammenstellung sind zu bezeichnen die Cupronat-, Naftogen- und Vermolenicettabletten.
Von Cupronat- und Vermolenicet dürfte eine Schachtel genügen,
während von den beiden übrigen 2—3 zu einer regelrechten Kur
erforderlich sind, die im allgemeinen aus mehreren mehrtägigen,
durch längere Zwischenpause getrennten Einzelkuren zu bestehen
hat, wenn sie wirklich erfolgreich sein soll. Einzelne Fabriken,
wie z. B. die chemische Fabrik Goedicke (Gelonida Alum. subacet.)

und die Troponwerke (Cupronat) haben hierzu ausführliche rezept-
artige Anweisungen herauszugeben, welche vom Arzt oder Apotheker bei Entnahme des betreffenden Mittels den Patienten aus-
gehändigt werden.

Die Kompliziertheit der Oxyurentherapie hat es mit sich
gebracht, daß auch, der Dreiteilung der Kur entsprechend, fertige
Kurpackungen mit intern zu nehmendem Vermifugum, Analtablet-
ten und Analsalbe im Handel sind. Auch diesen Präparaten ist
naturgemäß eine genaue innezuhaltende Gebrauchsanweisung
beigelegt. Von derartigen Kurpackungen seien als brauchbar und
nicht zu teuer genannt, namentlich wenn man sie in Rollensparpackung verordnet: Oxymors (für Kinder) 1 Kurpackung 1,75 M.,
1 Rollensparpackung für Kinder 24 Tabletten à 0,5 mit Analsalbe
0,80 M.

So ist nach den bisherigen Auseinandersetzungen die Abtreibung der Springwürmer durch relativ sparsame Verordnung
durchaus möglich. Man wird aber gut tun, jede Kur möglichst
exakt durchzuführen und nicht nur ein einseitig wirkendes Mittel
in Anwendung zu bringen, sondern gleich von vornherein auf den
oben angedeuteten drei Wegen die Kur in Angriff zu nehmen.
Tut man dies, so hat man auch bei Verordnung der billigsten
Mittel immerhin mit einer einmaligen Ausgabe von 1—2 M. zu
rechnen, ohne allerdings auch dann die absolute Gewißheit zu
bekommen, daß die Kur erfolgreich sein wird. Neuerdings behauptet Koch, in seinem „Oxylax" ein bei richtiger Durchführung der Kur absolut sicheres Mittel gegen Oxyuren gefunden zu haben. Das Prinzip seiner Behandlungsweise besteht
neben den bisher geübten Sauberkeitsmaßregeln in der Erzeugung durchfälliger Stühle für zirka drei Wochen, um die
jungen Larven zu verhindern, sich im Darm festzusetzen. Oxylax,
bestehend aus Jalappe und Dihydroxy-phthalophenon, wird von
dem Oxylax-Laboratorium Halle a. S., Kleinschmieden 6, in den
Handel gebracht. Zu einer Kur sind 2—3 Packungen zu 1,75 bis
2,10 M. erforderlich. Ob die Kur nicht auch mit einfachen Abführmitteln durchgeführt werden kann, muß die Beobachtung
am Krankenbette ergeben. Jedenfalls würden dann die Kosten
der Behandlung auf ein Minimum zurückgehen.

Für die Peitschenwürmer (Trichocephalus dispar),
sowie für die Ankylostomen würden vor allem die für die
Oxyuren und Askariden erwähnten Vermifuga therapeutisch in
Anwendung zu bringen sein. Ob und inwiefern der gerade für den
letztgenannten Darmschmarotzer in Amerika viel gebrauchte
Tetrachlorkohlenstoff vor den eben angedeuteten den Vor-

zug verdient, bedarf noch der genaueren Nachprüfung. Ich selbst habe mich in einer Reihe von vorsichtigen Versuchen mit dem auch nach Straubs Auffassung keineswegs harmlosen Mittel, dessen Preis weiter unten angegeben ist, von der Überlegenheit des Carboneum tetrachloratum nicht überzeugen können.

Zusammenstellung der wichtigsten Wurmmittel für Kinder.

(Nach Herrn Ober-Apotheker Dr. Rapp, München.)
(Preise gültig Sommer 1925.)

I. Bandwurmmittel für Kinder.
A. Einfache: auf Rezept!

Extract. Filic. mar. aeth. rec. parat. 3,0—5,0. Pulp. Tamarind. 25,0	M. 0,80—0,90
Flores Koso 3,0—5,0. Electuar. e Senna 10,0	„ 0,70—0,75
Kamala 1,0—3,0. Mel. depurat. 10,0	„ 0,75—0,85

B. Spezialitäten:

Bandwurmmittel „Funck" (Apotheker Ernst Funck, Dresden-Radebeul) Filicinpräparat; kleine Kapseln für Kinder	M. 1,50
Bareg I (Apotheker H. Wicke, Reinbeck i. Holstein) für Kinder, 2 Tees und 3 Pulver (Farnwurzel und Kamala)	1,75
Cucumarin (Apotheker Jungclausen, Hamburg), aus Kürbiskernen hergestellter dicker Extrakt	2,90
Filmaronöl (C. F. Böhringer, Mannheim-Waldhof), wirksames Prinzip des Farnwurzelextraktes + Ol. Ricini 10 g	1,60
Gelodurat-Bandwurmmittel (für Kinder), Kapseln (Verein. Gelatine-Kaps. Fabr. Berlin NW 87); Extr. Fil. u. Jalappe	0,95
Helfenberger Bandwurmmittel (Chem. Fabr. Helfenberg b. Dresden), Kapseln; Extract. Fil. und Ol. Ricini 1 Packung 2,65 M., für Erwachsene	3,15
Tritol III (Chem. Fabr. Helfenberg i. S.) Extr. Fil. + Extr. Malti + Ol. Ricini Nr. III 2,65 M., Nr. II 2,80 M., Nr. I	3,00

II. Spulwurmmittel für Kinder.
A. Einfache: auf Rezept.

Santonintabletten à 0,025 Nr. XII	2,80
Santonin 0,1—0,2. Ol. Ricini 30,0	1,40—1,95
Ol. Chenopodii anthelminthici gtt. V—X. Ol. Olivar. 2,0.	Dos. I 0,45
Ol. Chenopodii anthelminthici gtt. V—X in Caps. gelatinosa.	Dos. I 0,80

B. Spezialitäten:

Chenoposan-Kapseln	1 Packung 0,90
Cikasan I	1,50
Gelodurat-Wurmperlen mit 6 bzw. 10 gtt. Ol. Chenopodii	0,70—0,90

M.

		M.
Helminaltabletten	20 Stück 1,50 M., Streukügelchen	1,75
Herrmanns Wurmemulsion	1 Originalfläschchen	0,60
Oxural (Emulsion)	1 Originalfläschchen	5,05
Vialonga-Wurmperlen	1 Kinderpackung	1,40
Wermolin	1 Originalfläschchen	2,20

III. Spring-(Maden-)wurmmittel für Kinder.

(s. auch unter Spulwurmmitteln!)

A. Einfache:

Naphthalin pur. 0,1—0,3. Sach. lact. 0,3. Nr. XII   0,80
Thymol 0,1—0,3. Sach. lact. 0,3. Nr. XII   0,95—1,30
Carbonei tetrachlorati 6,0. Aqu. dest. 30,0.
                              Schüttelmixtur, teelöffelweise 0,45

B. Spezialitäten:

Antiwurm (Löwen-Apotheke, Dresden) (Granat., Chin.,
    Ricinus)   1 Karton   1,30
Ascaridintabletten Nr. I (Chem. Fabr. Dr. Stadler & Keßler,
    Pforzheim) (Santonin 0,02 und Phenolphthalein 0,03,
    Kakao, Zucker)   1 Packung mit 10 Stück   1,55
Butolantabletten (Bayer & Co., Elberfeld) (Carbaminsäure-
    ester des Oxydiphenylmethans)
            1 Originalröhrchen mit 20 Tabletten à 0,5   2,50
Cupronattabletten (Troponwerke, Mülheim a. Rhein)
    (à 0,0015 Kupfer)   1 Röhrchen mit 20 Tabletten à 1,0   1,00
Gelonida Aluminii subacet. Nr. I (Goedicke & Co., Chem.
    Fabr., Berlin N 4) 1 Originalschachtel mit 20 Tabletten à 0,5   1,25
Mediverm D.R.P. (Chem. Fabr. „Medicon" G.m.b.H., Wies-
    baden) (Tabletten; Tanacet., Frangula)   1 Packung   0,55
Naftogendragetten (E. Tosse & Co., Hamburg) (Naphtha-
    lin, Essigsäure)   1 Röhrchen mit 30 Stück   1,05
Oxymors D.R.P. (Chem. Werke A.G., Rudolstadt) fertige Kur-
    packung mit a) Tabletten (Alum., Essigsäure, Benzoesäure)
    6 × 8 Stück à 0,5, b) Analtabletten (Alum., dazu Alum.
    lact.) 6 Stück, c) Analsalbe (p-Dichlorbenzol)   M.
            1 Tube 1,75 M., für Kassen   1,25
        Rollensparpackung für Kinder mit 24 Tabletten à 0,5   0,50
Santoperonintabletten (Orbis-Werke, Braunschweig)
    (Benzolderivat + Kupferoxyd)
            1 Packung für Kinder mit 20 Stück à 0,01   0,55
Tabl. contra Oxyures „Leo" (Chem. Labor. Leo, Dresden-
    Neustadt) (Granat., 0,02 Santonin, Extr. Rhei) 1 Schachtel   1,35
Tiamontabletten (Temmler-Werke, Detmold) (Kamala,
    Koso, Tanacet.)   1 Originalglas mit 20 Tabletten   0,90
Ugalumintabletten (Merz & Co., Frankfurt a. M.) (Alum.
    acet. basic., Kal. oxychinol., Phenolphthal. 0,025)
            1 Originalröhrchen mit 18 Tabletten   0,75
Vermifugentabletten (Gehe & Co., A.-G., Dresden-Neust.)
    (Naphthalin)   1 Packung für Kinder   0,90

Vermo-Lenicet-Tabletten (Dr. R. Reiß, Berlin NW 87)   M.
    (Lenicet, Thymol, Salol, Phenolphthalein, Jalappe)
                    1 Originalschachtel mit 50 Stück   1,25
Wurmpralinen „Kanoldt" (Apotheker C. Kanoldt's Nachf.
    Mannheim) (Cina, Santonin).
            1 Originalschachtel mit 6 Stück ohne Santonin   0,75
            1 Originalschachtel mit 6 Stück + 0,01   Santonin   0,85
            1 Originalschachtel mit 6 Stück + 0,025 Santonin   1,35

Für Wurmkuren im Kindesalter zu benutzende Abführmittel.
                    A. Im Handverkauf: M.
Bittersalz 30,0   in Papiersack   0,10
Brustpulver 30,0   in Papiersack 0,15 M., in Schachtel   0,35
Kinderpulver 30,0   in Papiersack 0,30 M., in Schachtel   0,50
Rizinusöl 50,0   0,40
Isticintabletten   1 Röhrchen zu 10 Stück à 0,15   0,50
Isticinbonbons   1 Originalschachtel mit 10 Stück   1,10

                    B. Als Rezeptur:
Infus. Sennae composit. 100,0   1,15
Calomel 0,01 — 0,03 Sach. lact. 0,3 Nr. XII   0,85

Zu Darmspülungen bei kindlichen Wurmkuren.
                    A. Im Handverkauf: M.
Essigsaure Tonerde 100,0   0,25
Essig 500,0   0,80
                    B. Als Rezept:
Lysol 0,5 vH, 500,0   0,25
Garlicoll   1 Originalflasche   1,50
        Ferner im Handverkauf für Kassenpatienten:
Lysol oder Liqu. Cresol. saponat. 50,0   0,55 — 0,60

Analsalben und Analzäpfchen u. a.
                    A. Einfache: auf Rezept!   M.
Ungt. ciner. 20,0   0,70
Ungt. Hydrarg. praec. alb. 5 vH 20,0   (Handverkauf)   0,30

                    B. Spezialitäten:
Carsalonzäpfchen (Br. Salomon, Fabr. pharm. Präp. Berlin-
    Charlottenburg 4)   1,25
Leo's Ungt. contra Oxyures (Laboratorium Leo, Dresden-
    Neustadt)   1 Tube   1,35
Mollentum Naftogen (E. Tosse & Co., Hamburg 22) 30,0   0,90
Naftogen-Suppositorien schwach f. Kinder (E. Tosse & Co.,
    Hamburg 22)   1 Tube   0,30
Oxymors Analsalbe (Chemische Werke, Rudolstadt) 1 Tube   0,30
Vermiculin (Apotheker Hauben, Bingen a. Rh.) 1 Originaltube   1,60
Wurmserol (Merz & Co., Frankfurt a. M.)   1 Tube   1,15
                                            mit Afterrohr   1,60

3. Sparsame sachgemäße Behandlung Arteriosklerotischer[1]).
Von Prof. Dr. W. Frey, Kiel.

I. Die Arteriosklerose ist weniger ein Zeichen des Alters als des Alterns.

Das Altern der Gefäßwand ist durch bestimmte anatomische Merkmale gekennzeichnet. Der Endothelbelag lockert sich durch Entquellung seiner „Kittsubstanz". Die Grundsubstanz des Perithels erfährt eine Änderung seiner physiko-chemischen Struktur (Hueck, Aschoff), wohl auch seiner chemischen Zusammensetzung (A. Schultz, Ssolowjew). Die Folge ist eine Infiltration mit Lipoiden, die Bildung von Cholesterinfettsäureestern und ein Ausfallen von Kalksalzen mit weiterer reaktiver Alteration der Arterienwand. Die für die Funktion der Gefäße so wichtige Zahl, Lage und Beschaffenheit der elastischen Fasern des kollagenen Bindegewebes und der glatten Muskulatur verändern sich (Metallaxie, Jores), die Dehnbarkeit und elastische Vollkommenheit der Gefäße werden verschlechtert.

Die unmittelbare Veranlassung zu dieser Desorganisation ist sehr verschiedenartig.

Am häufigsten geht der Angiopathie ein Stadium der maximalen Leistung voraus. Die Arteriosklerose ist dann der anatomische Ausdruck der Überanstrengung. Als Beispiel dafür kann die Menstruationssklerose der Uterusgefäße genommen werden. In Übereinstimmung mit den Untersuchungen Hallenbergers an der Radialarterie besteht nach Oppel das Gewebe der Menstruations- und Ovulationssklerose zunächst aus elastischem Fasergewebe und wird erst später bei wiederholten Ovulationseinwirkungen durch Bindegewebe ersetzt. Verstärkte Zirkulation führt an sich zu Hyperplasie der normalerweise vorhandenen Gefäßwandelemente. Diese Veränderung, die als kompensatorischer Vorgang zunächst durchaus zweckmäßigen Charakter hat, trägt aber den Keim zur Degeneration und funktionellen Insuffizienz in sich. Die elastisch-hyperplastische Intimaverdickung neigt zur Verfettung (Jores, A. Faber). Die eintretende Wucherung des Bindegewebes gibt dem Gefäß die nötige elastische Vollkommenheit nicht.

In andern Fällen fehlt scheinbar das Moment der Überanstrengung. Schon in jugendlichem Alter, ohne besondere Arbeitsleistung stellt sich die hyperplastisch-degenerative Veränderung der Intima ein. Die Gefäßwand befindet sich bei solchen Indivi-

---

[1]) Abgedruckt aus Münch. med. Wochenschr. 1925, Nr. 33.

duen schon in der absteigenden Periode (Aschoff) des Lebens. Das Altern des Endothels und der Grundsubstanz der Akzessoria beginnt besonders früh. Ohne abnorm starke Beanspruchung versagt die Struktur der Gefäße, unter Rückgang ihrer funktionellen Leistungsfähigkeit. Hier zeigt sich der Einfluß der Heredität.

Anomalien des Stoffwechsels (Diabetes, Gicht, Adipositas, Gravidität, innersekretorische Störungen) finden sich oft zusammen mit Arteriosklerose. In erster Linie hat man dabei auf das Bestehen einer Hypercholesterinämie zu achten. Durch Anitschkow, Adler, Aschoff, Hueck und Wacker, Zinserling sind bei Kaninchen, Hunden, Meerschweinchen durch länger dauernde Cholesterinfütterung oder Verfütterung cholesterinreicher Nahrungsmittel (Eigelb, Fette) der menschlichen Atherosklerose ganz entsprechende Gefäßveränderungen experimentell erzeugt worden. Auch die nach Fütterung zellreicher Organe (Leber) auftretende Atherosklerose (Lubarsch, Steinbiß, Schmidtmann, Westphal) gehört hierher. Es kommt zu vermehrter Infiltration der Gefäßwand mit Cholesterin und sekundär dann zu Verkalkung mit reaktiver Wucherung des Bindegewebes der Intima.

Eine gewisse Disposition zu Arteriosklerose scheinen infektiöse Prozesse zu hinterlassen. Die Kolloide der Gefäßwand sind der Einwirkung hämatogener Toxine besonders ausgesetzt. In steigendem Maße beschäftigt sich die Pathologie mit dem Studium der primären hyalinen Degeneration und Verfettung der Arteriolen. Ohne hyperplastisches Vorstadium setzen die degenerativen Erscheinungen ein. Die Veränderungen bilden sich zurück oder verbinden sich mit regenerativer Bindegewebswucherung, eventuell bis zum vollen Bild der Arteriosklerose (Wiesel). Aus einem Zustand abnorm starker Permeabilität kann so das Gegenteil, eine abnorme Festigung des Gewebes hervorgehen. Die verschiedenen Formen der von der Adventitia ausgehenden Arteriitis werden nicht zur Arteriosklerose gerechnet und hier nicht weiter besprochen.

Schließlich beansprucht der Einfluß der Gefäßnerven noch spezielles Interesse. Durch Änderung des Tonus der glatten Ring- und Längsmuskulatur greifen sie in die periphere Zirkulation ein, fördernd oder hemmend. Der Effekt entspricht im ersteren Fall scheinbar einer verstärkten Arbeitsleistung der Muskulatur. Das Blut strömt nach den Orten des geringsten Widerstands, füllt die erweiterten Gebiete. Auf vermehrte Dehnung (Belastung) reagiert der Muskel im allgemeinen mit Steigerung seiner Kontraktilität, unter Zunahme der morphologischen Elemente. Allzu starke oder häufige Innervierung könnte auf diesem Wege wohl zu einer Hyperplasie der Gefäßwand führen, mit demselben Schicksal wie die Hyperplasie bei primär gesteigertem intravasalem Druck. Damit dürfte der Einfluß der Vasomotoren aber nicht erschöpft sein. Durch Asher, Yamamoto ist über Permeabilitätsänderungen der Gefäßwand berichtet worden, also Änderungen, Lockerung der Struktur der kapillären Gefäßabschnitte. Im arteriellen Teil liegt der Angriffspunkt der sympathischen Fasern vor allem an der glatten Muskulatur. Durch Beeinflussung der Muskelfasergrenzschichten unter Änderung der Membranpotentiale könnte auch hier der Stoffaustausch, die Permeabilität derart verändert werden, daß eine Desorganisation des Gewebes resultiert mit nachfolgender Neigung zu den verschiedenen Formen von Degeneration. Durch Stämmler, Mogilnitzky wird auf entzündliche Veränderungen der sympathischen Ganglien bei Arteriosklerose aufmerksam gemacht. Ogaro berichtet bei Arteriosklerose über Degeneration und mehr oder weniger starke Hypertrophie des Neuriums der Nerven im Bereiche der Adventitia.

Der gemeinsame Zug bei den genannten Vorgängen ist immer das „Altern", die physikalisch-chemische Desorganisation und funktionelle Insuffizienz der Gefäßwand. Pathogenese und Ätiologie sind sehr verschieden. Auch das resultierende anatomische Bild zeigt erhebliche Differenzen. Die Affektion kann diffus verteilt sein im Sinn einer richtigen Systemerkrankung oder mehr lokalisiert, mit Hyperplasie, oder Degeneration als vorherrschendem Symptom, zentral oder peripher gelegen sein. „Die Arteriosklerose ist ein komplexer Vorgang, in dem Degenerationen und regenerativ-kompensatorische Hyperplasien der Gefäßwand miteinander vereinigt sind" (Jores). Die arterielle Wand erfährt einen pathologischen Umbau. Die einheitliche Auffassung basiert immer in der Erkenntnis des auf verschiedenem Wege, durch mechanische, chemisch-infektiöse oder nervöse Einflüsse zustande gekommenen Alters der Gefäßwand.

Auch die sog. periphere Mediaverkalkung darf dabei nicht beiseite gelassen werden.

Die Herzklappen, die Aorta thoracica mit ihren großen Seitenästen, neigen zu elastisch-hyperplastischer Intimaverdikkung und -verfettung, die Extremitätenarterien, die großen Beckenarterien und die abdominelle Aorta mehr zu Veränderungen der Media, speziell zu Verkalkung (Mönckeberg, Hesse, A. Faber, Hueck u. a.).

Der Vorgang der Verfettung beruht wohl zur Hauptsache auf einer vermehrten Aufnahme lipoider Substanzen durch die gelockerte Endothelschicht hindurch. Bei der Verkalkung handelt es sich dagegen meist um eine autochthone Bildung schwerlöslicher anorganischer Kalkverbindungen. Durch Störung der kolloidalen Struktur fallen die durch Eiweiß als Schutzkolloid in Lösung gehaltenen Kalksalze aus (Hofmeister). Bei der nachweislichen Zunahme der Azidität der Grundsubstanz beim Altern (A. Schultz, Ssolowjew) leidet das Bindevermögen der Kolloide für Kalzium (Rona, György und Freudenberg, Rabl). Speziell die Muskulatur mit ihrem sich immer wieder bildenden Milchsäurebestand dürfte zur Verkalkung besonders disponieren. Die Entstehung von Kalkseifen nach Spaltung von Cholesterinfettsäurekomplexen spielt hier keine Rolle, weil der Mediaverkalkung der Extremitätenarterien eine Verfettung nicht vorausgeht.

Das verschiedene Verhalten der arteriellen Gefäße entspricht letzten Endes ihrer verschiedenen Leistung. Im Anfangsteil der Aorta führt jede Verstärkung der Zirkulation, jede Zunahme des Schlag- und Minutenvolums zu einer passiven Dehnung der Wandung. Es kommt zu elastisch-hyperplastischer und zu bindegewebiger Verdickung der Intima. Der große Bestand an elastischen Fasern beweist das Vorhandensein stark wirkender mechanischer Kräfte. Später lockert sich das Endothelrohr. Es kommt zur Verfettung, unter Umständen dann auch zu Verkalkung. Für die Extremitätenarterien liegen die Verhältnisse wesentlich anders. Hier ist vermehrte Arbeitsleistung gleichbedeutend mit einer aktiven Dehnung der Gefäße. Die verstärkte Tätigkeit der Organe geht mit Steigerung der Durchblutung einher. Durch die Produkte ihres Eigenstoffwechsels, auf direktem und indirektem (reflektorischem) Weg, wird das Lumen der Gefäße erweitert. Die Pforten öffnen sich, nicht nur die Kapillaren, auch die zuführenden Arterien, unter Umständen bis hinauf zum Abgang der großen Gefäße von der Aorta. Die verstärkte Ausweitung der peripheren Gefäße ist nicht, wie die der Aorta thoracica, eine Folge von verstärkter mechanischer Innenbelastung, sondern ganz vorwiegend abhängig von nervösen Einflüssen. In den peripheren Gefäßen nimmt der degenerative Prozeß im allgemeinen distalwärts zu, so daß die peripheren Gefäße die stärkste Verkalkung und Obstruktion zeigen (Oberndorfer), im Gegensatz zu den zentralen Arterien. Gefährdet erscheinen an der Aorta besonders die inneren Schichten, die Intima, an den peripheren Arterien in erster Linie die glatte Muskulatur der Media, das Erfolgsorgan der Innervation.

Das Altern der Gefäße wird sich demnach in der Peripherie mehr an der Media bemerkbar machen. Ohne vorangehende stärkere Hyperplasie, ohne wesentliche Beteiligung der elastischen Fasern kommt es so zur Verkalkung. Es besteht wohl ein „Wesensunterschied" (Virchow, Benda, E. Fränkel, Orth, Jores, Mönckeberg) zwischen der peripheren Mediaverkalkung und der „typisch" arteriosklerotischen Intimaveränderung zentraler Arterien, beide Prozesse sind aber der anatomische Ausdruck einer vor allem durch übermäßige Funktion herbeigeführten Insuffizienz (Marchand, Oberndorfer, Kaufmann, Aschoff, Saltykoff), der Desorganisation, des Alterns der Gefäßwand, und gehören mit zu dem Symptomenkomplex der Arteriosklerose.

II. Die Klinik der Arteriosklerose zeigt größte Mannigfaltigkeit der Symptome.

Von Bedeutung ist dabei die Unterscheidung der einfachen, als Kompensationsvorgang aufzufassenden Hyperplasie gegenüber den mit Degeneration verknüpften Symptomen der Gefäßinsuffizienz.

Die einfache Hyperplasie der Gefäßwandelemente, wie man sie an den oberflächlich gelegenen Arterien feststellen kann, gehört nicht zur Arteriosklerose. Sie disponiert zweifellos dazu, wie die Entwicklung der Ovulationssklerose zeigt, mag als Präsklerose bezeichnet werden, hat aber als zweckmäßige Anpassungserscheinung zunächst durchaus physiologischen Charakter.

An den Koronararterien kommt es in der Intima zunehmend mit dem Alter allmählich zur Ausbildung neuer Gewebsschichten, einer elastisch hyperplastischen, einer elastisch muskulösen, schließlich auch einer bindegewebigen Schicht (Wolkoff), alles ohne jeden degenerativen Prozeß. Die Veränderung beginnt schon im frühesten Kindesalter und schreitet langsam vorwärts, sich von den Hauptstämmen bis auf die kleinsten Verzweigungen erstreckend. Die als Verdickung imponierende einfache Hyperplasie findet sich an den peripheren Arterien bei älteren Individuen häufig, an der oberen Extremität besonders bei Handarbeitern. Wird sie schon in jungen Jahren nachweislich, so beweist das eine abnorme Empfindlichkeit der Gefäßwand. Ebenso wie die idiopathische Herzhypertrophie ohne gesteigerten intrakardialen Druck zustande kommt, ohne abnorme Füllung des Herzens, so liegt die Ursache für das frühzeitige Auftreten einer Gefäßwandhyperplasie oft nicht in besonders starker Beanspruchung, sondern in einer ungewöhnlichen Reaktionsweise der Gefäßwandelemente auf normale Reize.

Es fehlen bei der einfachen Hyperplasie alle Zeichen einer Insuffizienz. Das Lumen der Gefäße ist nicht verengt, eher erweitert. Die Blutversorgung der Peripherie genügt den Anforderungen. Der Blutdruck ist meist normal, bei Neurotikern zeitweise wenig erhöht. Zwischen den Nüchternwerten und den später gemessenen Werten besteht dann ein deutlicher Unterschied. Auf körperliche Arbeit, nervöse Einwirkungen hin kommt die Neigung zu Hypertension besonders leicht zum Vorschein. Das Verhalten der Hautgefäße resp. der Kapillaren (Dermographismus) läßt die abnorme Reizbarkeit erkennen.

Die eigentliche Arteriosklerose der Gefäße geht einher mit Störungen der Elastizität und Reaktionsfähigkeit der Gefäße, es kommt, mit den Jahren sich steigernd, schließlich zu den mehr oder weniger ausgeprägten Symptomen der Ischämie.

Die zentrale Atherosklerose (Aorta thoracica) ist von geringem Einfluß auf die Funktion der peripheren Organe. Man erkennt beim Röntgen die vermehrte Längsdehnung, eventuell eine gewisse Verbreiterung des Aortenbandes. Der zweite Aortenton pflegt durch Verdickung der Klappen akzentuiert zu sein, wichtig sind systolische Geräusche maximal über der Aorta, aber auch gelegentlich über dem linken Ventrikel (Herzspitze). Der Blutdruck ist nicht erhöht, das Herz nur wenig hypertrophisch. Subjektive Empfindungen pflegen zu fehlen. Die „Aortalgie“ ist kein Symptom der Arteriosklerose, sondern der Hypertension oder Herzschwäche. Durch atheromatöse Veränderungen werden keine Schmerzen ausgelöst, auch die Funktion und anatomische Beschaffenheit des Depressor bleibt normal.

Die aortennahen Arterien (Koronargefäße, Karotiden, große Bauchgefäße) zeigen ähnlichen anatomischen Bau wie die Aorta. Ihre Wandung steht noch erheblich unter der Einwirkung mechanischer Faktoren, deren Bedeutung für die Entstehung der Arteriosklerose vor allem Thoma immer betonte. Schon hier kommen aber nervöse organreflektorische Einwirkungen zur Geltung. Bei verstärkter Organtätigkeit hat die erhöhte Blutzufuhr eine Erweiterung der von der Aorta abzweigenden Gefäße vielfach zur Voraussetzung. Anders als im Anfangsteil der Aorta werden hier auch die muskulären Elemente der Gefäßwand stark in Mitleidenschaft gezogen.

Das Krankheitsbild der Koronarsklerose ist bekannt. Der eigentliche ischämische Schmerz kann fehlen, eine gewisse funktionelle Minderwertigkeit des Herzens ist dabei aber doch die Regel. Die linke Art. coronaria ist stärker und häufiger befallen als die rechte (Kusnetzowsky), ein gutes Beispiel für den Einfluß der

Organleistung. Die Veränderungen nehmen anderseits von den
großen zu den kleinen Ästen schrittweise an Stärke ab (Kusnetzowsky), in deutlicher Abhängigkeit von der verschieden
starken mechanischen Belastung der einzelnen Gefäßstrecken. Die
Atherosklerose der Karotiden führt zu verschiedenen Graden von
zerebraler Insuffizienz. Der Sauerstoffverbrauch der nervösen
Substanz ist geringer als der der Muskulatur, ihre Empfindlichkeit
gegen Sauerstoffmangel aber weit größer. Die dem Schädel an-
liegenden Partien der Gefäße sind für sklerosierende Prozesse
disponiert (Oberndorfer), weil hier die Tätigkeit der Vasa va-
sorum weniger leistet als im lockeren Gewebe. Die Abgangsstellen
der großen Bauchgefäße erkranken ebenfalls häufig. Auch hier
kommen mechanische zusammen mit nervösen Einflüssen zur Geltung. Meist lassen sich die Veränderungen nicht diagnostizieren.
Der Meteorismus steht aber nicht nur in Abhängigkeit von Anomalien der Verdauung, sondern ist häufig auch die Folge von be-
hinderter Blutzirkulation. Dasselbe gilt für verschiedene Schmerz-
zustände. Zum vollen Bild der Angina abdominalis scheint es nur
bei diffuser Erkrankung der kleinen Darmgefäße zu kommen.

Hervorzuheben ist bei allen den erwähnten Lokalisationen der
Arteriosklerose wieder das Fehlen von Blutdrucksteigerung
(Fr. Müller). Stromaufwärts von dem lädierten Gefäßabschnitt
wird der Druck wohl etwas erhöht sein, ein Beweis dafür ist die
zu beobachtende Herzhypertrophie, der an der Brachialis gemes-
sene Druck ist aber normal.

Die Atherosklerose der kleinen und mittleren peripheren Organgefäße beansprucht besonderes Interesse.

Die Gefäße selbst sind einer Beurteilung vielfach direkt zugänglich. Das Lumen der atherosklerotischen Gefäße ist normal,
erweitert oder verengt. Bei sinkender Vitalität der zu ernährenden
Gewebe, Abnahme der benötigten Sauerstoffmenge kann man die
Verengerung, bei der jede Hyperplasie der elastischen Elemente
fehlt, als Ausgleichsvorgang auffassen, wie die allmähliche Verödung des Ductus Botalli. In anderen Fällen fehlt jede zweckmäßige Relation, der Verbrauch und die Funktion der Organe
werden zum Rückgang gezwungen durch die pathologische Be-
hinderung der Zufuhr. Die Erweiterung steht meist mit dem Nachlassen der elastischen Vollkommenheit des Gefäßrohrs in Zusammenhang, in bestimmten Fällen ist sie ein Ersatz für benachbarte
unwegsam geworden Gefäßteile. Das Pulsvolum wird bei allgemeiner Atherosklerose häufig auffallend groß gefunden. Die
Arterien erscheinen bei geschädigter Elastizität geschlängelt, so
z. B. die Temporalis, mit Rupturen der Elastica interna (M. B.

Schmidt). Neben der Schlängelung ist eine Prüfung der Rigidität der Gefäße von Wichtigkeit. Die Pulskurve zeigt einen trägeren Verlauf, die sekundäre Elevation rückt näher an den Gipfel heran. Die Geschwindigkeit der fortschreitenden Pulswelle ist vom intravasalen Druck aber auch von anatomischen Veränderungen der Gefäßwand abhängig. Das Röntgenverfahren läßt die Mediaverkalkung der Extremitätenarterien oft gut erkennen. Bei verschieden starker Veränderung rechts und links kann das Pulsvolum different werden und der Puls auf der einen Seite scheinbar verspätet sein. Die Gefäße reagieren auf thermische Reize im allgemeinen weniger gut. Sie können aber auch (Romberg) paradoxe Reaktion zeigen, Erweiterung statt Verengerung. Die Anspruchsfähigkeit auf Adrenalin ist geringer als in der Norm (Kylin).

Die Beeinträchtigung der peripheren Zirkulation wechselt von leichter Herabsetzung des Stromvolums bis zu den Erscheinungen schwerster Ischämie. Jedes Organgebiet hat die ihm eigentümliche Reaktionsweise. Gemeinsam ist aber allen derartigen Störungen, daß die Funktionsweite des Organs eingeschränkt wird. Der bei vermehrter Tätigkeit sonst rasch wirkende Regulationsmechanismus arbeitet schlechter, langsamer und unvollständig. Die Folge ist ein lokaler Sauerstoffmangel, vorzeitige Ermüdung, eventuell Schmerzerscheinungen, trotz wesentlich stärkerer Inanspruchnahme des regulierenden Gefäßnervensystems als in der Norm. Die kollaterale Anämie kann abnorme Grade annehmen unter Stillegen der betreffenden Organe, die Gefäßreflexe greifen auf größere Gebiete über, dringen schließlich bis zu den zerebralen Zentren vor, unter Steigerung des allgemeinen Blutdrucks.

Der Blutdruck ist bei peripherer Sklerose — wir sprechen hier nur von Fällen ohne Nierenbeteiligung (essentielle Hypertonie [Frank], roter Hochdruck [Volhard], primäre permanente Hypertonie [Pal]) — weit häufiger und stärker erhöht als bei der Arteriosklerose der größeren zentralen Arterien, nicht nur der systolische, auch der diastolische Blutdruck. Die Kapillaren spielen für die Hypertonie keine größere Rolle (Romberg, Fr. Müller). Der Druck in den Kapillaren wird bei arterieller Hypertonie häufig niedrig gefunden.

Man hat zwischen dauernder und vorübergehender krisenhaft einsetzender Hypertonie zu unterscheiden.

Die Atheromatose der Gefäße ist nur selten so ausgedehnt, daß sie allein den dauernd erhöhten Blutdruck zu erklären vermag. Bei Abschnürung von drei Extremitäten (Esmarchsche Blutleere) steigt der Blutdruck nur vorübergehend, durch Ausweitung der frei gelassenen Gefäßgebiete wird der Druck nach kurzem zur Norm zurückgebracht (Fr. Müller). Einzig bei Sperrung des Splanchnikusgebietes bekommt man im Experiment eine dauernde Erhöhung (Jansen). Dieses Gefäßsystem zeigt bei genuiner Hypertonie wohl häufig eine Hyperplasie der Media, eine Atherosklerose der Bauchgefäße ist aber auffallenderweise selten. Zwischen Höhe und Dauer des Hochdrucks und dem Grad der Wandveränderungen der Mesenterialarterien besteht kein bestimmtes Verhältnis (Brogsitter). Die Mediahyperplasie allein braucht den Blutdruck gar nicht zu verändern.

Man hat deshalb zur Erklärung der permanenten Hypertonie vielfach auf Veränderungen des Tonus der Muskulatur als Folge von abnormer Gefäßinnervation zurückgegriffen (Pal). Die Existenz solcher Einflüsse kann nicht bestritten werden, vom Zerebrum aus und reflektorisch von der Peripherie her kann der Blutdruck bekanntlich sehr deutlich alteriert werden. Es fragt sich nur (Münzer, Munck), ob die dauernde Hypertonie, bei der die Blutdruckwerte wochenlang im wesentlichen dieselben bleiben, durch einen derartigen rein nervösen Mechanismus zu erklären sei. Die Dinge liegen ähnlich wie beim Kardiospasmus und entsprechen den Anomalien im Bereich anderer glattmuskeliger Hohlorgane. Das Vasomotorenzentrum ist an sich im Vergleich mit anderen Zentren wenig empfindlich gegen chemische Reize (Azidose), mechanische intrazerebrale Einflüsse (Hirndruck), und tritt auch bei peripherer sensibler Reizung (thermisch, Schmerz, chemisch) durch eine besonders starke Erregbarkeit keineswegs hervor. Bei der Mannigfaltigkeit der zu dauernder Hypertonie führenden Krankheiten (Atherosklerose, Niereninsuffizienz, Bleivergiftung) ist die Existenz einer spezifisch wirkenden Substanz auch wenig wahrscheinlich. Die pathogenetische Bedeutung des peripher angreifenden Adrenalin kann nicht als gesichert bezeichnet werden. Die nervöse Genese der dauernden Hypertonie hat vieles gegen sich.

Das Verhalten der Gefäßmuskulatur selbst wird im allgemeinen zu wenig beachtet. Man braucht den Ausdruck „Hypertonie", ohne vielfach die neueren Anschauungen über den Tonus der glatten Muskulatur auf die Arterien, speziell auch die krankhaft veränderten Gefäße, anzuwenden. Pal unterscheidet scharf zwischen Hypertension und Hypertonie. Die Gefäßinnervation löst „myokinetische" und „myotonische" Reaktionen aus. Der Tonus ist aber nicht allein abhängig von äußeren nervösen, spinalen und sympathischen Einflüssen, sondern auch von Zustandsänderungen der Muskulatur selbst. Eine Herabsetzung der Permeabilität,

Festigung der kolloidalen Struktur ist gleichbedeutend mit Steigerung des Tonus. Ca, Digitalis, Koffein, Baryum vermindern die Permeabilität kolloidaler Membranen und steigern auch den Blutdruck. Das Cholesterin, für die Entstehung der Atherosklerose von größter Bedeutung, wirkt an roten Blutkörperchen dichtend im Gegensatz zum Lezithin (Brinkmann und van Dam) und führt am Gefäßstreifenpräparat zu Verkürzung (Westphal). Durch Schmidtmann, Westphal ist nachgewiesen, daß Cholesterinfütterung, die sicherlich mit einer nervösen Alteration des Gefäßtonus nichts zu tun hat, den Blutdruck steigert, bis zu 30 vH der Ausgangswerte. Bei einer Nahrung, bestehend aus 20 vH Leber, 20 vH Kasein, 20 vH Mais, 30 vH Weizen, 5,5 vH Bohnen, 2 vH Lebertran, 1,5 vH Kalziumkarbonat und 1 vH Kochsalz fanden Nuzum, Osborne und Sansum bei Kaninchen nach 6 Wochen den Blutdruck ohne Ausnahme erhöht, ebenso bei einer Nahrung mit 16 vH Eiweiß zusammen mit Lebertran, Tomaten und einem Vitaminpräparat sowie bei einer dritten Versuchsserie, in der als Nahrung 38 vH Sojabohnen mit Lebertran, Tomaten und Vitaminen gereicht wurde. Eine vermehrte Aufnahme von Cholesterin scheint demnach nicht nur zu sichtbarer Verfettung der Intima, sondern auch zu einer Festigung der Struktur der in der Grundsubstanz der Akzessoria gelegenen Elemente zu führen und damit unter Umständen zur Steigerung des Blutdruckes. Durch eine Änderung des physikochemischen Zustandes der Gefäßwand im Sinne einer Systemerkrankung (Munk) läßt sich das Zustandekommen einer dauernden Hypertension sehr wohl erklären. Die These von Huchard: Hypertension sei ein Symptom, keine Krankheit, kann keine allgemeine Gültigkeit beanspruchen.

Die vorübergehende, krisenartig auftretende („spastische") Hypertonie dürfte hauptsächlich nervöser Genese sein, zentral oder peripher bedingt („Reflexhypertonie"). Die Nüchtern- und Schlafwerte des Blutdruckes sind dabei oft ganz normal oder jedenfalls deutlich niedriger als die Tageswerte (Römheld, Wiechmann und Bamberger). Gefäßkrisen kennt man ohne jede arteriosklerotische Gefäßläsion bei Tabes, Cholelithiasis, Nephrolithiasis. Gelegentlich erscheint eine derartige „funktionelle", d.h. neurogene Hypertonie einer Dauerhypertonie aufgepfropft. Vor allem wird eine passagere Hypertonie mit der Zeit fast stets zu einer permanenten, eine Tatsache von großer praktischer Bedeutung.

III. Die sachgemäße und wirtschaftliche Behandlung einer Krankheit hat möglichst weitgehende Kenntnisse auf ätiologischem und pathogenetischem Gebiet zur Voraussetzung.

Nach den im vorangehenden entwickelten Auffassungen ist das Altern der kolloidalen Gefäßwandstruktur der Grund zur Entwicklung der hyperplastisch-degenerativen Veränderungen, zustande gekommen durch Heredität, maximal gesteigerte Funktion, endogene und exogene chemische und nervöse Schädigungen.

Als Grundlage jeder medikamentösen Arteriosklerosetherapie gilt seit langem die Jodmedikation, kleine Dosen von Kal. oder Natriumjodid etwa 0,1 g täglich monatelang zu nehmen. Die Herabsetzung der Blutviskosität (Romberg) wird dabei nicht das Wesentliche sein. Mit der Blutdrucksteigerung erschöpft sich das Problem der Arteriosklerose nicht, überdies wird der Blutdruck durch eine Viskositätssteigerung (Polyglobulie) gar nicht immer erhöht, braucht durch eine Herabsetzung der Viskosität also auch nicht erniedrigt zu werden. Kleine Joddosen können durch Herabsetzung des Stoffwechsels in vielen Fällen günstig wirken, der Verbrauch von seiten der Organe geht zurück, so daß die behinderte Blutzufuhr genügt. Besonders wichtig erscheint aber der quellungssteigernde Einfluß des Jodions auf Gewebskolloide. Untersuchungen von Schade, in denen die Quellung von Bindegewebe in verschiedenen Salzlösungen geprüft wurde, ergaben eine Einordnung der Salze in folgender Reihe: Tartrat < Phosphat < Sulfat < Chlorid < Bromid < Nitrat < Jodid. Von den untersuchten Salzen zeigte sich beim Jodid die stärkste Bindegewebsquellung. Der abnormen, durch Entquellung (Altern) zustande gekommenen Festigung der kolloidalen Gefäßwandteile wird dadurch entgegengearbeitet. Jodkalium oder Jodnatrium mit etwas Natrium bicarbonicum genommen, sind die besten und billigsten Präparate. Außer dem Jod sind auch Natrium und Kalium als quellungsfördernde Kationen bekannt. Bei Jodvasogen, Jodthion, Jodperkutol ist die Resorption durch die Haut unsicher. Jodeiweißpräparate wie Jodalbazid, Jodglidine, Jodeigon sind teuer und wegen ihres Eiweißgehaltes nicht sehr zweckmäßig. Jodipin, Jodozitin, Jodlezin sind theoretisch ebenso zu beanstanden wie Verbindungen mit Kalzium (Jodkalziril, Jodokalzit, Jodfortan).

Nächst dem Jod braucht der Praktiker vor allem Theobrominpräparate. Sie sind aber keineswegs als „Diuretika" nur bei Hydropsien anzuwenden. Die oft verblüffend gute Wirkung bei Arteriosklerose der Koronargefäße und Bauchgefäße ist seit langem bekannt und beruht auf einer Herabsetzung des peripheren Gefäßtonus, unter Steigerung der Durchblutung der Organe. Sie sind speziell bei spastischer, anfallsweise auftretender Ischämie von großem Wert, auf die pathologischen Prozesse in der Gefäßwand dagegen kaum von Einfluß. Am meisten wird wohl Diuretin gebraucht. Die Kombination mit Belladonna und Phenazetin (Corydalon) ist zweifellos zweckmäßig, auch nicht sehr teuer, alle Verbindungen mit Ca sind aber zu verwerfen.

Die oben wiedergegebene Anionenreihe zeigt die Nitrate neben dem Jod. Nitrate und Nitrite besitzen also nicht nur zentrale und periphere Gefäße erweiternde Eigenschaften, sondern wirken zugleich der Entquellung der Gefäßwand entgegen. Nitroglyzerin, weniger verläßlich auch Amylnitrit, Natr. nitrosum, Erythroltetranitrat, Nitroscleran werden vielfach abwechselnd mit Jod gegeben. Romberg empfiehlt die Lauder-Bruntonsche Salpetermedikation (nüchtern in $1/4$—$1/2$ Liter kühlem Wasser 1,8 Kal. oder Natr. bicarb., 1,2 Kal. nitricum, 0,03 Natr. nitrosum im Laufe einer halben Stunde zu trinken). Papaverin wirkt auf die Gefäßmuskulatur nicht genügend. Von Interesse sind die großen Erfolge mit Rhodalzid, einem 19 vH Rhodanwasserstoffsäure enthaltenden Eiweiß, weil auch das Rhodan durch seine quellungsfördernden Eigenschaften bekannt ist.

Die blutdrucksenkenden Mittel Depressin, Vasotonin, Hypotonin sind wenig verläßlich.

Durch Cilimbaris ist eine „Arteriovakzine" in den Handel gebracht, Kulturen eines Bakteriums, das aus Nährböden Cholesterin und Kalk abspaltet. Das Blutserum eines mit der Kultur vorbehandelten Kaninchens vermag Cholesterin aufzulösen. Der Autor will bei Arteriosklerose wie auch bei Katarakt und Gallensteinen gute Erfolge gesehen haben. Ein abschließendes Urteil ist darüber nicht zu geben, ebensowenig über die Organpräparate Telatuten (Heilner) und Animasa.

Wichtiger als die medikamentöse Therapie, die außer den Gefäßen die Regelung der Verdauung und das Nervensystem sorgsam zu berücksichtigen hat (Klimakterium!), ist die Festsetzung der Diät.

Ein Arteriosklerotischer muß Vegetarianer werden. Durch Eiweißfütterung kann am Kaninchen das typische Bild der Arteriosklerose künstlich erzeugt werden (Lubarsch, Steinbiß, Schmidtmann, Newburgh und Clarkson, Nuzum, Osborne und Sansum). Die Vorgänge sind im einzelnen noch nicht völlig geklärt. Der Einfluß der aus dem Abbau von Eiweiß hervorgehenden Säuren auf die kolloidale Struktur der Gefäßwand ist fraglich, ebensowenig weiß man, ob der spezifisch-dynamische Einfluß der Eiweißnahrung auf die Verbrennungsvorgänge und damit die Zirkulationsgröße nennenswert ins Gewicht fällt. Der relativ starke Salzgehalt belastet die Nieren, unter Umtänden damit auch das Herz. Durch Eiweißabbauprodukte (Amine, Aminosäuren) wird die Bindung des Kalziums an Serumeiweiß gehindert (György und Freudenberg). Sehr zu beachten ist immer der Gehalt aller zelligen Elemente an Lipoiden. Bei vielen Fällen mit arteriosklerotischem Hochdruck findet sich eine Hypercholesterinämie (Pribram und Kleine, Westphal). Stoffwechselanomalien, bei denen die Arteriosklerose so oft vorkommt, gehen häufig mit Hypercholesterinämie einher. Auch ohne Hypercholesterinämie, ohne Lipoidablagerung in den Organen führt eine chronische Zufuhr kleiner Cholesterinmengen beim Kaninchen zu Atherosklerose (Anitschkow). Von Aschoff, Anitschkow und ihren Schülern wird deshalb, wie oben schon erwähnt, das Cholesterin für die Entstehung der Arteriosklerose unbedingt in den Vordergrund gestellt. Fleisch und Eier müssen aus der Nahrung entweder ganz gestrichen oder doch stark reduziert werden. Frisches Gemüse ist der wesentliche Bestandteil der Nahrung, wenig Fett, genügend Kohlenhydrate. Die Gesamtkalorienzufuhr ist relativ niedrig zu halten, die Kranken sollen mager werden. Die Flüssigkeits- und Salzzufuhr richten sich nach der Funktion der Niere, stärkere Einschränkungen erfordern eventuell eine besondere Rücksichtnahme auf die Leistungskraft des Herzens. Abführende Kuren (Trinkkuren) befreien den Körper von retinierten Stoffwechselprodukten. Auch der Aderlaß, nicht zu missen unter den Heilmitteln der Arteriosklerose, dürfte weniger mechanisch als toxisch-chemisch entlastend wirken. Man kennt die starken Verschiebungen in der Blutzusammensetzung nach Aderlaß bei der Therapie der Nierenkrankheiten.

Alkohol ist nur ausnahmsweise in kleinen Mengen erlaubt, Kaffee ebenso, das Rauchen meist gänzlich zu untersagen. Diese Maßnahme richtet sich gegen die Gefäßgifte unter den Genußmitteln mit vorwiegend peripherem, nervösem Angriffspunkt. Zur Bekämpfung einer zentralen abnormen Reizbarkeit gibt man Brom, Baldrian, Antipyretika, Chinin, Narkotika. Dem nervösen Faktor wird für die Entstehung und Begünstigung der Arteriosklerose im allgemeinen wohl eine zu große Bedeutung beigelegt. Die den Kriegsstrapazen ausgesetzten Männer hatten weder häufiger noch stärker Arteriosklerose als die in der Heimat Verbliebenen (Mönckeberg). Bei traumatischer Neurose (169 Fälle) sah Finkelburg keineswegs eine besonders frühzeitige oder ungewöhnlich schnelle Entwicklung von Arteriosklerose. Die Landbevölkerung zeigt ebensoviel Arteriosklerose wie die Städter (Klemperer).

Die psychische Leistung geht selten mit stärkerer Beteiligung der Zirkulation einher, weder des Herzens noch der Gefäße. Die Herbeiführung von reichlich Schlaf, größeren Pausen bei der Arbeit usw. ist ohne Zweifel sehr empfehlenswert. Damit allein bessert man die Arteriosklerose aber selten, die Krankheit wird nur leichter ertragen.

Körperliche Bewegung verbessert die Ernährung der geschädigten Gefäße, man erinnert sich an das Freibleiben der Poplitea trotz ausgedehnter Arteriosklerose und das ähnliche Verhalten der Carotis int. nach ihrem Heraustreten aus der Schädelkapsel (Oberndorffer). Spaziergänge, Reiten, Jagen, Tennisspielen und andere Passionen erhalten die Menschen „jugendlich", vorausgesetzt, daß die beginnende Ermüdung, besonders das Verhalten des Herzens, beachtet und danach die Leistungen bemessen werden. Körperliche Ruhe ist anderseits wieder wichtig, weil dadurch die Zirkulationsgröße, die Ansprüche der Organe an die Blutversorgung wenigstens zeitweise auf ein Minimum herabgesetzt werden. Die Kombination von Liegekuren mit starker diätetischer Einschränkung bekommt den Kranken oft vorzüglich, ebenso die ausgiebige Anwendung von Massage bei Liegekuren.

Die Hydrotherapie der Arteriosklerose wird im allgemeinen wohl zu ausgiebig betrieben. Für die Höhe des Blutdrucks sind weder die Kapillaren noch die Arterien der Haut von nennenswerter Bedeutung. Der pathologische Prozeß an sich wird nicht beeinflußt. Günstig wirken die Bäder vor allem aus psychischen Gründen. Thermal-, Sole- und Kohlensäurevollbäder müssen mit Vorsicht angewandt werden, Moor- und Dampfbäder sind schädlich. Indifferente lauwarme Bäder werden angenehm empfunden. Für wenig Bemittelte kommen Badekurorte nicht in Frage.

Die Behandlung der Anfangsstadien der Arteriosklerose ist sehr aussichtsvoll, die der vorgeschrittenen Fälle erstreckt sich weniger auf die Bekämpfung der Gefäßerkrankung im allgemeinen als die Erhaltung der meist stärker betroffenen einzelnen peripheren Organe: Herz, Gehirn, Niere.

Mit diätetischer Einschränkung und systematischer Regelung der Lebensweise allein kann die Behandlung der Arteriosklerose gut durchgeführt werden. Die medikamentöse Therapie ist im ganzen von untergeordneter Bedeutung und teuer, am kostspieligsten allerdings meist das Aufgeben der beruflichen Tätigkeit.

Literatur.

Adler, Journ. of exp. Med. 1914, 20. — Anitschkow, Zieglers
Beitr. 1922, 70, 265. — Ders., Virch. Arch. 1924, 249, 73. —
L. Aschoff, Arteriosklerose. Med. Klinik, Beiheft 1914, 1. —
Asher, Klin. Wochenschr. 1922, 31, 1559. — Brogsitter, Münch.
med. Wochenschr. 1924, 31, 1049. — Cilimbaris, Zentralbl. f. Herz-
krankh. 1925, 100. — A. Faber, Virchows Arch. 1924, 251, 137. —
Finkelnburg, Zeitschr. f. Nervenheilk. 1918, 50. — B. Fischer,
Münch. med. Wochenschr. 1919, 3, 61. — Freudenberg und
György, Bioch. Zeitschr. 1920, 110; 1921, 115. — Frey und Hage-
mann, Zeitschr. f. d. ges. exp. Med. 1921, 25. — Ders., Med. Klinik
1922, 16. — Goldscheider, Zeitschr. f. physik. diätet. Therap. 1921,
1, 1. — Heilner, Münch. med. Wochenschr. 1921, 443. — Hesse,
Virchows Arch. 1924, 249, 437. — Hofmeister, Münch. med.
Wochenschr. 1909, 38, 1977. — Hueck und Wacker, Über die Be-
ziehungen des Cholesterins zum intermediären Stoffwechsel. —
Hueck, Münch. med. Wochenschr. 1920, 19, 535. — Ders., Zieglers
Beitr. 1920, 66, 330. — Jansen, Tams und Achelis, Dtsch. Arch.
f. klin. Med. 1924, 144, 1. — Jores, Virchows Arch. 1916, 221, 14.
— Ders., Kap. „Arterien", Handb. spez. pathol. Anatomie Hencke-
Lubarsch 1924. — Klemperer, Berl. klin. Wochenschr. 1918, 31,
733. — Kusnetzowski, Virchows Arch. 1923, 245, 55. — Kylin,
Zeitschr. f. d. ges. exp. Med. 1924, 41, 439. — Lubarsch, Münch.
med. Wochenschr. 1910, 30, 1577. — Marchand, Kongr. f. inn.
Med. 1904. — Mönckeberg, Virchows Arch. 1914, 216, 408. —
Ders., Zentralbl. f. Herzkrankh. 1925, 32. — Ders., Münch. med.
Wochenschr. 1914, 7, 392. — Ders., Virchows Arch. 1903, 171, 141. —
Mogilnitzky, Virchows Arch. 1923, 241, 298. — Fr. Müller,
Münch. med. Wochenschr. 1923, 1, 1. — Münzer, Zentralbl. f. Herz-
krankh. 1924, 8, 113. — Munk, Ergebn. d. inn. Med. 1922, 22, 1. —
Newburgh und Clarkson, Arch. internat. Med. 1923, 31, 653. —
Nuzum, Osborne und Samsun: Arch. int. Med 1925, 35, 492. —
Oberndorffer, Dtsch. Arch. f. klin. Med. 1911, 102, 515. — Oguro,
Beitrag zur Frage der Arteriosklerose und der Gefäßnervenver-
änderungen bei derselben. Virchows Arch. 1909, 198, 554. — Oppel,
Roux' Vorträge über Entwicklungsmechanik, 1910, H. 10. — Pal,
Wien. klin. Wochenschr. 1922, 30. — Ders., Über die Pathologie des
Herz- und Arterientonus. Franzensbad 1922. — Pribram und
Klein, Med. Klinik 1924, 17, 572. — Rabl, Virchows Arch. 1923,
245, 542. — Römheld, Münch. med. Wochenschr. 1923, 31, 1022. —
Romberg, Dtsch. med. Wochenschr. 1924, 49, 1710. — Ders.,
Lehrbuch 1921. — Rosin, Über den jetzigen Stand der Lehre von der
Hypertonie. Dtsch. med. Wochenschr. 1921, 39, 1165. — Schade,
Jahresk. f. ärztl. Fortbild. 1923, 3, 10. — R. Schmidt, Med. Klinik
1916, 29, 765. — M. B. Schmidt, Zentralbl. f. Pathol. 1919, 3, 49. —
M. Schmidtmann, Virchows Arch. 1922, 237, 1. — Schubert,
Wien. klin. Wochenschr. 1924, 31, 751. — A. Schultz, Virchows
Arch. 1922, 239, 415. — Ssokoloff, Virchows Arch. 1923, 245, 203. —
Ssolowiew, Virchows Arch. 1923, 241, 1. — Ders., Virchows Arch.
1924, 250, 359. — Stämmler, Zieglers Beitr. 1923, 71, 388. — Ders.,
Zeitschr. f. ärztl. Fortbild. 1924, 20, 732. — Steinbiss, Virchows
Arch. 1913, 212, 152. — Thoma, Münch. med. Wochenschr. 1920,
321. — Ders., Virchows Arch. 1924, 245, 78. — Volhard, Kongr. f.

inn. Med. Wien 1923. — Westphal, Kongr. f. inn. Med. 1924, 230. — Wolkoff, Virchows Arch. 1923, 241, 42. — Yamamoto, Biochem. Zeitschr. 1924, 145, 201. — Zinserling, Zieglers Beitr. 1923, 71, 292. — Ders., Virchows Arch. 1925, 255, 677.

4. Sparsame, sachgemäße Behandlung Neurasthenischer[1].

Von Prof. Dr. A. Goldscheider, Berlin.

Neurasthenie ist keine in ihrer Pathogenese einheitliche Erkrankung, sondern ein durch sehr verschiedenartige Anlässe veränderter Erregbarkeitszustand des Nervensystems oder gewisser Teile desselben, der sich in einer abnormen Reaktionsformel ausdrückt. Es handelt sich um die Fixation desjenigen Zustandes der Nervenzelle, in welche diese vorübergehend bei jeder übermäßigen Reizung gerät: Übererregbarkeit und gesteigerte Erschöpfbarkeit, Vertiefung der Reiz- und Ermüdungsschwelle. Die Fixation geschieht auf dem Wege der mangelhaften Regulierung des Reizablaufes. Die verschiedenartige Gestaltung des Krankheitsbildes hängt davon ab, welche Neurongruppen vorzugsweise betroffen sind. Unter den Bedingungen, welche zu neurasthenischen Erregbarkeitsveränderungen führen, sind hervorzuheben:

1. Übermüdung und Überreizung. Es kann sich dabei sowohl um ein allgemeines wie auf ein bestimmtes Organ oder System beschränktes Leiden handeln. Für die organizistische Lokalisation kommen übermäßige Reizungen wie konstitutionelle oder erworbene Minderwertigkeit in Betracht. Die Überreizung kann sich auch auf die affektive oder intellektuelle Sphäre beziehen.

2. Durch organische Krankheiten bedingte neurasthenische Zustände (begleitende Neurasthenie): Anämie, Chlorose, Arteriosklerose, Unterernährung, Stoffwechselerkrankungen verschiedener Art (Fettsucht, Gicht, Diabetes), plethoröse Zustände, Leberanschoppung, Herz-, Nieren-, endokrine Erkrankungen, organisch bedingte Schmerzen u. a. m. können mit Neurosen verbunden sein, welche dem Bilde der Neurasthenie entsprechen. Der Zusammenhang kann dabei verschieden sein; die organische Krankheit kann sekundär, z. B. autotoxisch oder auf psychischem Wege, die Neurasthenie vermitteln, oder letztere entsteht auf gemeinsamer Basis mit der organischen Erkrankung. Hierher gehören auch neurasthenische Zustände bei Intoxikationen (Alkohol usw.) und Infektionen (Syphilis usw.). Auch organische Nervenkrankheiten können mit Neurasthenie verbunden sein.

---

[1] Mit geringen Abänderungen abgedruckt aus Dtsch. med. Wochenschr. 1925, Nr. 2.

3. Neurasthenie bei Asthenie. Vorwiegend vasomotorische und Herz- sowie affektive Neurasthenie, auch Magendarm-Neurose (Vago- und Sympathikotonie). Man achte auf Hyperthyreoidismus!

4. Neurasthenische Anlage. Von dieser zur normalen Nervenreaktion sind fließende Übergänge vorhanden. Temperamentvolle Personen können durch bestimmte Anlässe für Stunden oder Tage als Neurastheniker erscheinen. Die sog. „endogene Neurasthenie" stellt nur einen höheren Grad kongenitaler Anlage dar; sie besteht nicht allein in einer erhöhten Disposition der Nervenfunktionen, sondern ganz besonders in der psychischen Bereitschaft. Die psychische Beteiligung am Krankheitsbilde der Neurasthenie, welche von dem Begründer des Krankheitsbildes, Beard, kaum beachtet wurde, ist überhaupt von wesentlicher Bedeutung. Nähere Ausführungen hierüber würden an dieser Stelle zu weit führen.

5. Rein psychisch bedingte Neurasthenie. Hierher gehören gewisse Formen, welche nahezu ausschließlich durch eine krankhafte Steigerung gewisser mit Unlustaffekten verbundener Vorstellungstätigkeiten charakterisiert sind: Angstgefühle, Krankheits- oder Todesfurcht, hypochondrische Vorstellungen mannigfaltiger Art, abnormes Haften an Vorstellungen, erhöhte introspektative Neigung. Hierher gehören auch Fälle, bei welchen die Beschwerden einer ängstlichen Überwertung der Gesundheit, einer gesteigerten Selbstliebe entspringen.

Um den Neurastheniker zu verstehen, muß sich der Arzt erinnern, daß für den Kranken der Vorstellungskomplex maßgebend ist, den er sich selbst von seiner Krankheit macht (ich habe denselben als das autoplastische Krankheitsbild bezeichnet), auch wenn er zahlreiche Beobachtungsfehler enthält (vgl. meinen Aufsatz: Krankheit und Mensch, Ztschr. f. physik. u. diät. Ther. 1922, Bd. 26, S. 217).

Die Behandlung der Neurasthenie muß von dem Grundsatz ausgehen, daß es sich nicht um eine Krankheit sui generis, sondern um eine veränderte nervös-psychische Reaktionsformel handelt, deren Bedingtheit in jedem Einzelfall diagnostisch aufzuklären ist. Die Diagnose „Neurasthenie" ist der erfolgreichen Behandlung sehr oft hinderlich, indem sie alles in einen Topf wirft und dem kausalen Angriff der Therapie keinen Raum läßt. So ist es z. B. von der größten Wichtigkeit, festzustellen, ob es sich um eine Überreizungsneurasthenie handelt, bei welcher es in der Hauptsache auf Ruhe und Entfernung der schädlichen Ursache ankommt. Ein zweiter Grundsatz ist: Genaueste Untersuchung. Nur dadurch kann der Arzt feststellen, ob es sich wirklich nur um funktionelle Zustände handelt und ob außer diesen eine organische Krankheit vorliegt, welche zur Neurasthenie in Beziehung steht (Gruppe 2). Nur eine genaue Untersuchung gibt dem Patienten das Vertrauen, daß der Arzt sein Leiden richtig erkannt hat. Es ist wichtig, daß der Arzt auf die subjektiven Klagen des Kranken eingeht.

Die Ruhebehandlung bei Überreizung ist nach Lage der Verhältnisse einzurichten. Ein billiger Landaufenthalt kann dasselbe leisten wie ein sog. Kurort. Auch eine häusliche Liegekur kann wirksam sein. Man beachte die Umwelt des Patienten! Für geistig Überarbeitete, durch Affekte Nervöse bieten Aufenthalt und Spaziergänge in frischer Luft, in Wald und Flur, in öffentlichen Anlagen oft hinreichende Gelegenheit zu Ruhekuren, ohne daß es besonderer Medikamente bedarf. Bei solchen ruhebedürftigen Patienten wird zuweilen durch eine vielgeschäftige physikalische Therapie geschadet, während die Ruhe in irgendeiner angepaßten Form Besserung bringt.

Bei der Gruppe 2 ist die Grundkrankheit zu behandeln. Hier kann durch Regelung der Diät in der gesamten Lebensweise viel genützt werden. So bei Fettleibigkeit, Plethora abdominalis, Gicht. Die atypische Gicht mit ihren zahlreichen sekundären nervösen Beschwerden wird oft verkannt. Die Schablone: Nervöse müssen gut ernährt, die Nerven „in Fett eingewickelt" werden, ist durchaus verkehrt. Diese Regel gilt nur für die abgemagerten, anämischen Patienten. Die Nahrungseinschränkung, besonders die Herabsetzung übermäßiger Fleisch- und Purinzufuhr, Bewegung, Gymnastik, abführende Behandlung ist oft von ausgezeichneter Wirkung auf die nervösen Beschwerden und seelische Depression. Gerade diese Patienten haben oft ein starkes Ermüdungsgefühl und Ruhebedürfnis, dem der Arzt entgegentreten muß. Die Beseitigung einer vorhandenen habituellen Obstipation ist oft viel wichtiger als die Verordnung von allerlei angeblich neurotonischen Mitteln. Die Hypertonie wird oft zu Unrecht als Arteriosklerose bezeichnet, was einen üblen psychischen Einfluß ausübt. Den betreffenden Kranken ist vor allem die Blutdruck- und Verkalkungsangst zu nehmen; die psychische Behandlung ist hier von größter Wichtigkeit. Geradezu verheerend wirkt das so häufige Bewegungsverbot. Hypertoniker ohne Herz- und Nierenerkrankung sind oft körperlich und geistig sehr leistungsfähig und bewegungstüchtig, während das Beschäftigungsverbot ihre nervösen Beschwerden steigert.

Man hüte sich vor Verwechslung einer blanden Nierenschrumpfung mit Neurasthenie! Die sachgemäße Nierendiät (Obst-

und Milchtage usw.) vermindert oft die autotoxischen Nervensymptome.

Der Behandlung der Schlaflosigkeit kommt große Bedeutung zu. Man muß den Ursachen derselben nachgehen. Der Wille zur inneren Beruhigung muß geübt werden. Schon Joh. Müller, der Physiologe, sagt: „Manche wie ich selbst können sich schlafen machen, wenn sie wollen, wenn sie sich gedankenruhig hinlegen." Zu spätes und zu reichliches Abendessen kann den Schlaf schädigen, besonders bei Gichtikern und Plethorösen ist die abendliche Hauptmahlzeit vom Übel. Asthenische und übermüdete Neurastheniker anderseits tun gut, zur Nacht noch etwas zu essen. Abendliche Stuhlentleerung kann wichtig sein.

Die motorische Unruhe muß willensmäßig unterdrückt werden. Sehr oft wirken in dieser Richtung kalte Teil- oder Ganzwaschungen, kurze kühle Fußbäder, kühle Teilpackungen, lauwarme Vollbäder vor dem Zubettgehen u. a. m., Zimmerluftbäder von 5—10 Minuten Dauer. Das Schlafzimmer muß kühl (Zentralheizung!) sein. Oft wirkt ein Spaziergang vor der Nachtruhe günstig ein.

Schlafmittel sollten immer erst verordnet werden, wenn man auf andere Weise nicht zum Ziel kommt. Man versuche durch einfache Mittel suggestiv zu wirken (Baldrian, Spir. meliss. comp., usw.), d. h. die Angst vor der Schlaflosigkeit zu beseitigen! Genügt dies nicht, so wende man zunächst Brom an und vermeide tägliche Gaben. Es ist außer allem Zweifel, daß zu viel Schlafmittel verordnet werden. Man beachte, daß die Angaben der Leidenden in dieser Hinsicht oft übertrieben sind! Oft wirkt Acid. acetylosalicyl. (Aspirin) sedativ. Die sedative Methode sollte anstatt der eigentlichen Schlafmittel bevorzugt werden. Sie genügt oft, um die psychischen Hemmungen des Einschlafens zu beseitigen, vermag gewisse örtliche Erregungszustände (sexuelle, nervöse Empfindungen in der Herzgegend usw.) zu besänftigen.

Die Behandlung der Schlaflosigkeit bei Neurasthenikern ist von besonderer Wichtigkeit, weil letztere einen Circulus vitiosus bedingt. Im Schlaf findet der Wiederaufbau der Nervensubstanz statt.

Ein dritter Punkt von grundsätzlicher Bedeutung betrifft die Psychotherapie. Sie bildet bei jeder Neurastheniebehandlung die Hauptsache. Es kommt oft viel weniger auf die Art der Mittel als auf den Einfluß des Arztes an. Wenn auch funktionelle Störungen in der Innervation der Organe vorhanden sind, so besteht doch zwischen diesen und dem Seelischen eine innige gegenseitige Verknüpfung, wobei der Knoten selbst in der Seele zu finden ist. Es kommt darauf an, die Fixation der neurasthenischen Gefühlslage zu sprengen. Sehr wichtig ist es, hoffnungsfreudige Stimmungen und Gedankengänge auszulösen; den Kranken von seiner Leistungsfähigkeit und davon zu überzeugen, daß sein Leiden kein schwerwiegendes sei; ihn von der Selbstbeobachtung abzubringen und vor allem sein Wollen zu kräftigen. Hoffnung schlägt die Brücke zum Willen. Hierzu dient neben dem Wort die Beschäftigung, sowohl mechanische wie intellektuelle. Es ist verkehrt, Patienten wegen geringer oder mäßiger neurasthenischer Beschwerden aus ihrer Tätigkeit herauszunehmen; der Arzt soll ihnen vielmehr Mut und Energie einflößen und eine bestimmte Lebensordnung aufdrängen. Sehr schädlich wirkt auf den Neurastheniker Verängstigung durch Freunde, Bekannte und auch Ärzte. Falsche Diagnose, unnötige Verbote, überflüssige und vielgeschäftige Behandlungsprozeduren können Anlässe zu einer Vertiefung der Neurasthenie bilden. Außer der gewollten Psychotherapie gibt es eine ungewollte, welche jeder ärztlichen Verordnung innewohnt. Wenn der Arzt dem Neurastheniker mit nervösen Herzbeschwerden Digitalis verordnet, so übt er eine geradezu verderbliche psychische Wirkung aus. Schon die Empfehlung von Arbeit, Gymnastik, Bergsteigen kann auf psychischem Wege den Herzneurastheniker der Heilung zuführen.

Die Voraussetzung der Psychotherapie ist das Vertrauen, und dieses gründet sich auf die Überzeugung des Patienten, daß der Arzt ihn versteht. Im allgemeinen erobert der Arzt die Seele des Neurasthenikers dadurch, daß er ihn ernst nimmt und sich eingehend mit ihm beschäftigt. Nicht selten freilich wenden sich gerade Kranke dieser Kategorie falschen Propheten zu, deren Blick sie eine magische Kraft zuschreiben. Die Psychotherapie wirkt einerseits auf die Innervation, von welcher wir wissen, daß sie sogar den Chemismus beherrscht, anderseits auf das autoplastische Krankheitsbild; die Besserung des letzteren ist für den Kranken ein Erlebnis, welche für ihn die Merkmale der Wirklichkeit besitzt. Geistige und körperliche Vorgänge sind inkommensurabel.

Manche Ärzte suchen die Neurastheniker dadurch suggestiv zu behandeln, daß sie ihnen immer wieder die neuesten Erzeugnisse der chemischen Industrie verordnen und sich so einem bekannten Masseninstinkt dienstbar machen. Diese Methode ist jedoch bedenklich, da der denkfähige Patient sich doch schließlich sagt, daß der Arzt über diese jungen Mittel unmöglich hinreichende Erfahrungen besitzen könne. Anderseits ist es freilich ein sehr gewöhnliches Vorkommnis, daß der Neurastheniker den Arzt zur therapeutischen Vielgeschäftigkeit antreibt.

Von der Hydrotherapie, die auch in der Hauspraxis sehr wohl ihre Stätte hat, ist bei der Behandlung der Neurasthenie ein umfangreicher Gebrauch zu machen. Die Kälte- und Wärmereize des Wassers wirken teils beruhigend, teils erregend und dadurch auf die nervöse Überempfindlichkeit hemmend. Die plötzliche Kälteempfindung als solche wirkt zudem reizgewöhnend und auf die sensible Sphäre übend; unlustige Allgemeingefühle werden verdrängt. Dazu kommt das Gefühl der Erfrischung und ein suggestiver Einfluß auf die Willenstätigkeit. Endlich ist daran zu denken, daß die vasomotorischen Vorgänge auf den Stoffaustausch zwischen Blut und Gewebe einen auch der Neurasthenie zugutekommenden Einfluß ausüben können. Eine tonisierende Bedeutung für die vegetativen Nerven ist wahrscheinlich.

Zur Verwendung kommen: kalte Umschläge und Abreibungen, Güsse, Duschen, Fußtauchbäder, Abklatschungen, fließende Fußbäder (in jeder Badewanne herzustellen), kalte Voll- und Schwimmbäder. Ich habe zahlreichen Neurasthenikern durch solche Maßnahmen ohne jedes Medikament genützt.

Warme Bäder mit und ohne Zusätze und andere Wärmeanwendungen wirken oft beruhigend (auch schlafbringend); heiße von 30—32⁰ R können gleichfalls beruhigend und erfrischend, aber auch erregend wirken, wie überhaupt bei Neurasthenie die individuelle Reaktion sehr verschieden sein kann. Ferner sind Halbbäder mit Übergießungen und nachfolgender Einpackung, wechselwarme Fußbäder, Sitzbäder, kühle Waschungen der Beckengegend und Genitalien, endlich kurzdauerndes Barfußgehen in der Wohnung zu erwähnen. Dem Schweninger-Hauffeschen langsam durch Zugießen von heißem Wasser erwärmten Lokalbad kommt gleichfalls eine örtlich wie allgemein günstige Nervenwirkung zu.

Die Kalt- und Warmreize an den Füßen und der Beckengegend haben eine besonders ausgedehnte Reflexwirkung, weil die von dort kommenden Nerven das ganze Rückenmark durchziehen.

Ist eine klimatische Kur möglich, so empfiehlt sich am meisten ein Gebirgsaufenthalt.

Luftbäder, deren günstige Wirkung auf viele Neurastheniker nicht zu bestreiten ist, können auch in der Wohnung verwendet werden, z. B. in der Form des Nacktturnens. Hier und da finden sich Luftbadeeinrichtungen, und manche Patienten haben die Möglichkeit, sich eine solche im Gartenland herzustellen; auch können Badeplätze gleichzeitig zu Luftbädern verwendet werden.

Massage wirkt in zweckmäßiger Dosierung bei Übermüdungsneurasthenie belebend, bei nervösen Schmerzen häufig beruhigend.

Man kann unter Umständen ein Familienmitglied auf die nötigen Handgriffe einüben. Das gleiche gilt von trockenen Frottierungen. Gymnastik wurde schon erwähnt; man vernachlässige die Atmungsgymnastik nicht. Bei Asthenie ist die Gymnastik im Verein mit Kaltwasseranwendungen und angepaßtem Sport das Heilmittel gegen die neurasthenischen Beschwerden. Leider werden von Ärzten bei diesen Zuständen vielfach wahllos Ruhekuren anbefohlen. Der Bewegungsbehandlung kommt außer bei der Neurasthenie der Fettleibigen, Plethorösen, Gichtiker, Arteriosklerotiker usw. bei der Neurasthenie der Geistesarbeiter, der durch ihre Tätigkeit an das Zimmer Gefesselten eine große Bedeutung zu (Spaziergänge, sonntägliche Ausflüge, Gymnastik, angemessener Sport). Zahlreiche Patienten, deren nervöse Beschwerden mit nicht erkannter atypischer Gicht zusammenhängen, werden falsch mit Ruhe und Schonung behandelt. Von physikalischen Maßnahmen kommt noch Höhensonne für Schmerzen und Schlaflosigkeit in Betracht (zum Teil Suggestivwirkung?).

Das durch die Bewegungsleistung gewonnene Vermögen, den Körper dem Willen untertan zu machen, wirkt erhöhend auf Stimmung, Kraftgefühl, Energie. Hyperästhesien, die ein abnorm gesteigertes (neurasthenisches) Ermüdungsgefühl bedingten und dem Kranken eine motorische Schwäche vortäuschten, werden durch Bewegungsübungen nicht selten zum Verschwinden gebracht. Durch die Bewegungsleistungen wird eine wohltätige körperliche und geistige Ermüdung ausgelöst, die auch geistigen Überspannungen vorbeugt. Der Schlaf wird vertieft. Die mit der Bewegung verbundenen sensiblen Reizungen und vasomotorischen Regulierungen beeinflussen oft in günstiger Weise allgemeine und örtliche Erregbarkeitssteigerungen (Angiospasmen, Hyperästhesien, Algesien, Gelenkneurosen usw.). Sorgsames Individualisieren ist erforderlich. Man kann zwar im allgemeinen sagen, daß für muskelkräftige, gut genährte, vollblütige Neurastheniker Bewegung, für magere, anämische, übermüdete Ruhe geeignet ist, aber innerhalb dieser Kategorien spielt die individuelle Reizbarkeit noch eine entscheidende Rolle. Ein gewisses Maß von Bewegung kann auf die neurasthenischen Beschwerden wie Parästhesien, Hyperästhesien, Angstzustände, Herzklopfen, Schlaflosigkeit usw. wohltätig einwirken, während oft nur geringe Überschreitungen dieses Maßes gegenteilige Wirkungen hervorzubringen vermögen. Die Bewegungstherapie, richtig angewendet, bildet einen sehr wichtigen Heilfaktor bei der Neurasthenie, weil sie an der Willenssphäre angreift. Sie eignet sich für alle Formen dieser Krankheit; besonders auffällig sind ihre Wirkungen bei den Herz- und vasomotorischen Neurosen, dem neurasthenischen Ermüdungsgefühl, welches die Kranken in den Wahn der Bewegungsunfähigkeit versetzt, der neurasthenischen Appetitlosigkeit, Energielosigkeit, geistigen Ermüdbarkeit, Schlaflosigkeit, den Angstzuständen, der sexuellen Neurasthenie.

Die pharmakologische Behandlung, die vielfach nicht zu umgehen ist, kann durchaus ohne kostspielige Mittel ihr Ziel erreichen. Natr. phosphoricum, Eisen, Arsen, Strychnin, Kalzium (flüssig per os oder in Injektionen), Brom, Antineuralgika, leichte Schlafmittel (siehe oben), Tees, Baldrian, Stomachika, aromatische Bäder, Malzpräparate können in zahlreichen relativ billigen Formen und wechselnden Kombinationen verwendet werden. Narkotische Mittel sind grundsätzlich zu vermeiden.

Der zur Verfügung stehende Raum verbietet das Eingehen auf einzelne Formen der Neurasthenie. Es gibt Neurastheniker, denen nur eine kostspielige Behandlung imponiert. Auch wird die ökonomische Behandlung bei Neurasthenie oft durch die Patienten selbst durchkreuzt; viele von ihnen leiden an einer Behandlungssucht, wechseln den Arzt, bringen ihm Mißtrauen entgegen, wenden sich jeder marktschreierisch angepriesenen Neuheit zu und geben viel Geld unnötigerweise aus. Vor Geheimmitteln, wie sie tagtäglich gegen Neurasthenie angepriesen werden, kann im allgemeinen nur gewarnt werden. Die Kurpfuscherei, die radikalen Naturheil-, Rohfrucht- usw. Anstalten zählen vornehmlich die Neurastheniker zu ihren Klienten. Die Medizin mag noch soviel Fortschritte machen, eines wird ihr nie gelingen: Die Therapie der menschlichen Dummheit, welche der Übel größtes ist.

5. Sparsame, sachgemäße Behandlung Gichtischer und Rheumatischer[1]).

Von Prof. Dr. W. His, Berlin.

Im nachstehenden soll die Behandlung der rheumatischen Erkrankungen erörtert werden.

I. Die akuten Gelenkerkrankungen. Unter dem Bild einer akuten Polyarthritis können die von Gerhardt sog. Rheumatoide auftreten als Teilerscheinung von Sepsis, Scharlach, Gonorrhöe, Lues, ausnahmsweise auch von echter Harnsäuregicht. Gonorrhöe und Lues werden durch Salizylate wenig oder nicht beeinflußt. Zu berücksichtigen sind auch die seltenen Gelenk-

---

[1]) Abgedruckt aus Med. Klinik 1925, Nr. 37.

neuralgien und die intermittierenden Gelenkschwellungen, die oft schmerzlos, immer flüchtig sind.

Bei akuter Polyarthritis ist das Hauptmittel Salizylsäure, am besten als Natriumsalz. Die üblichen Dosen von 4—5 g täglich lassen bei schweren Fällen öfter im Stich; dann helfen oft 8 bis 10 bis 12 g, 2—3 Tage hindurch gereicht. Wenn starke Magenbeschwerden eintreten, kann salizylsaures Natrium per Klysma (in doppelter Dosis) oder intravenös 0,5 g in 50 ccm Wasser innerhalb 10 Minuten infundiert werden; letztere Anwendung wirkt intensiv und oft besser als per os.

Azetylsalizylsäure (Aspirin), Diplosal und andere Ester der Salizylsäure greifen den Magen weniger an, treiben aber den Salizylspiegel im Blute weniger hoch und wirken daher weniger intensiv. Die perkutane Anwendung der Ester (Mesotan, Salit usw.) ist bei hartnäckigen Schmerzen wirksam, erzeugt aber öfter Dermatitis.

Wenn Überempfindlichkeit gegen Salizyl besteht, oder dieses unwirksam bleibt, treten die anderen Antirheumatika ein: Antipyrin, Melubrin, Phenazetin; am wirksamsten ist wohl das Atophan, innerlich oder als Novatophan subkutan oder intravenös gegeben. Andere Spezialpräparate sind fast immer entbehrlich.

Wichtig ist die gute Lagerung der erkrankten Gelenke, das Einhüllen in Watte oder Flanell, das Fernhalten von Kälte und Luftzug.

Wasserprozeduren im akuten Stadium können nur unter sehr geübter Leitung angewandt werden. Gegen hartnäckige Schwellungen und Schmerzen in der Rekonvaleszenz sind heiße Bäder (35° ansteigend bis 40°) mit nachfolgenden Schwitzpackungen empfehlenswert.

Die Überempfindlichkeit der Haut in der Rekonvaleszenz muß durch vorsichtige Teilwaschungen mit lauem, später zimmerwarmem Wasser beseitigt werden.

Rückfälle zu verhüten gibt es kein sicheres Mittel. Zu achten ist auf dauernden Zug an der Arbeitsstätte, starke Temperaturschwankungen im Beruf; Wechsel des Berufs ist nur dann notwendig, wenn mit diesem ernstliche und dauernde Schädigungen verbunden sind (Bergwerke, Wasserarbeit).

Die Entfernung hypertrophischer Tonsillen oder anderer chronischer Eiterherde (Alveolarpyorrhöe der Zähne) hilft nur ausnahmsweise; die ausgedehnten Anwendungen in Amerika scheinen noch kein endgültiges Ergebnis geliefert zu haben.

Akute gonorrhöische Polyarthritis, bei frischer, aber auch bei chronischer Gonorrhöe zu vermuten, wenn Salizylate nicht wirken, verlangt Beseitigung des gonorrhöischen Entzündungsherdes; gegen die Schmerzen wirkt am besten Stauungsbehandlung nach Bier; Arthigon ist oft wirksam, zuweilen auch Jodkalium.

Luetische Polyarthritis ist seltener, aber doch häufiger als bekannt; sie reagiert prompt auf Jod und Salvarsan.

II. Die chronischen Arthritiden. Die chronischen Arthritiden sind wegen ihrer Hartnäckigkeit gefürchtet, selten ganz heilbar, aber bei richtiger Behandlung meist besserungsfähig.

Die Behandlungsart muß sich nach der Form und Entstehung richten, es sind zu unterscheiden:

1. Die Residuen akuter Polyarthritis, meist nur in einem oder wenigen Gelenken.

2. Die entzündlichen Formen; sie spielen sich in der Kapsel ab, die verdickt zu fühlen ist; oft besteht Erguß; nicht selten vasomotorische Störungen, Kältegefühl, Parästhesien; die Haut wird manchmal atrophisch, gewisse Muskelgruppen schwinden frühzeitig; auffallend ist die fast regelmäßige Beschränkung auf gewisse symmetrisch angeordnete Gelenke.

Die Krankheit beginnt zuweilen ziemlich akut, mit hohem Fieber und ist dann zu behandeln wie eine akute Polyarthritis; öfter verläuft sie mit ganz leichten Temperatursteigerungen monate- und jahrelang; meist bleibt sie fieberlos. Die Ursache ist unbekannt; der Zusammenhang mit Eiterherden im Körper (Tonsillen, Zähne, Gallenblase, Blinddarm, Sexualorgane), wenngleich nicht unwahrscheinlich, so doch keineswegs bewiesen; daher eine ursächliche Therapie durch Entfernung der Eiterherde nur in Ausnahmefällen wirksam. Bei Frauen ist ein Zusammenhang mit der Klimax zweifellos. Die Gelenkveränderungen pflegen während der Klimax aufzutreten, dann aber stationär zu bleiben.

3. Die degenerativen Formen. Sie beginnen mit Entartung des Knorpels, die Kapsel bleibt zunächst unberührt oder erschlafft höchstens; Muskelatrophien kommen vor; charakteristisch sind für alle vorgeschrittenen Formen die schweren Veränderungen am Knorpel und Knochen, die Randwucherungen und Verwachsungen der Gelenkflächen.

Auffaserung und Degeneration der Gelenkknorpel sind von einem gewissen Alter an physiologisch; krankhaft werden sie, wenn sie zu früh oder zu stark auftreten. Sie kommen monartikulär und polyartikulär vor und verlaufen stets fieberlos.

Für die Behandlung stehen sehr viele Mittel zur Verfügung.

Die Antirheumatika haben nur bei verhältnismäßig akut auftretenden und fieberhaften Formen eine Dauerwirkung; sonst dienen sie lediglich der Schmerzlinderung. Wärme wird in jeder Form wohltätig empfunden; je wärmer um so besser, daher die trockene Wärme, nach Bier durch Heißluft erzielt, am wirksamsten. Heißluftapparate lassen sich nach Biers Angabe leicht im Hause herstellen und anwenden. Wo vorhanden, ist Diathermie nützlich. Warme Bäder mit Schwitzprozeduren pflegen weniger eingreifend zu wirken. Stauung nach Bier wirkt schmerzlindernd und entzündungshemmend, ist aber weniger wirksam als die Hyperämiebehandlung.

Die Reizkörpertherapie ist vor allem bei den entzündlichen und klimakterischen Formen angebracht. Dabei scheint es gleichgültig, welcher Körper verwendet wird; die Kranken reagieren auf ein und dasselbe Mittel ganz verschieden, und man wird in jedem Falle ausprobieren müssen. Bier empfiehlt neuerdings mit ganz kleinen Dosen anzufangen, um jede stärkere Reaktion zu vermeiden; andere und wir selbst haben auch mit fiebererzeugenden Dosen gute Resultate erzielt. Nur die rasch verlaufenden, hochfiebernden Formen verlangen besondere Vorsicht.

Als wirksame Reizkörper sind erprobt: Ameisensäure, Eiweißkörper (Milch, Aolan, Novoprotin, Kaseosan), Yatren, Schwefel in öliger Lösung oder kolloidalem Zustand, alle subkutan angewandt. Die intravenöse Darreichung geht mit stärkerer Reaktion einher, scheint aber keine besonderen Vorteile zu bieten. Der Heilnersche Sanarthrit gehört unter die Reizkörper und hat vor den anderen keine besonderen Vorteile. Die Reizkörpertherapie kann im Hause durchgeführt werden, verlangt aber genaue Überwachung des Erfolges und angemessene Dosierung.

Die Behandlung mit radioaktiven Substanzen kann dieselben Erfolge zeitigen wie die Reizkörperbehandlung; sie kann allgemein oder örtlich angewandt werden. Zur Allgemeinbehandlung dient die Inhalation emanationshaltiger Luft, die eine besondere Einrichtung verlangt, und das Trinken emanationshaltigen Wassers, das, mit transportablen Apparaten, im Hause durchgeführt werden kann.

Die örtliche Behandlung, oft recht wirksam, besteht in der Injektion schwerlöslicher radioaktiver Substanzen (Thorium X) in die Umgebung der kranken Gelenkkapsel an 3—4 Stellen.

Röntgenbestrahlung und Höhensonne lassen bei den chronischen Arthritiden im Stiche.

Die deformierenden Arthritiden sind im allgemeinen der Behandlung weniger zugänglich als die entzündlichen. Namentlich die monartikulären Formen sind meist besonders hartnäckig. Wesentlich ist, die Gelenke, solange es geht, in Tätigkeit zu lassen,

um der Muskelatrophie und der Obliteration der Gelenke entgegen-
zuarbeiten. Dies gilt überhaupt für alle Gelenkkrankheiten. Stütz-
apparate bei Hüftgelenksankylose sind fast immer lästig und
unnütz.

III. Spondylitis deformans (Pierre Marie-Strüm-
pell-Bechterewsche Krankheit) ist eine meist im mittleren
Alter einsetzende und unaufhaltsam fortschreitende Entartung
der Zwischenwirbelscheiben mit starken Randwucherungen, durch
welche die Wirbelkörper starr miteinander verbunden werden.
Durch frühzeitig einsetzende Gymnastik läßt sich der Versteifung
entgegenarbeiten und ein gewisser Grad von Beweglichkeit sich
wiederherstellen.

IV. Die Heberdenschen Knoten, fälschlich Gichtknoten genannt, sind degenerative Arthritiden an den Endgelenken der
Finger, seltener der Zehen; sie sind sehr häufig im Involutions-
alter bei Männern und Frauen, pflegen einige Jahre, während sie
entstehen, etwas zu schmerzen, später aber reizlos zu werden.
Da sie die Brauchbarkeit der Finger wenig stören, kommt ihnen
eine große Bedeutung für die Erwerbsfähigkeit nicht zu. Schmerzen werden durch Pinseln mit Jodtinktur beseitigt.

Massage der erkrankten Gelenke hat wenig Wert. Sehr
wichtig ist sie aber für die Ernährung der Muskeln, die bei allen
Arthritiden von Atrophie bedroht sind. Solange die Glieder frei
beweglich sind, ist freilich der natürliche Gebrauch die beste
Massage; sowie aber die Beweglichkeit gehindert ist, sollen die
Muskeln regelmäßig massiert werden, solange nur einige Hoffnung
auf Wiederkehr der Bewegungen besteht.

V. Die Myalgien sind in ihrem Wesen noch rätselhaft,
wohl auch nicht einheitlich. Wir finden sie während und nach
Infektionen (z. B. Grippe), bei Diabetes und Gicht, oft vielleicht
auch im Zusammenhang mit chronischen Eiterungen (Tonsillen!)
oft aber als ausgesprochene Kältefolgen, akut und chronisch, meist
auf Nacken- oder Lendenmuskeln beschränkt.

Akuter Tortikollis oder Lumbago kann mit antirheumatischen
Mitteln, mit Wärme oder Massage behandelt werden. Die Wahl
hängt von den Umständen ab. Medikamente können ohne Berufs-
störung genommen werden; Bäder und Massage verlangen Zeit
und Einrichtung bzw. Personal. Abseits von solchen Hilfsmitteln
können warme Packungen (Quetschkartoffeln, Sandsäcke, Lehm-
packungen) in frischen Fällen gute Dienste tun.

Chronische Myalgien sind meist sehr hartnäckig und nur mit
eingreifender Behandlung zu beseitigen. Heiße Bäder mit Schwitzpackungen, Diathermie, Dampfduschen, Heißluftbäder sind da

wirksam, am besten aber eine gute Massage. Deren Methoden sind verschieden: alle können gleich günstigen Erfolg haben, vorausgesetzt, daß sie richtig ausgeübt werden. Von ungeübter Hand ausgeführt hat Massage keinen Zweck. Wo Massage und Bäder nicht zu erreichen, helfen Derivantien: Schröpfköpfe, Ferrum candens, besonders Zugpflaster (z. B. Empl. Cantharidum perpetuum).

VI. Ischias. Das Wichtigste bei Ischiasbehandlung ist festzustellen, ob dem Schmerz ein bestimmtes Leiden zugrunde liegt. Zu denken ist an Diabetes, Gicht, Exsudate oder Tumoren im kleinen Becken, Rektumkarzinom, chronische Obstipation, Varizen der Vena obturatoria, Spina bifida occulta (Röntgenbild), Lues, Malaria. Als Fehldiagnose kommt weiter in Betracht Tabes (lanzinierende Schmerzen), Coxitis, Malum senile coxae, vor allem der Plattfuß. Es ist fast unglaublich, wie oft Plattfußbeschwerden oder andere Belastungsdeformitäten als Ischias behandelt werden. Charakteristisch für Ischias ist der Dehnungsschmerz (Lasèguesches Zeichen), Druckempfindlichkeit des Nervenstammes oder seines Wurzelgebietes, oft Muskelatrophie, Fehlen der Patellarreflexe, Sensibilitätsstörungen.

Die antirheumatischen Medikamente helfen bei Ischias kaum oder höchstens in leichtesten Fällen. Besser sind die Wärmeapplikationen, heiße Bäder mit Nachschwitzen. Dampf- und Heißluftbäder, Dampfduschen, heiße Strahlduschen, schottische Wechselduschen, Sandbäder, Diathermie. Gute Massage leistet sehr viel, verlangt aber kunstgerechte Ausführung. Sehr wirksam und auch im Hause und bei Abwesenheit besonderer Badevorrichtungen ausführbar sind die Langeschen Injektionen, 100—150 ccm physiologische Kochsalzlösung mit Zusatz von 1 $^0/_{00}$ Novokain mit langer Nadel in die Umgebung des Nervenstammes eingespritzt; nach Bedarf zwei- bis mehrmals wiederholt. Elektrische (galvanische) Anodenbehandlung mag zuweilen unterstützend wirken. Gymnastik, besonders schwedische, ist vortrefflich zur Beseitigung der Skoliose. Als Regel mag gelten, daß fast jede Ischias sich heilen, mindestens bessern läßt; wenn stets über gleiche Schmerzen geklagt wird, liegt der Verdacht auf tieferes Leiden, Hysterie oder Rentensucht vor!

Zur blutigen oder unblutigen Nervendehnung hat man selten Veranlassung.

Zusammenfassend soll hier über Badekuren gesprochen werden. Sie können bei rheumatischen Krankheiten ausgezeichnete Erfolge zeitigen, aber es müssen die Fälle richtig ausgewählt werden. Badekuren sind immer mit Zeitaufwand und materiellen Auslagen verbunden; um so wichtiger ist die Auswahl der Kranken.

Geeignet sind zunächst alle Residuen akuter Rheumatismen, von den chronischen die entzündlichen Formen, vorausgesetzt, daß die Kranken reisen können. Alle schwer oder leicht fiebernden Kranken werden besser in der Heimat behandelt. Sehr günstig werden ferner die Myalgien beeinflußt. Dagegen sind die degenerativen Formen im allgemeinen durch Badekuren wenig zu beeinflussen, selbst die Schmerzen bleiben oft unvermindert. Ischias ist ein günstiges Objekt.

Die Kurmittel sind mannigfach; hauptsächlich handelt es sich um heiße Quellen: indifferente, Solquellen, Sprudel mit Kohlensäure und allerlei Salzen, Moorbäder, Schlammbäder. Weder die Temperatur, mit der die Quelle entspringt, noch die Art ihrer Salze, noch etwaiger Radiumgehalt allein erklären die Wirkung völlig; sie ist rein erfahrungsgemäß seit alten Zeiten erkannt worden. Für die Behandlung kommt es nicht allein auf die Zusammensetzung der Quellen an, sondern sehr wesentlich auch darauf, daß die Einrichtungen für Unterkunft, Verpflegung, Transport zum Bade, Ruhe nach dem Bade, Heizung an kalten Tagen so sind, daß dem Kranken kein Schaden während der Kur treffen kann. Der Vorteil der Badekur liegt darin, daß der Kranke in ansprechender Umgebung sich völlig seiner Kur widmen kann, daß alle zur Behandlung notwendigen Faktoren am selben Orte vereinigt sind und ohne Anstrengung oder Schaden erreicht werden können. Sehr viele Wirkungen der natürlichen Quellen können in guten Krankenanstalten der Heimat ebenso erzielt, manche, z. B. die radioaktiven Wirkungen, weit übertroffen werden; die Erfahrung lehrt, daß viele Kranke, die umsonst Bäder aufgesucht hatten, in der Heimat wesentlich gebessert werden können. Freilich gehören dazu Erfahrung, Übung und die nötigen Einrichtungen; wo diese vorhanden, kann auf Badekuren oft verzichtet werden. Das ist bei der Auswahl der Kranken zu berücksichtigen.

VII. Die echte Harnsäuregicht kommt bei den körperlich arbeitenden Ständen selten vor, die Gicht der Bleiarbeiter ist mit der Bleivergiftung selten geworden; am ehesten sind es die durch ihren Beruf an reichliche Ernährung gewöhnten Brauer, Fleischer, Bäcker, die etwa einmal von Gicht befallen werden.

Es gehen aber unter dem volkstümlichen Namen Gicht sehr viele chronische Arthritiden und Myalgien, die mit der echten Gicht nichts zu tun haben.

Die echte Gicht ist eine Stoffwechselstörung, ausgezeichnet durch die Neigung zur Ablagerung von harnsauren Salzen in die Gelenke, Sehnenscheiden, Unterhautzellgewebe. Sie kann erkannt werden, wenn akute Anfälle auftreten mit sehr lebhaftem Schmerz,

7*

Rötung der Haut und Besserung nach wenigen Tagen; wenn Tophi vorhanden sind, und wenn der Purinstoffwechsel in typischer Weise verändert ist (verlangsamte, unvollständige Ausscheidung der Harnsäure nach Darreichung von nukleinsaurem Natron oder purinreicher Nahrung. Dies kann nur im Krankenhause geprüft werden). Wichtig zu wissen ist, daß gichtige Gelenkerkrankungen niemals symmetrisch auftreten; wo Gelenke symmetrisch befallen, ist Gicht ausgeschlossen.

Die Gicht als Stoffwechselkrankheit muß diätetisch behandelt werden. Dies ist wichtig zu wissen, weil alle anderen Gelenkkrankheiten von der Ernährung ganz unabhängig sind.

Es hat gar keinen Zweck, einen Kranken mit chronischer, nicht gichtischer Arthritis wegen falscher Benennung mit komplizierten Diätvorschriften zu plagen. Solche sind nur dann erforderlich, wenn der Kranke von Hause aus oder infolge der Bewegungslosigkeit fettleibig und dadurch in seiner Bewegung gehemmt wird.

Die Behandlung der chronischen Harnsäuregicht fällt im übrigen mit der der chronischen Arthritiden so ziemlich zusammen; nur die Ernährung und etwaige Trinkkuren sind beizufügen.

Zum Schluß möchte ich noch einmal hervorheben, wie wichtig für alle rheumatischen Krankheiten die physikalischen Behandlungsmethoden sind. Man soll sich mit der palliativ wirkenden Arzneibehandlung nicht zu lange aufhalten, sondern die Kranken so bald als möglich dahin bringen, wo die wirksameren physikalischen Methoden angewandt werden können.

6. Sparsame, sachgemäße Behandlung Tuberkulöser[1]).

Von Prof. Dr. F. Klemperer, Berlin.

Die schwerste Zeit der Geldentwertung, in der Patient und Arzt bei jeder kleinsten Verordnung durch die Frage nach den Kosten geschreckt und gehemmt wurden, ist glücklicherweise überwunden. Trotzdem erscheint eine Betrachtung über Sparsamkeit bei der ärztlichen Behandlung nicht überflüssig — nicht nur weil unsere Lage auch heute, und voraussichtlich noch längere Zeit, den Kranken wie den Gesunden auf möglichste Beschränkung aller Ausgaben drängt, sondern auch, weil der Gesichtspunkt der Vermeidung des Entbehrlichen den Arzt zum Nachdenken dar-

---

[1]) Mit geringen Änderungen abgedruckt aus „Therapie der Gegenwart" 1925, H. 5.

über führt, was an seiner Therapie wirklich wesentlich und für den Erfolg notwendig ist —. Wenn wir alles, was nur gewohnheitsmäßig übernommen, aus Mode und anderen Strömungen entstanden, doch ohne Benachteiligung des Patienten entbehrlich ist, aus unserer Therapie streichen, gewinnt die Verordnung des wirklich Notwendigen an Nachdruck, und aus der Ersparnis auf der einen Seite werden Mittel für das Unentbehrliche frei. Aus diesem Grunde will ich im folgenden einige Richtlinien über „die sparsame und doch sachgemäße Behandlung Tuberkulöser" zu geben versuchen.

I. An die Spitze einer Betrachtung über ökonomische Behandlung Tuberkulöser muß der Satz gestellt werden, daß nur die Tuberkulösen zu behandeln sind, die wirklich der Behandlung bedürfen, d. h. deren Tuberkulose aktiv ist. So selbstverständlich dies Gebot ist, so wird doch nicht selten dagegen gefehlt. Der Grund hierfür liegt in der Schwierigkeit der Abgrenzung aktiver von inaktiver Tuberkulose, der sicheren Unterscheidung einerseits zwischen Tuberkuloseverdacht und wirklich beginnender Tuberkuloseerkrankung, der Entscheidung anderseits, wann eine leichte aktive Tuberkulose, die sich durch klinische Erscheinungen (etwa eine initiale Hämoptöe) als solche manifestiert hatte und demgemäß behandelt wurde, inaktiv geworden, d. h. klinisch geheilt ist und weiterer Behandlung nicht mehr bedarf[1]). Nicht als ob die Tuberkuloseverdächtigen und die eben Geheilten etwa unbehandelt bleiben sollten — aber sie bedürfen nur der Schonung und der hygienischen Beratung und Beaufsichtigung, nicht jedoch oder nicht mehr spezifischer Küren, nicht des ganzen umfassenden Heilplanes unserer Tuberkulosebehandlung. Und Zurückhaltung mit den eigentlichen Tuberkulosekuren in solchen Fällen ist nicht nur aus Sparsamkeitsrücksichten angebracht, sondern ebensosehr im Interesse der Patienten selbst, die durch nicht oder nicht mehr erforderliche spezifische Behandlungsmethoden psychisch mehr Schaden erfahren können, als ihnen bestenfalls körperlich genutzt würde.

II. Ist Aktivität und Behandlungsbedürftigkeit einer Tuberkulose festgestellt — was in den zahlreichen Grenzfällen, auf die oben hingedeutet wurde, meist nicht durch einmalige Untersuchung, sondern erst durch längere Beobachtung möglich ist —, so muß vor Aufstellung und Inangriffnahme eines Heilplanes die entscheidende Vorfrage erledigt werden: Läßt sich

---

[1]) Vgl. F. Klemperer: Über Unterscheidung aktiver und inaktiver Tuberkulose. Fortbildungsvortrag, geh. am 24. Oktober 1924. Ztschr. f. ärztl. Fortbildg. 1925, Nr. 10.

unter den gegebenen Verhältnissen die ambulante oder häusliche Behandlung des Patienten durchführen oder ist Anstaltsbehandlung erforderlich?

Es ist in den letzten Jahren von Krankenhausleitern, Heilstättenärzten u. a. des öfteren angedeutet worden, daß nur in einer Anstalt und vom Facharzt Lungentuberkulöse sachgemäß behandelt werden könnten. Gewiß ist für alle Lungentuberkulösen ein Anstaltsaufenthalt empfehlenswert und für viele unentbehrlich — aber welche Verkennung der Zusammenhänge ist es, wenn z. B. K. H. Blümel[1]), der Leiter der Fürsorgestelle in Halle, meint, daß „kaum ein Kollege auf den Gedanken kommt, die Heilanstaltsbehandlung auf seine Kranken am Wohnorte anzuwenden", weil „heute nur ein Bruchteil der Ärzte die Erkennung und Behandlung der Tuberkulose versteht". Nein, nicht weil das diagnostische und therapeutische Können des Arztes zu gering sind, ist die Heimbehandlung in so vielen Fällen wenig erfolgreich, sondern weil die Verhältnisse stärker sind als der Arzt. Wo die Wohnungs- und Ernährungsbedingungen des Kranken die Entfaltung eines gewissen Maßes von Krankenpflege und Hygiene nicht gestatten, wo es zu sehr an Einsicht seitens des Patienten, an Verständnis und Rücksichtnahme der Umgebung u. v. a. fehlt, da ist eine Tuberkulosebehandlung unmöglich. Und schließlich erfordert die Behandlung des Tuberkulösen in allen nicht ganz leichten Fällen einen Aufwand an Zeit und persönlicher Hingabe, die der Anstaltsarzt mit seinen Hilfskräften wohl zu leisten vermag, die aber dem Praktiker draußen und besonders dem vielbeschäftigten Kassenarzt einfach nicht zu Gebote stehen. Aus solchen Gesichtspunkten muß von Fall zu Fall entschieden werden, ob ein Patient in der Sprechstunde des Arztes oder in seiner Wohnung behandelt werden kann oder ob er einer Anstalt überwiesen werden muß. Die Tuberkulosebehandlung selbst ist hier wie dort prinzipiell die gleiche — nur fügt sich in der Anstalt der Patient dem festgesteckten Rahmen der Therapie ein, während dieser draußen den jeweiligen Verhältnissen des Patienten anzupassen ist. Darin liegt die Überlegenheit des Anstaltsarztes begründet, darin die viel größere Schwierigkeit der Aufgabe des privaten Arztes — an sich ist in der gesamten Therapie der Tuberkulose, von der chirurgischen Behandlung abgesehen, nichts enthalten, weder in wissenschaftlicher, noch in technischer Hinsicht, dem der durchgebildete Allgemeinpraktiker nicht voll gewachsen wäre.

---

[1]) Brauers Beitr. z. Klin. d. Tub. 1924, Bd. 58, H. 4, S. 387.

III. Die hygienisch-diätetische Allgemeinbehandlung, wie sie Ende der fünfziger Jahre des vorigen Jahrhunderts von Brehmer und Dettweiler systematisch ausgebaut wurde, bildet noch heute die Grundlage aller Tuberkulosetherapie. Alles, was die letzten Jahrzehnte an wissenschaftlichen Fortschritten gebracht haben — die Charakterisierung der Lungentuberkulose des Erwachsenen als einer Reinfektion, die Bedeutung der immunbiologischen Verhältnisse für die Entstehung und den Verlauf der Zweitinfektion, die Erkenntnis, daß die Bronchialdrüsentuberkulose der Kinder nur ein Teil des Primärkomplexes ist, welcher aus dem Primärherd in der Lunge und der Drüsenerkrankung besteht, der Versuch einer schärferen Scheidung der bösartigen exsudativen und der gutartigeren produktiven Form der Lungentuberkulose u. a. m. — all dies hat die Bedeutung der Allgemeinbehandlung nur zu erhöhen vermocht. Wie der Primärherd der Kinder in der Lunge von selbst heilt, so neigt auch die Spätinfektion der Lunge in einer recht großen Zahl der Fälle zur Heilung und die Therapie hat nur die Aufgabe, schädigende Einflüsse fernzuhalten und die natürlichen Heilkräfte anzuregen. Luft und Licht, Ruhe, Pflege und gute Ernährung dienen diesem Zwecke und genügen ihm zumeist auch, wenn sie, der Schwere des Falles individualisierend angepaßt, in ausreichendem Maße und systematisch angewandt werden — alles darüber Hinausgehende ist vorerst entbehrlich.

Auf die Systematik der Allgemeinbehandlung und die Technik ihrer Anwendung kann hier nicht eingegangen werden — sie sind jedem zugänglich und erlernbar durch Buchstudium und Besuch von Lungenheilanstalten —; nur sei betont, daß die Freiluftkur nicht an bestimmte Höhen und Klimaten gebunden ist (womit deren Überlegenheit nicht etwa geleugnet werden soll), sondern daß sie in jedem Wald, in der geschützten Laube eines Gartens und, wenn es nicht anders geht, auch auf dem Balkon oder am weitgeöffneten Fenster eines Zimmers durchgeführt werden kann. Auch wo nichts derart zur Verfügung steht, kann der leichte, fieberlose Fall wohl im Sommer noch im Freien sich behelfen, im Winter freilich und für fiebernde, auf das Bett angewiesene Patienten ist bei ganz unzureichenden Wohnverhältnissen die Entfernung aus dem Hause unbedingt geboten. Sind aber die hygienischen Verhältnisse auch nur einigermaßen ausreichend, so spielt in die Verordnung einer planmäßigen Freiluft- und Ruhekur, auch unter Hinzunahme der sie unterstützenden hydriatischen Behandlung, die sich beim Lungentuberkulösen meist auf Brustwickel, Abreibungen, kühlende Packungen und ähnliches beschränkt, der ökonomische Gesichtspunkt kaum mehr hinein; besondere Kosten sind mit diesen Maßnahmen ja nicht verknüpft. Nur setzen sie, wie überhaupt die notwendige hygienische Disziplinierung des Patienten, eine ganz persönliche und eingehende Beschäftigung des Arztes mit dem Kranken voraus, ein Eindringen in alle seine Lebensgewohnheiten und ein Überwachen derselben — an der Zeit hierfür darf freilich nicht gespart werden.

Und auch an der Ernährung, die den allerwichtigsten Bestandteil der Phthiseotherapie bildet, darf im allgemeinen nicht gespart werden, wennschon die Rücksichten auf die Lage des Patienten in gewissem Umfange dabei gewahrt werden können. Denn die Ernährung des Tuberkulösen muß gut und reichlich sein, aber jeder Luxus in der Zusammenstellung der Diät ist entbehrlich: aus Milch (1 Liter = 600 Kalorien), Eiern (1 Ei = 80 Kal.), Butter (100 g = 800 Kal.), Mehlwaren (100 g Brot = 250 Kal.), Käse (100 g = 300 Kal.), u. ähnl. läßt sich der für den erwachsenen Tuberkulösen möglichst auf 3000—4000 Kalorien anzusetzende Kaloriengehalt der Nahrung ebensogut bestreiten, wie aus üppigen und teuren Speisen. — Muß die Milch durch Kalkzusatz verträglich gemacht werden, so stellt Aqu. Calc. (200 g = 0,20 M.), 1 Eßlöffel auf 1 Glas Milch, das billigste Kalkpräparat dar[1]); auch Calc. carbon. und Calc. phosphor. āā (1 Teelöffel auf 1 Glas Milch) kosten zu je 25 g nur 0,50 M. — Alkohol ist zur Anregung des Appetits, zur Erleichterung der Fettverdauung, als Mittel gegen Schweiße (1—3 Teelöffel Kognak in 1 Glas kalter Milch vor dem Einschlafen) usw. oft nicht zu entbehren; er erspart andere Medikamente. — Sind bei besonders unterernährten, appetitlosen und fiebernden Kranken Nährpräparate notwendig, so seien als erschwinglichste Malzextrakt (von dem 200 g Kassenpackung 0,95 M. kosten; 1 Eßlöffel enthält 60 Kalorien) und besonders Lebertran (200 g kosten 0,70 M.; 1 Eßlöffel enthält etwa 100 Kal.) empfohlen. Auf weitere Einzelheiten kann hier nicht eingegangen werden, ich verweise auf die ausgezeichnete und erschöpfende Bearbeitung der „Ernährung bei der Tuberkulose" von A. Durig, Wien[2]), aus welcher ich den für unser Thema wichtigen und zutreffenden Satz zitiere:

---

[1]) Die Preis- und die pharmazeutischen Angaben stammen von dem Oberapotheker unseres Krankenhauses, Herrn Weißebach, dem ich für seine Mitarbeit sehr zu Dank verpflichtet bin. (Sämtliche Preisangaben sind ohne Gefäße berechnet.)

[2]) Im Handbuch der gesamten Tuberkulosetherapie von E. Löwenstein, Bd. 1, 2. Teil. Berlin-Wien 1923, Urban & Schwarzenberg.

„Oft liegt die Gefahr der Unterernährung viel weniger an den zur
Verfügung stehenden Geldmitteln als an der ungeschickten Verwendung derselben.‟

Entbehrlich sind vielfach die zur Unterstützung der Allgemeinbehandlung herangezogenen physikalischen Heilmethoden, von denen besonders die in den letzten Jahren viel angewandte
„Höhensonne‟ genannt sei. Im hellen Sommer ist sie sicherlich
überflüssig, für trübe Herbst- und Wintertage soll ihr ein gewisser
Nutzen nicht abgesprochen werden — wennschon die Bräunung
und Rötung der Haut oft nur eine Besserung vortäuscht, die tatsächlich gar nicht vorhanden ist —, aber vor längerer Fortsetzung
der Bestrahlungskur lege man sich doch die Frage vor, ob ihr
Effekt im Einklang steht mit den erwachsenden Kosten, ob nicht
das dafür aufgewendete Geld nützlicher für eine Besserung der
Ernährung, für einen Ausflug ins Freie oder Ähnliches angelegt
würde.

Der suggestive Faktor, der den physikalischen Heilmethoden
innewohnt, ist nicht zu unterschätzen, wie überhaupt die psychische Therapie einen ganz außerordentlich wichtigen Bestandteil der Allgemeinbehandlung darstellt. Aber gerade dieser
Faktor gestattet des öfteren den Fortfall der physikalischen Behandlungsmethoden ohne Benachteiligung des Patienten — denn
psychische Behandlung ist schließlich eine Sache der Zeit und der
seelischen Teilnahme, die der Arzt einem Falle widmen will und
kann, die Sparsamkeitsfrage spielt dabei, direkt wenigstens, gar
nicht mit.

IV. Das Hauptfeld, auf dem durch die Verhältnisse gebotene
Sparsamkeit sich betätigen kann, ist das Gebiet der symptomatischen Behandlung.

Medikamente sind bei der Tuberkulosebehandlung in weitgehendem Maße zu entbehren. Denn grundsätzlich darf gesagt
werden: bei beginnenden und leichten Fällen sind sie unnötig, bei
prognostisch ungünstigen und vorgeschrittenen Fällen (von nar-
kotischen Mitteln natürlich abgesehen) unwirksam; ihr Gebrauch
ist daher im wesentlichen auf mittlere Fälle und Stadien zu beschränken.

Das Fieber darf nicht nur, sondern soll möglichst ohne
antipyretische Medikamente behandelt werden; der Kranke und
seine Umgebung müssen zum Verständnis dafür gebracht werden,
daß auch bei der Tuberkulose das Fieber Zeichen der Abwehrbe-
strebung des Körpers gegen die Krankheit sein kann, und daß
künstliche Herabsetzung der Temperatur nicht Besserung bedeutet, ja vielleicht den Krankheitsprozeß ungünstig beeinflußt.

Wo gesteigerte Allgemeinbehandlung im Sinne der vorstehenden Ausführungen, besonders strenge Bettruhe — bei offenem Fenster, wenn möglich im Freien —, hydrotherapeutische Maßnahmen u. ä. nicht zu allmählicher Entfieberung führen, da wird meist auch eine medikamentöse Behandlung dies nicht erreichen; nur wenn der Patient subjektiv stark leidet oder bei besonderer Höhe der Temperatur ist ihre Verwendung angezeigt. Das wirksamste Fiebermittel bei Tuberkulose, das Pyramidon, ist erfreulicherweise auch eines der billigsten (als Sol. Pyrazol. dimethylaminophenyldimethyl. verschrieben kostet es 1 : 150 — also 0,1 im Eßlöffel — 0,65 M., 3 : 150 — also 0,3 im Eßlöffel — 0,95 M.; 10 Tabl. à 0,1 = 0,55 M., 10 Tabl. à 0,3 = 1,40 M.). Auch Aspirin ist wirksam und relativ wohlfeil (20 Tabl. Acid. acetylosalicyl. à 0,5 = 0,20 M.), ebenso Chinin (10 Tabl. à 0,1 = 0,45 M., 10 Tabl. à 0,3 = 1,40 M.); die empfehlenswerten Pillen aus salizylsaurem Natrium und Arsen (sog. Hoedemaker Pillen: Acid. arsenic. 0,01, Natrii salicyl. 10,0 f. pil. No. 100) kosten 1,30 M. Mit den verschiedenen kostspieligeren Präparaten, z. B. den Pyramidon-Laktophenin- oder Pyramidon-Diplosal- und anderen Gemischen habe ich bessere Wirkungen nicht erzielt.

Auch der Husten ist nicht ohne weiteres medikamentös zu behandeln, sondern nur, wenn er schmerzhaft, quälend, erfolglos ist, den Schlaf stört u. ä. m. Auch dann sind Bettruhe und -wärme, Brustumschläge, Sprechverbot, Einatmung warmer Dämpfe im Verein mit den bekannten Hausmitteln: Hustenbonbons, warme Milch mit Emser Salz, heiße Zitronenlimonade, Brusttee, Isländisch Moos u. a. meist ausreichend. Die Wirkung der vielverordneten Exspektorantien — von denen die billigere Mixtura solvens F.M.B. (200 g = 0,65 M.) kaum weniger wirksam ist als ein Ipekakuanhainfus (200 g F.M.B. = 1,00 M.) oder Senegadekokt (Decoct. rad. Senegae F.M.B. = 10:175 mit 5 g Liqu. Ammon. anisat. und Sir. simpl. ad 200 kosten 1,25 M.) — wird meist erst durch den Zusatz von Narkoticis gesichert, die in schwereren Fällen nicht zu entbehren sind und dann zweckmäßiger und billiger allein verordnet werden. Sol. Morph. hydrochlor. 0,3:15, die 1,35 M. kostet, entspricht 30 Tabletten à 0,01 — 10 Tabl. kosten 0,45 M., 25 Tabl. 1,00 M. — oder 20 Tabl. à 0,015, von denen 10 Tabl. 0,55 M., 25 Tabl. 1,25 M. kosten; Kompretten sind teurer als Tabletten (10 Kompretten à 0,01 = 0,50 M., 10 Kompretten à 0,015 = 0,70 M.). Kodein (Sol. Codein. phosphor. 0,3:15 = 1,35 M.; 25 Tabl. à 0,01 = 0,90 M., 25 Tabl. à 0,015 = 1,50 M.), Heroin (Sol. Diacetylmorph. hydrochlor. 0,03:15 = 0,60 M.) und Dionin (Sol. Aethylmorph. hydrochlor. 0,3 :15 = 1,35 M.), die im Preise dem

Morphium gleich oder wenig höher stehen, verdienen bei erforderlichem Wechsel den Vorzug vor dem teureren Dicodid (10 Tabl. à 0,01 = 1,00 M.) oder Pantopon (Sol. Pantopon 0,3:15 = 2,25 M., 20 Tabl. à 0,01 = 2,75 M.). Empfehlenswert als wirksam und wohlfeil ist das Doversche Pulver (Pulv. Ipecac. opiat. 0,3, dos. X = 0,70 M., dos. XII = 0,75 M.).

Die Nachtschweiße sind mit Allgemeinmaßnahmen: Abkühlung und Ventilation des Schlafzimmers, leichte Bedeckung, Abwaschungen (Essigwasser) und Einpuderungen, Einschränkung der Flüssigkeitsaufnahme, Trinken von Milch mit Kognak vor dem Einschlafen u. a. zu behandeln, ehe Medikamente herangezogen werden. Von letzteren sind Salbeitee (im Handverkauf 100 g = 0,15 M.) und Tct. Salviae (30 g = 0,80 M.), Atropin (Sol. Atrop. sulf. 0,01:10 = 0,60 M.; 20 Atropinpillen à 0,0005 = 0,70 M.) und Agaricin (12 Pulver Agaricini 0,01 c. Sach. 0,3 kosten 0,90 M., c. Pulv. Doveri 0,3 = 1,05 M.), billiger als die ebenfalls bewährte Kampfersäure (abends 1 Pulver Ac. camphor. 1,0; 12 Pulver = 2,35 M.), die auch durch Kampferöl (20 ccm Ol. camphorat. = 0,50 M., morgens und abends 1 Injektion) ersetzt werden kann.

Bei Lungenblutung ist nächst Ruhiglagerung und psychischer Beruhigung — Hustenstillung durch kleine Kodeinmengen (s. o.), nicht durch große Morphiumgaben — 1 Löffel Kochsalz in Wasser und Gelatine (als Limonade, Gelee od. and., in der Küche bereitet) zu geben. Gelatine subkutan darf nur sterilisiert aus der Apotheke bezogen gegeben werden und ist recht teuer (40 ccm = 3,65 M.); ihr gerinnungsbefördernder Einfluß ist fraglich, jedenfalls nicht groß, ihre Wirkung beruht wohl großenteils auf der Ruhigstellung der durch die Injektion infiltrierten und schmerzhaften Brustseite und ist daher durch Belastung der Seite mit einer schweren Eisblase oder einem Sandsack fast gleichwertig zu ersetzen. Von sonstigen mechanischen Mitteln sei das Abbinden der Glieder zu venöser Stauung (bei fühlbarem Puls) genannt. Erst nach diesen Maßnahmen kommen Medikamente in Betracht, von denen die sog. Styptika (Plumb. acetic., Secale corn., Hydrast. canad.) allgemein als unwirksam bei Lungenbluten anerkannt und daher fortzulassen sind; am wirksamsten — und zugleich am billigsten — sind die intravenösen Injektionen von 5 oder 10 ccm einer 10proz. Kochsalz- oder Kalz.-chlorat.-Lösung oder 20proz. Zuckerlösung (Sol. Natr. chlorat. 10 vH, 40 ccm steril = 1,10 M.; Sol. Calc. chlorat. 10 vH, 40 ccm = 1,10 M.; Sol. Sacch. Uv. 20 vH, 40 ccm = 1,30 M.).

Auf weitere Einzelheiten und die Behandlung der übrigen Symptome gehe ich nicht ein — ich verweise auf die entsprechen-

den Kapitel dieses Buches (Strauß: Behandlung der Magen-Darm-
störungen, Seyderhelm: Behandlung der Anämie usw.) —, das
Gesagte mag genügen, zu zeigen, daß und wie bei der symptomatischen Therapie der Tuberkulose gespart werden kann.

V. Einer wirklich spezifischen, die Krankheitsursache tref-
fenden Therapie gegenüber müßte jeder Sparsamkeitsgedanke
zurücktreten — von den als spezifische Tuberkulosetherapie bezeichneten Methoden jedoch, von denen jetzt gesprochen
werden soll, gilt dies nicht, da keine von ihnen in ihrer Wirkungs-
weise und ihrem Heilwert unbestritten ist.

Die Tuberkulinwirkung ist noch nicht restlos geklärt, fest
steht aber, daß das Tuberkulin weder immunisierend, noch direkt
heilend wirkt; es unterstützt nur, vornehmlich durch die sog.
Herdreaktion, den natürlichen Heilprozeß. Dabei haben wir die
Herdwirkung nicht sicher in der Hand, sie kann auch ungünstig
verlaufen, indem sie das gewünschte Maß überschreitet, Zerfall
und Ausdehnung des Krankheitsprozesses begünstigt u. a. m.
Daraus ergibt sich die Konsequenz, daß eine Tuberkulinbehandlung weder prophylaktisch — also auch nicht bei inaktiven Fällen,
zur Verhütung von endogener Reinfektion —, noch auch bei
leichten und gutartigen, unter geeigneter Allgemeinbehandlung
von selbst heilenden Fällen angewendet werden soll, noch endlich
bei bösartigen akuten, exsudativen, zur Progredienz neigenden
oder progressen Fällen, bei denen sie erfahrungsgemäß schädlich
ist. Ihr Anwendungsgebiet beschränkt sich also auf die fieber-
losen oder leicht fieberhaften, stationären oder langsam progredienten Fälle, wenn sie bei sorgsamer Behandlung ohne Tuberkulin
nicht genügende Fortschritte zur Besserung machen. So ergibt
sich eine Beschränkung der Tuberkulinbehandlung auf einen
relativ kleinen Teil aller Fälle, also Sparsamkeit mit Tuberkulin-
kuren aus sachlichen Gründen, nicht eigentlich aus ökonomischen
Rücksichten. Aber auch bei der Tuberkulinkur kann gespart
werden. Einmal, indem man nicht endlose Kuren mit kleinsten Dosen und minimaler Dosensteigerung, sog. reaktionslose Kuren macht,
die oft nur eine Scheintherapie sind, sondern die sog, milde
Reaktionsmethode anstrebt und auch diese nur fortsetzt, wenn
und so lange sie klinisch Nutzen bringt, nicht also bis zu einer
vorbestimmten Dosis, nicht auch bis zu dem vermeintlichen Ziel
einer sog. biologischen Heilung, d. h. der Abtötung der in den
klinisch geheilten Erkrankungsherden noch verbleibenden Tu-
berkelbazillen. Und zweitens durch Beschränkung auf die Koch-
schen Präparate Alttuberkulin und Bazillenemulsion — von keinem der zahlreichen späteren Präparate, von denen viele erheb-

lich teurer sind, ist erwiesen, daß sie jene an Wirksamkeit übertreffen.

Hinsichtlich der Art der Tuberkulinanwendung, der Wahl zwischen der subkutanen Methode oder der kutanen Anwendung, läßt sich vom ökonomischen Standpunkt ein Vorzug des Ponndorf-Verfahrens nicht verkennen: es erfordert seltenere Applikationen (in etwa 2—4wöchentlichen Intervallen) und erspart außerdem die umständlichen (und nicht lange haltbaren) Verdünnungen; dadurch eignet es sich vielfach besser für ambulante und häusliche Behandlung. Die vom Sächsischen Serumwerk herausgebrachten besonderen Tuberkulose-Impfstoffe A und B sind dabei zum mindesten entbehrlich, hat doch Ponndorf selbst die Erfolge, die er an Tausenden von Fällen erzielt zu haben glaubt, mit Alttuberkulin erreicht. Um Mißverständnissen vorzubeugen, muß ich übrigens betonen, daß ich nach wie vor die besondere biologische oder Immunisierungswirkung der Haut für unerwiesen und recht fraglich ansehe und daß ich ebenso die phantastische Begründung, die Ponndorf seinem Verfahren gibt, wie seine Methodik ablehne, die mit ihren übergroßen Impfflächen gefährliche Reaktionen setzt und schweren Schaden bringen kann. Aber maßvoll angewendet und vorsichtig, unter Anpassung an die individuelle Reaktivität, gesteigert, erweist sich die Hautschnittmethode, wie zahlreiche Erfahrungen lehren, als unschädlich und kann dasselbe leisten wie die subkutane Methode, die freilich in klinischer Behandlung immer den Vorrang behaupten wird, weil sie die einzige ist, die eine Dosierung des Tuberkulins gestattet.

Eine wirksame Chemotherapie der Tuberkulose besitzen wir nicht; von den vielen Mitteln, die gegen Tuberkulose empfohlen wurden, sind die meisten, wie das Kreosot, als unwirksam erkannt und wieder aufgegeben worden, andere, wie die Kieselsäure und die Goldpräparate, sind umstritten und unterliegen noch der Prüfung.

Die Kreosot- und Guajakolpräparate werden gelegentlich als symptomatische Mittel zur Verminderung von Husten und Auswurf, als Stomachikum, Darmdesinfizienz usw. mit Nutzen in Anwendung gezogen — in Form von Kreosotpillen (F. M. B. 30 Pillen à 0,15 = 0,80 M.) und Kreosotkapseln (Kreosot 0,1 c. Ol. Jecor. Aselli 30 Stück = 1,10 M.), ferner Guajakolpillen und -kapseln (30 Pillen = 0,75 M., 30 Kapseln zu 0,1 mit Leberthran = 1,40 M.), sowie Sirup. Kal. sulfoguajacol. (150 = 1,50 M.), die billiger sind als Kresival (125 g = 2,00 M.) oder Sirolin (150 g = 4,10 M.) u. a. m. —; auf die tuberkulöse Erkrankung direkt haben sie keinen Einfluß und keineswegs darf ihre Verordnung, wie es früher öfters der Fall war, dazu dienen, dem Tuberkuloseverdacht oder gar der -diagnose in verschleierter Form Ausdruck zu geben; denn die sachgemäße Behandlung der Tuberkulose hat unter allen Umständen die volle Aufklärung und Belehrung des Patienten über seine Krankheit zur Voraussetzung.

Die Kieselsäuretherapie ist von zweifelhafter, jedenfalls von sehr bescheidener Wirkung, was schon darin zum Ausdruck kommt, daß auch nach Ansicht ihrer Anhänger eine jahrelange Anwendung erforderlich ist. Im allgemeinen darf angenommen werden, daß in einer gemischten, an Früchten und Gemüsen reichen Nahrung dem Körper so viel Silikate zugeführt werden, als er bedarf und zu verwerten vermag; will man mehr geben, so kann dies in billiger Weise auch durch Teegemische (Zinnkraut, Knöterich, Krapp u. a.) geschehen.

Die Goldpräparate, denen zur Zeit ein besonderes Interesse zugewendet wird, wirken in der Stärke, in der sie vom Körper vertragen werden, nicht direkt bakterizid oder entwicklungshemmend; ihre Wirkung wird neuerdings vielmehr auf Katalyse (Feldt), Herdwirkung und Ähnliches zurückgeführt, also auf dieselben Momente, die wir auch bei der Tuberkulintherapie wirksam fanden. Mit denselben Indikationen, wie diese, kann die Goldbehandlung Anwendung finden. Über ihren klinischen Wert gehen die Urteile noch auseinander; dem der Tuberkulinbehandlung sichtlich überlegen, über allem Zweifel und in die Augen springend ist er jedenfalls nicht. In Betracht kommen von deutschen Präparaten das Krysolgan der Scheringschen Fabrik (intravenöse Injektion von 0,001 bis 0,05 in 8—14 tägigen und längeren Intervallen) und das Triphal der Höchster Farbwerke (0,01—0,1).

Trotz des hohen Preises dieser Präparate (Krysolgan — Ampulle von 0,01 = 1,25 M., von 0,1 = 4,50 M., Triphal — Ampulle von 0,01 = 1,70 M., von 0,1 = 3,60 M.; das neue dänische Präparat Sanocrysin, das sehr viel teurer ist, leistet nach meinen Erfahrungen nicht mehr, ist bei der Seltenheit der erforderlichen Injektionen (2—3 im Monat) die Behandlung nicht besonders kostspielig.

Für die Proteinkörpertherapie, die weniger für die Tuberkulosebehandlung selbst, als zur Anregung des Allgemeinbefindens und besonders zur Behandlung von Komplikationen (Furunkulose, Gelenkschmerzen u. a.) gelegentlich mit Nutzen heranzuziehen ist, leisten Milcheinspritzungen und Eigenblut- oder Tierblutinjektionen, die keine besonderen Kosten verursachen, dieselben Dienste wie teurere Präparate.

Sind die genannten und andere ähnliche Mittel und Behandlungsmethoden auch nicht von gesicherter Wirkung und daher im allgemeinen ohne Benachteiligung des Patienten entbehrlich, so darf die Frage ihrer Anwendung doch auch nicht allein vom Gesichtspunkt der Spezifität und Zuverlässigkeit ihrer Wirksamkeit aus entschieden werden. In dem langen Lauf der Krankheit erschöpft sich die Allgemeinbehandlung. Eine neue Kur erweckt Hoffnung und gibt neue Anregung der Kräfte, der Patient überwacht sich wieder sorgfältiger, sucht regelmäßiger den Arzt auf, der seinerseits wieder ihn schärfer zu beobachten gezwungen ist — so wirken zahlreiche Momente zusammen, nicht in letzter Linie psychotherapeutische Einflüsse, die mit jeder systematischen Therapie, auch der Tuberkulinbehandlung, untrennbar verbunden sind, um im Einzelfalle der spezifischen Behandlung einen Wert zu verleihen, der ihr streng wissenschaftlich vielleicht nicht zukommt.

Von der chirurgischen Behandlung endlich, die für einseitige oder vorwiegend einseitige Lungentuberkulosen die Methode der Wahl ist, braucht hier nicht gesprochen zu werden, da selbstverständlich ihr gegenüber der Gedanke der Sparsamkeit überhaupt nicht in Betracht kommt und zweitens, weil sie im wesentlichen dem Anstalts- und Facharzt überlassen bleiben muß.

7. Sparsame, sachgemäße Behandlung Herzkranker[1].

Von Prof. Dr. M. Matthes, Königsberg i. Pr.

Im folgenden soll zu schildern versucht werden, inwieweit bei Erkrankungen des Kreislaufapparates es möglich ist, die Verordnungen so zu gestalten, daß sie mit möglichst kleinem Aufwand an Mitteln ausgeführt werden können und doch der Erfolg, und zwar auch der rasche Erfolg nicht in Frage gestellt wird.

Es ist eigentlich selbstverständlich, aber doch gerade bei der Besprechung der Kreislauferkrankungen besonders zu betonen, daß die Sparsamkeit der Verordnung nur dann gewährleistet werden kann, wenn eine exakte Diagnose der vorliegenden Störung ihr vorangeht. Die diagnostische Abgrenzung der Insuffizienzerscheinungen des Kreislaufs gegenüber nervösen oder arteriosklerotischen Störungen, die rechtzeitige Erkennung einer luischen Ätiologie, sind, um nur einige Beispiele anzuführen, absolute Postulate, wenn sich nicht der Arzt in der Wahl der Mittel vergreifen soll und eine nicht nur unzweckmäßige, sondern auch kostspielige Therapie vermeiden will. Anderseits darf natürlich nicht die Anwendung eines zweckmäßigen Mittels am Kostenpunkt scheitern, wenn dieses Mittel nicht durch gleich stark und gleich rasch wirkende andere Mittel ersetzt werden kann.

Wir beginnen mit der Besprechung der Behandlung der Kreislaufinsuffizienz. Das wichtigste Mittel ist dabei bekanntlich die möglichst absolute Schonung des Kreislaufapparates. Der Arzt, der einen Kranken mit Kreislaufinsuffizienz nicht mit Bett-

---

[1] Mit einigen Zusätzen abgedruckt aus Fortschritte der Therapie, Fischers mediz. Buchhdlg. H. Kornfeld, Berlin W 62, 1925, Nr. 8.

ruhe behandelt, verzögert die Erholung und schädigt den Kranken nicht nur, sondern behandelt wegen der Verzögerung der Wiederherstellung auch unökonomisch. Wir wissen alle, wie oft sich eine Kreislaufinsuffizienz bei einfacher Bettruhe und zweckmäßiger Diät schon bessert, ohne daß ein Medikament verabreicht wird. Als sehr zweckmäßig hat sich bei Kranken mit Stauungen bekanntlich die Verordnung einer Carellkur für kurze Zeit bewährt. Es ist durchaus nicht immer nötig oder zweckmäßig, sofort Digitalispräparate zu verordnen, im Gegenteil; namentlich, wenn man nicht in Erfahrung bringen kann, inwieweit der Kranke bereits mit Digitalis vorbehandelt ist, ist es besser, erst abzuwarten, wieweit sich die Herzinsuffizienz durch die einfache schonende und entlastende Behandlung beheben läßt. Natürlich darf bei schwersten Störungen nicht gewartet werden. Fälle, die zur Entlastung einen sofortigen Aderlaß und die umgehende Anwendung einer intravenösen Digitalis- bzw. Strophanthustherapie erheischen, werden immer gelegentlich vorkommen, sie sind aber nicht die Mehrzahl, und der Erfahrung des Arztes muß es überlassen werden, wie er im einzelnen Falle handeln soll.

Die Auswahl der Digitalispräparate vom Standpunkt der Wohlfeilheit kann nach der Zusammenstellung von E. v. Romberg (Gutachten s. Literaturzusammenstellung) leicht getroffen werden. Als besonders billig sind von der Gemeinsamen Deutschen Arzneimittel-Kommission die Digitalispillen und -Pulver, letztere auch in Geloduratkapseln (zu 0,1 g Fol. Digitalis) empfohlen worden, ferner Digitalisdispert, Digotal und auch das Digitalysat. Es ist hinzuzufügen, daß in Fällen, in denen eine besonders rasche Wirkung erwünscht ist, auch das Verodigen und das Strophanthin von der Kommission geraten wird. Verodigen ist dadurch ausgezeichnet, daß es rasch, aber nicht so nachhaltig wie andere Präparate wirkt, daß ferner die wirksame und die gefährliche Dosis näher beieinanderliegen als bei anderen Präparaten, daß also leicht Kumulierung durch Überdosierung eintritt. Es ist zu dauernder Digitalisierung deshalb weniger geeignet, wohl aber, wenn rasch bei bedrohlichen Zuständen eine Wirkung erzielt werden soll, ohne daß man zu intravenöser Injektion greifen will. Strophanthin ist das Mittel, das intravenös am besten erprobt ist. Man versuche aber zunächst eine geringe Dosis, wie Romberg vorschlägt 0,25 mg, und steigere die Dosen, wenn die Wirkung ausbleibt, auf das Doppelte und Dreifache nach je 24 Stunden. Erwähnt muß auch das Digipurat werden. Es hat zwar einen verhältnismäßig hohen Preis, wirkt aber gut und nachhaltig, ruft nur selten Magendarmbeschwerden hervor und hat oft eine besonders günstige Wirkung auf die Diurese. Da es sich zudem bequem auch intravenös verwenden läßt, möchte ich es nicht missen.

Schwierigkeiten kann bekanntlich die schlechte Verträglichkeit der Digitalispräparate, die danach auftretenden Magenerscheinungen und Appetitsverlegung machen. Sie können der Grund sein, daß man zur intravenösen Applikation greifen muß, die übrigens diese toxische Wirkung auf den Magen auch noch bis zu einem gewissen Grade haben kann. Zunächst wird man versuchen, die Digitalis in Form besonders gut verträglicher Präparate zu geben und dazu gehören neben den Geloduratkapseln mit Fol. Digit. meiner Erfahrung nach besonders Digipurat und und Verodigen. Auch auf das Digistrophan möchte ich seiner besonders guten Verträglichkeit wegen hinweisen. Überhaupt macht man öfter die Erfahrung, daß, wenn ein Digitalispräparat Magenstörungen hervorruft, ein anderes besser vertragen wird. Man sollte in solchen Fällen nicht zu engherzig nur auf den Preis des Präparates sehen, denn diese Fälle sind ja keineswegs die Regel. Ich gebe sogar dann gelegentlich einmal das sonst mit Recht als wenig zweckmäßig verlassene Digitalisinfus als Klysma. Brauchbar sind auch die Digitalisdispert-Suppositorien. Ersatzpräparate für Digitalis und Strophanthin sind meist teuer und entbehrlich, wie z. B. Cymarin oder Adonigen. Das Adonigen wirkt etwas anders als Digitalis im Tierversuch (Citron.). Es ist neuerdings besonders von Dmitrenko gegen lästiges Herzklopfen empfohlen worden. Wichtiger ist das Szillaren, dem Romberg zwar keine Vorzüge gegenüber den Digitalisblätterpräparaten zubilligen will, das aber doch meiner Erfahrung nach mitunter noch wirkt, wo Digitalis versagt, namentlich wenn es sich darum handelt, die Diastole günstig zu beeinflussen, wie bei Aorteninsuffizienz (Mendel). Sicher steht, daß dabei die Wirkung der Szilla besonders gut ist, während Digitalis bekanntlich oft versagt. Ob die Mendelsche Auffassung allerdings richtig ist, dürfte sich, wie Fahrenkamp mit Recht betont, für den Menschen wohl kaum erweisen lassen. Ich möchte betreffs des Szillarens, das per os und intravenös gegeben werden kann, im übrigen auf die Publikationen Fahrenkamps verweisen (innerer Kongreß 1924 und D. Arch. f. inn. Med., B. 145), aus denen doch hervorgeht, daß Szillaren ein auch wegen seiner Ungefährlichkeit besonders für kontinuierliche Behandlungen geeignetes Präparat ist. Selbstverständlich ist, daß bei Fällen von akuter Zirkulationsschwäche an Herzreizmitteln nicht gespart werden darf. Die Verordnung auch der modernsten löslichen Kampferpräparate wie die des

Hexetons, Camphogens oder Cardiazols ist ohne Rücksicht auf den Preis zu gestatten, ein gutes und nicht teures Präparat scheinen mir die Kampfergelatinetten zu sein. Ebenso darf man wohl Cadechol und Perichol als unentbehrlich bezeichnen. Auch Koffein abwechselnd mit Kampferpräparaten erweist sich oft nützlich. Ich verwende diese Präparate gelegentlich auch bei chronischer Kreislaufinsuffizienz, wenn Digitalis oder seine Ersatzpräparate nicht oder nicht mehr vertragen werden.

Neben den Digitalis- und Kampferpräparaten ist es in manchen Fällen schwerer Stauung und starker Ödembildung notwendig, zu Diureticis zu greifen. Am modernsten ist das Novasurol, dessen oft ausgezeichnete Wirkung, vorausgesetzt, daß keine gleichzeitige Nephritis besteht, allgemein bekannt ist. Ein ähnliches Mittel ist das Sallyrgan, das lokal so gut wie nicht reizt. Es sollte aber doch nicht ganz die alte Vorschrift Kalomel mit Opium verdrängen, die jedenfalls wohlfeil ist (0,2 Kalomel mit 0,015 Opium dreimal täglich). Sie wirkt zwar erst am vierten Tage, aber besonders bei weichen Ödemen mindestens ebensogut wie Novasurol und meines Erachtens nachhaltiger. Neben den Theobrominpräparaten, die als Diuretin (stets als Theobrominonatrium salicyl. zu verschreiben und nicht unter dem geschützten Namen Diuretin) als Theacylon und Theocin viel verordnet werden und neben anderen modernen Diureticis, wie Harnstoff- und Schilddrüsenpräparate, sind die diuretischen Tees meines Erachtens zu Unrecht in den Hintergrund getreten. Es wirken sowohl die offizinellen Species diureticae als der Bohnenschalentee und auch manche Mittel mit nicht angegebener Zusammensetzung, wie z. B. das Nephrisan, oft gut und sind billig.

Unbedingt ist neben der medikamentösen Behandlung der Insuffizienz die psychische und die als Trägerin derselben dienende physikalische Therapie nicht zu vernachlässigen. Namentlich chronisch Herzkranke sind leichter getröstet, wenn man sich um sie recht bemüht. Sie wollen, daß mit ihnen etwas geschieht, und manches unnütze Medikament kann durch die physikalischen Methoden ersetzt werden, ganz abgesehen von deren nicht zu bestreitenden tatsächlich günstigen Wirkung. Eine vorsichtige Streichmassage wirkt zirkulationsverbessernd, die Vibrationsmassage auch bei organisch Herzkranken subjektiv wohltätig, und beide kann man sogar von ungeschultem Personal im Hause des Kranken ohne Aufwand durchführen. Selbst die Widerstandsgymnastik kann man verständigen Angehörigen ausreichend beibringen. Von hydrotherapeutischen Verfahren lassen sich Teilwaschungen und Herzkühlungen ohne Aufwand einrichten. Auch

die lokalen Heißanwendungen[1]) nach Hauffe sind eines Versuches
wert. Etwas genauer müssen die Badeverordnungen besprochen
werden. Ihre Indikation, soweit es sich um die Bekämpfung von
Erscheinungen der Herzinsuffizienz handelt, sind bekanntlich
davon abhängig, ob man dem Herzen noch eine gewisse Leistung
zumuten kann. Das Herz darf also nicht schwer dekompensiert
sein, sondern muß noch eine gewisse Reservekraft zur Verfügung
haben, sonst muß die Herzschwäche erst durch Ruhe und Medikamente soweit gebessert werden, daß die Bäder Erfolg haben können. Ich rate stets, daß das erste Bad, mag es sich um ein einfaches Halbbad oder um ein kohlensaures Bad handeln, in Gegenwart des Arztes genommen wird, damit der Arzt sich überzeugt,
wie das Bad dem Kranken bekommt und auch, ob alle Vorsichts-
maßregeln zur Vermeidung unnötiger Anstrengung des Kranken
neben der richtigen Dosierung und Temperatur innegehalten
werden. Insbesondere schicke man keinen Kranken in ein Herzbad,
ohne sich vorher von der Verträglichkeit eines Bades für ihn überzeugt zu haben. Ich weiß aus meiner Marburger Zeit, wieviel
Kranke mit falscher Indikation nach Nauheim beispielsweise geschickt werden und das Geld für die Badereise unnütz aus-
geben.

Der Besprechung der Kreislaufinsuffizienz mögen einige
Worte über die Behandlung der Rhythmusstörungen angefügt
werden. Vorhofflimmern kann in manchen Fällen durch Chinidin
beseitigt werden. Das Mittel ist also trotz des hohen Preises anzuwenden. Es muß aber vor seiner Gabe die etwa bestehende Insuffizienz behoben werden. In anderen Fällen bewährt sich die
alte Vorschrift Fol. Digitalis mit Chinin in Pillenform für längere
Zeit in kleinen Dosen zu geben, namentlich bei Mitralstenosen mit
perpetueller Arythmie. Da man sowohl vom Chinidin wie von
Digitalis mit Chinin nur kleine Mengen braucht, sind diese Verordnungen doch nicht zu kostspielig. Bei Extrasystolie muß zunächst sorgfältig untersucht werden, ob etwa ein auslösendes
Moment, z. B. Würmer, gefunden werden kann, im übrigen bewährt sich gleichfalls Chinidin, kleine Dosen Digitalis oder Strychnin. Bei Leitungsstörungen soll wenigstens ein Versuch mit einer
Kombination von Atropin und Physostigmin nach Semerau
gemacht werden (zweimal täglich $1/_4$—1 mg Physostigmin und
$1/_4$—$3/_4$ mg Atropin subcutan). An diesen Medikationen bei
Arythmien kann also kaum gespart werden.

---

[1]) d. h. Dampf, Heißluft, Heißes Wasser. Vgl. Hauffe, Die physikalische Therapie des praktischen Arztes. Med. Klinik, 1925,
S. 1811 u. 1926, S. 65.

Ebensowenig kann ich zu übertriebener Sparsamkeit bei den arteriosklerotischen Störungen und bei der einfachen Hypertonie raten.

Immerhin ist darüber einiges zu sagen. Bei arteriosklerotischen Störungen wird noch immer ziemlich gedankenlos Jod verordnet, das bekanntlich recht teuer ist. Ich habe mich, ausgenommen die auf luischer Basis erwachsenen Formen, eigentlich von einer deutlichen Wirkung des Jods auf Arteriosklerose nie recht überzeugen können und glaube, daß man Jod ganz vermeiden oder wenigstens erst anwenden soll, wenn man auf andere Weise nicht zum Ziele kommt. Sehr wirksam und billig ist die Anwendung von Nitriten, entweder in Form der bekannten Lauder-Brunton-schen Vorschrift (0,03 Natr. nitros mit 1,2 Kali nitric. und 1,8 Natr. bicarbon. in $1/4$ l Wasser morgens nüchtern) oder als 2 proz. Lösung des Natr. nitros. zu, 1 ccm intravenös. Ich habe mich nicht überzeugen können, daß etwa ein Präparat wie Nitroskleran besser wirkt. Natürlich wird man bei schwereren Störungen das Nitroglyzerin oder das Erythroltetranitrat oder das Amylnitrit nicht unversucht lassen.

Als kaum entbehrlich für die Behandlung von arteriosklerotischen und hypertonischen Beschwerden möchte ich auch die neueren Kampfer-, Papaverin-, Kalzium- und Theobrominpräparate bezeichnen, als Beispiele nenne ich nur das Perichol und das Kalzium-Diuretin. Daß man auch Brom und zwar in der billigsten Verordnungsweise bei Hypertonie mit Nutzen anwenden kann, sei beiläufig bemerkt. Überflüssig, wenn auch in manchen Fällen nicht ganz ohne Wirkung, erscheinen mir die Organpräparate, wie Animasa, Telatuten u. ä. Ebenso wird man das für manche Fälle von Hochdruck neuerdings empfohlene Vakzineurin nur ganz ausnahmsweise anwenden.

Von physikalischen Methoden möchte ich in erster Linie die ohne jede Kosten auch in der Häuslichkeit anwendbaren Wechselfußbäder empfehlen. Sie wirken besonders bei arteriosklerotischem Schwindel ausgezeichnet. Dagegen sind Methoden wie die Behandlung mit Höhensonne oder gar mit Hochfrequenzströmen teuer und entbehrlich.

Übereinstimmung besteht darüber, daß die luischen Erkrankungen des Zirkulationsapparates, in erster Linie die Aortitis luica, spezifisch, und zwar lange Zeit mit wiederholten Kuren behandelt werden müssen.

Zum Schluß seien noch einige Worte über die Behandlung der nervösen Herzstörungen gesagt. Auch hier gilt, daß eine genaue Diagnose die wohlfeilste Therapie ermöglicht. Man denke nur daran, wie oft thyreotoxische Störungen nicht als solche erkannt werden, sondern für rein nervöse angesehen werden. Bei ihnen kann eine gegen die übermäßige Schilddrüsenwirkung gerichtete Behandlung, mag sie in der Röntgenbestrahlung oder der Operation oder in der Gabe von Antithyreoidinserum, in elektrischer Behandlung des Sympathikus oder in der Verabreichung sehr kleiner Jodmengen bestehen, rasche Heilung oder wenigstens Besserung bringen, während eine nur gegen die nervöse Komponente des Krankheitsbildes gerichtete Therapie zum mindestens den Erfolg hinausschiebt. Im übrigen ist man sich heute darüber einig, daß bei den nervösen Störungen die p s y c h i s c h e Behandlung die wirksamste, wenn nicht die einzig wirksame ist. Die psychische Behandlung kann aber sicher, auch wenn sie glaubt, arzneiliche oder physikalische Methoden als Suggestionsträger nicht entbehren zu können, wohlfeil gestaltet werden; denn es kommt ja doch nur darauf an, derartigen Kranken den Glauben an die Wirksamkeit zu suggerieren.

Ich verordne z. B. anstelle der teuren modernen Valerianapräparate seit langem die Tinkt. Valerian. aether mit Tinkt. Asae foet. und sehe davon ebenso gute Erfolge.

8. Sparsame, sachgemäße Behandlung Zuckerkranker[1]).

Von Prof. Dr. O. Minkowski, Breslau.

Bis in die neueste Zeit hinein zählte man die Zuckerkrankheit zu den Leiden, deren Prognose ganz besonders durch die soziale Lage und die Vermögensverhältnisse des Kranken bestimmt wurde. Neben manchem anderen kam dabei in erster Linie der Umstand in Betracht, daß die Durchführung einer ausreichenden und zweckmäßigen Ernährung, wie sie für die Behandlung der Zuckerkrankheit notwendig erschien, übermäßige Anforderungen an die finanzielle Leistungsfähigkeit des Kranken stellte. Namentlich waren es die großen Fleisch- und Fettmengen, die man für erforderlich hielt, deren Beschaffung den Minderbegüterten schwerfiel.

In dieser Beziehung ist in neuerer Zeit eine gewisse Wandlung eingetreten. Es waren vor allem die Erfahrungen während des Krieges in der Zeit der allgemeinen Nahrungsmittelknappheit, die gezeigt haben, daß es durchaus nicht zweckmäßig war, den Zuckerkranken zum Ersatz für die schlecht verwertbaren Kohlen-

---

[1]) Mit kleinen Zusätzen abgedruckt aus Therapie der Gegenwart 1925, H. 5.

hydrate übermäßige Mengen von anderen Nahrungsstoffen zuzuführen, daß vielmehr, wie viele Autoren, vor allem Naunyn und seine Schule, schon längst behauptet hatten, eine Herabsetzung der Ansprüche an den Stoffumsatz durch möglichst weitgehende Einschränkung der Gesamtkost für den Diabetiker gewisse Vorteile bieten kann, und daß insbesondere eine Verminderung der Eiweiß- und namentlich der Fleischzufuhr in vielen Fällen noch wichtiger sein kann als die Beschränkung der Kohlenhydratzufuhr.

So ist denn gerade die den Anschauungen der neueren Zeit angepaßte Behandlung der Zuckerkrankheit gleichzeitig auch eine wirtschaftlichere geworden; dieses um so mehr, je eher sie geeignet ist, das nächste Ziel der Behandlung, die Beseitigung der Zuckerausscheidung, zu erreichen. Denn am unwirtschaftlichsten ist zweifellos eine solche Ernährungsweise des Zuckerkranken, bei der ein großer Teil der mit der Nahrung zugeführten Energie unausgenutzt durch die Zuckerausscheidung im Harne vergeudet wird. Berücksichtigt man auch noch den Umstand, daß der sich selbst überlassene Zuckerkranke durch die fortschreitende Steigerung seines Hunger- und Durstgefühls immer mehr dazu veranlaßt wird, übermäßige Nahrungsmengen zuzuführen und dadurch seinen Krankheitszustand zu verschlimmern, so muß als die wichtigste Aufgabe gerade auch in wirtschaftlicher Beziehung die rechtzeitige Erkennung und sachgemäße Behandlung der Zuckerkrankheit bezeichnet werden.

In dieser Hinsicht ist zu verlangen, daß möglichst bei jedem Kranken, der aus irgendeinem Grunde in ärztliche Behandlung kommt, auch der Urin auf Zucker untersucht wird, was leider gerade bei den schlecht honorierten und überlasteten Kassenärzten gar zu häufig unterbleibt.

Wird eine Zuckerausscheidung im Harn festgestellt, so muß der Arzt zunächst unbedingt durch genaue Bestimmung der gesamten, in 24 Stunden ausgeschiedenen Zuckermenge und Berücksichtigung der in der gleichen Zeit zugeführten Nahrung ein Urteil über die Schwere der Erkrankung zu gewinnen suchen. Die Prüfung der Eisenchloridreaktion darf dabei nicht unterlassen werden.

Die Behandlung ist stets den Verhältnissen des Einzelfalles anzupassen, und der Erfolg nicht nur durch die Harnuntersuchung, sondern auch durch Beachtung des Körpergewichtes, des Wohlbefindens und der Leistungsfähigkeit des Patienten zu kontrollieren. Auch eine für den gegebenen Fall unnötige, übermäßig strenge Diät ist unwirtschaftlich, schon weil sie geeignet ist, die körperliche Leistungsfähigkeit des Patienten zu verringern.

Die Regelung der Nahrungszufuhr bleibt unter allen Umständen die wichtigste Aufgabe der Behandlung. In Fällen, die von vornherein als leicht zu erkennen sind, genügen oft einige wenige, leicht durchführbare Änderungen der gewohnten Ernährungsweise — über letztere muß aber der Arzt unbedingt genau orientiert sein — um ohne Störung der Berufstätigkeit den Kranken zuckerfrei und leistungsfähig zu erhalten.

Im allgemeinen aber wird es erforderlich sein, sich über die Besonderheiten des Einzelfalles durch eine genaue Toleranzbestimmung zu orientieren. Wenn der Arzt mit der Ernährungsbehandlung vertraut ist, und der Kranke genügend Intelligenz und Zuverlässigkeit besitzt, um die quantitativen Vorschriften genau durchführen zu können, so läßt sich eine solche Toleranzbestimmung auch außerhalb eines Krankenhauses leicht ermöglichen. In vielen Fällen auch von leichteren, besonders aber in allen Fällen von mittelschwerem Diabetes wird es ratsam sein, den Kranken einer Krankenanstalt zu überweisen, in der eine solche Toleranzbestimmung in wenigen Tagen durchzuführen ist. Die Verpflegungskosten und der Arbeitsverlust bringen sich in der Regel dadurch ein, daß für die Behandlung sichere Anhaltspunkte gewonnen und ihr Erfolg in um so kürzerer Zeit erreicht werden kann. Nur darf man dabei nicht vergessen, daß die Toleranz für Kohlenhydrate nicht allein von dem Gehalt der Nahrung an zuckergebenden Substanzen, sondern auch von ihrer sonstigen Zusammensetzung und anderen Einflüssen abhängen und im Laufe der Zeit sich auch ändern kann.

Als Ausgangspunkt für eine Kostordnung, die man nach Bedarf nach der einen oder anderen Richtung umgestalten kann, wählt man zweckmäßig eine Nahrung, die etwa 1 g Eiweiß und ca. 25—35 Kalorien auf jedes Kilogramm des Körpergewichts enthält, wobei das Gesamtkostmaß dem Körperbestand und den Arbeitsleistungen des Kranken anzupassen ist.

In den leichtesten Fällen, in denen die Zuckerausscheidung im Verhältnis zu den eingeführten Kohlenhydraten so gering ist, daß eine ziemlich erhebliche Toleranz zu erwarten ist, genügt es, die Kohlenhydratzufuhr in der Nahrung zunächst für ein paar Tage auf eine genau bestimmte mäßige Menge, z. B. 100 g zu beschränken, um diese, je nach dem Erfolg, bis zur Toleranzgrenze noch weiter herabzusetzen oder zu steigern.

Im allgemeinen kommt man aber überall da, wo besondere Gegenanzeigen, wie vor allem eine erhebliche Azidose, nicht im

Wege stehen, viel schneller zum Ziele, wenn man die Behandlung mit einem möglichst vollständigen Ausschluß der Kohlenhydrate beginnt, um nach Beseitigung der Zuckerausscheidung, wie sie meist in wenigen Tagen zu erreichen ist, genau bestimmte steigende Kohlenhydratzulagen unter Kontrolle des Harns zu gewähren, bis die Toleranzgrenze erreicht ist.

Wo es der Kräfte- und Ernährungszustand nicht verbietet, kann es gerade aus wirtschaftlichen Gründen zweckmäßig sein, die Beobachtungszeit dadurch noch weiter abzukürzen, daß man die Behandlung mit einer starken Reduktion des gesamten Kostmaßes, eventuell sogar mit einem Hunger- oder Trinktage beginnt, um nach der rasch erzielten Zuckerfreiheit die Nahrungszufuhr bis zur erwünschten Höhe zu steigern. Die suggestive Wirkung des raschen Erfolges macht dann häufig die Kranken geneigter, die weiteren Diätvorschriften zu befolgen.

Grundsätzlich ist dann die Ernährung so zu gestalten, daß die Kohlenhydratzufuhr möglichst unterhalb der Toleranzgrenze bleibt, die Eiweißzufuhr so niedrig gehalten wird, daß sie gerade noch für eine Erhaltung des Eiweißbestandes im Organismus, und nur da, wo es erforderlich erscheint, auch für den unbedingt notwendigen Eiweißansatz ausreicht, und die Fettzufuhr zur Ergänzung des Kalorienbedarfs dienen kann. Daneben muß schon mit Rücksicht auf die unentbehrlichen Salze und Vitamine sowie zur Erzielung des Sättigungsgefühls für eine reichliche Zufuhr von kohlenhydratarmen Vegetabilien gesorgt werden.

Die erforderliche Eiweißmenge braucht dabei nur zum geringen Teile in Form von Fleisch zugeführt zu werden: 100—150 g Fleisch am Tage reichen für die meisten Zuckerkranken vollständig aus. In vielen Fällen empfiehlt es sich, zeitweise noch weniger zu geben, oder auch einzelne fleischfreie Tage einzuschalten. Fette Fleischsorten, wie Schweinefleisch, sind wegen des hohen Nährwertes des Fettes trotz des höheren Preises vorteilhafter als magere. Ein Ersatz des Fleisches durch Seefische, auch durch Heringe, die, um den Durst nicht zu steigern, gut gewässert sein müssen, kann zur Verbilligung der Nahrung beitragen. Im übrigen kann der Eiweißbedarf leicht durch 2—3 Eier, 40—50 g Käse und die in den Vegetabilien enthaltenen Eiweißmengen ausreichend ergänzt werden.

Von den Fetten braucht die teure Butter nicht unbedingt bevorzugt zu werden. Ihr Ersatz durch Speck, Schweineschmalz, Pflanzen- und Kunstfette (Palmin, gute Margarine) kann sogar bei stärkerer Azidose von Vorteil sein. Auf das Verhalten der Verdauungsorgane ist bei der Fettzufuhr besonders Rücksicht zu nehmen. Auch übermäßige Fettzufuhr ist für den Zuckerkranken nicht vorteilhaft, wenn auch durch stärkere Fettzufuhr die Zuckerausscheidung nicht gesteigert wird. Mehr als 120 bis höchstens 150 g Fett braucht ein Zuckerkranker nur selten. Der Fettgehalt in Fleisch, Eiern und Käse ist in Rechnung zu setzen.

Die Kohlenhydrate werden, solange es sich um die Feststellung der für einen bestimmten Fall geeigneten Ernährungsweise handelt, am besten ausschließlich in Form von Brot dargereicht, dann kann dieses nach Bedarf auch durch andere Amylazeen ersetzt werden, indem man z. B. 100 g Kartoffeln = 40 g Brot, 100 g Graupen, Grieß oder Reis = 150 g Brot setzt, und 100 g Haferpräparate (mit etwas größerem Fettgehalt) = 130 g Brot. Leguminosen (Erbsen, Linsen, Bohnen) sind in ihrem Kohlenhydratgehalt dem Brote annähernd gleichzusetzen, zeichnen sich aber durch höheren Eiweißgehalt aus.

Die Unterschiede in dem Kohlenhydratgehalt der verschiedenen Brotsorten kommen praktisch nicht in Betracht. Sie sind nicht erheblicher als die Schwankungen des Wassergehaltes bei verschiedener Backweise. Das Verhalten der Verdauungsorgane kann bestimmend für die Wahl der verschiedenen Brotsorten sein. Die schlechtere Ausnutzung der Kohlenhydrate in den gröberen Brotsorten (Schrotbrot, Grahambrot, Ganzbrot) wird meist dadurch ausgeglichen, daß die Patienten häufig in dem Glauben, diese Brotarten seien für sie besonders vorteilhaft, übermäßige Mengen von ihnen genießen. Aus diesem Grunde erweisen sich die verschiedenen, als Ersatz für das Brot speziell für Zuckerkranke empfohlenen Gebäcke oft als besonders nachteilig. Alle diese „Diabetikergebäcke" sind vollkommen entbehrlich und unwirtschaftlich. Die Differenz in ihrem Kohlenhydratgehalt ist meist nicht so groß, daß sie nicht durch eine geringe Herabsetzung der Brotmenge ausgeglichen werden könnte. Die fast vollkommen kohlenhydratfreien Gebäcke, wie das Glutenbrot, können nicht als Brot gelten, wenn sie auch äußerlich wie solches aussehen. Geröstetes Brot und Zwieback bietet für den Diabetiker keinen Vorteil, auch wenn der dem geringeren Wassergehalt entsprechende höhere Kohlenhydratgehalt bei der Bemessung der gestatteten Menge in Rechnung gesetzt wird. Die erhöhte Verwertbarkeit des durch das Rösten karamelisierten Anteils der Kohlenhydrate wird durch die leichtere Löslichkeit und schnellere Resorption der durch die Unterstützung aufgeschlossenen, aber noch nicht in Karamel umgewandelten Stärke mindestens ausgeglichen.

Der Kohlenhydratgehalt der für den Diabetiker erlaubten Gemüse (Kohlarten, Spinat, Mangold, Schnittbohnen, Gurken, Tomaten usw.) braucht, auch wenn er zum Teil etwas höher ist, infolge der ungenügenden Ausnutzung im Darme durchschnittlich nur mit etwa 3 vH in Rechnung gesetzt zu werden. In den östlichen Provinzen Deutschlands machte in den letzten Jahren besonders in den Wintermonaten die Beschaffung dieser Nahrungsmittel vielleicht in wirtschaftlicher Beziehung die größten Schwierigkeiten bei der Ernährung der Zuckerkranken. Der Zwang, sich auf die billigen und noch am leichtesten zu beschaffenden Kohlarten zu beschränken, führt oft infolge der Einförmigkeit der Ernährung zu schwer überwindlicher Abneigung gegen den Genuß dieser Vegetabilien. Doch lassen sich bei gutem Willen bei Hinweis auf die Unentbehrlichkeit dieser für den Diabetiker besonders wichtigen Nahrungsmittel, durch geeignete Zubereitung und Abwechslung in den erreichbaren Pflanzenarten die Schwierigkeiten überwinden. Geringe Mengen von Obst können in den meisten Fällen um so eher gestattet werden, als der in ihm enthaltene Fruchtzucker auch im diabetischen Organismus noch leichter verwertet werden kann.

Von Getränken ist vor allem das Bier ganz zu verbieten. Mäßige Mengen zuckerfreier Spirituosen können ausnahmsweise, besonders bei der Durchführung von Unterernährungskuren, sich nützlich erweisen, brauchen aber zu regelmäßigem Genuß nicht empfohlen zu werden. Bei Kaffeesurrogaten ist der Malzgehalt zu berücksichtigen. Leichter Tee ist im allgemeinen vorzuziehen. Milch ist in der Regel nur in kleineren Mengen ($1/_4$—$1/_2$ l) unter Beachtung ihrer individuell verschiedenen Bekömmlichkeit zu verwenden. Ihr Kohlenhydratgehalt braucht nicht voll in Anrechnung gebracht zu werden, da der Milchzucker bei seiner Spaltung nur zur Hälfte direkt in Traubenzucker übergeht. Das andere Spaltungsprodukt, die Galaktose, wird — ebenso wie die Lävulose — in mäßigen Mengen auch vom Diabetiker verwertet, bei fortgesetztem Gebrauch kann sie aber auch zur vermehrten Glykogenbildung und damit indirekt zur Steigerung der Traubenzuckerausscheidung führen. Rahm ist für den Diabetiker geeigneter als Milch, aber relativ teurer. Immerhin läßt sich durch Abrahmen der im Haushalt gebrauchten Vollmilch für einen einzelnen Diabetiker in einer größeren Familie oft eine gewisse Menge Rahm ohne besondere Kosten gewinnen. Magermilch oder gar Buttermilch ist für Zuckerkranke besonders ungeeignet, da sie den vollen Zuckergehalt bei geringem Fettgehalt aufweist. In der sauren Milch ist nur ein geringer Bruchteil ($1/_5$—$1/_6$)

der Kohlenhydrate vergoren; sie ist daher keineswegs als ein für Diabetische besonders geeignetes Nahrungsmittel anzusehen.

Die als Zuckerersatz vielfach verwendeten Süßstoffe (Saccharin, Krystallose[1]); Dulcin) sind zwar, wenn sie in geringen Mengen zugeführt werden, unschädlich, sie besitzen aber keinen Nährwert und müssen daher als entbehrlich bezeichnet werden. Als wirklicher Ersatz für die in den Kohlenhydraten der Nahrung gegebenen Energiequellen können aber die aus karamelisierten, d. h. nur unwesentlich über den Siedepunkt hinaus erhitzten, Kohlenhydraten dargestellten Zuckeranhydride (Glukosane) angesehen werden. Sie steigern weder den Blutzuckergehalt noch die Zuckerausscheidung im Harne, werden auch im diabetischen Organismus ausgenutzt und wirken durch ihre Oxydation eiweißsparend und antiketogen, d. h. sie setzen die Stickstoffausscheidung herab und verhindern die Bildung von Azetonkörpern. Ein solches unter dem Namen ,,Salabrose'' neuerdings in den Handel gebrachtes Tetraglukosan, dem die Formel $(C_6H_{10}O_5)_4 + 2H_2O$ zukommt, wird in Dosen bis zu 50, selbst 100 g täglich gut vertragen und kann daher bei der Ernährung von Diabetischen gute Dienste leisten. Doch ist sein Preis vorläufig noch so hoch, daß seine Verwendung aus wirtschaftlichen Gründen nur in besonderen Fällen in Betracht kommen kann, wo es geeignet erscheint, die Wirkungen des Insulins bei gefahrdrohenden Zuständen zu unterstützen oder auch bis zu einem gewissen Grade zu ersetzen.

Unter Berücksichtigung der hier hervorgehobenen Gesichtspunkte läßt sich bei gutem Willen in den meisten Fällen von Zuckerkrankheit, wenn sie nicht gerade zu den schwersten Formen gehören, auch unter weniger günstigen äußeren Verhältnissen eine Ernährung durchführen, bei der die Kranken bei erhaltener Arbeitsfähigkeit viele Jahre zuckerfrei bleiben und frei von Beschwerden leben können[2]). Wo es nicht mehr gelingt, dauernd volle Zuckerfreiheit zu erzielen, muß wenigstens dafür gesorgt werden, daß die Zuckerausscheidung stets so gering als möglich bleibt, und von Zeit zu Zeit, etwa zweimal im Jahre, durch Einschaltung von Perioden mit strengerer Diät, wenigstens für

---

[1]) Vgl. Veröff. d. Reichsgesundheitsamts 1917, S. 324.

[2]) Als Beispiel mag folgende Tabelle dienen:

	Eiweiß	Fett	Kohlenhydrate	Kal.
	g	g	g	
100 g Fleisch (gekocht, gewogen) . . .	25	8	—	175
2 Eier	12	11	0,5	150
40 g Käse	10	12	1,0	150
120 g Butter, Schmalz oder andere Fette	0,5	100	0,5	900
600 g Gemüse	10	1	18,0	150
50 g Brot	3	—	25,0	115
$^1/_4$ l Milch	4,5	5	5,0	85
	65	137	50	1725

kürzere Zeiträume, ganz beseitigt wird, wodurch der gesamte Krankheitsverlauf günstig beeinflußt werden kann.

Unbedingt erforderlich ist es aber, volle Zuckerfreiheit zu erstreben, sobald sich komplizierende Erkrankungen einstellen, deren Entstehung erfahrungsgemäß durch Hyperglykämie begünstigt wird, wie Neuralgien, Pruritus, Ekzeme, Furunkulose, Balanitis, Alveolarpyorrhöen und andere Eiterungen oder gar Neigung zu Gangrän. Läßt sich in solchen Fällen eine vollständige Beseitigung der Glykosurie und Hyperglykämie nur durch Diätvorschriften erreichen, bei denen, wie insbesondere bei den Unterernährungskuren mit Einschaltung von Hungertagen, die Arbeitsfähigkeit der Kranken sehr eingeschränkt wird, so kann es sich empfehlen, um die Heilung der komplizierenden Erkrankungen zu beschleunigen, vorübergehend von den Wirkungen des Insulins Gebrauch zu machen. Der Preis des Insulins ist in der letzten Zeit schon so herabgesetzt worden, daß die dadurch entstehenden, immerhin nicht unerheblichen Kosten reichlich durch die Abkürzung der Krankheitsdauer wieder eingebracht werden. Nach Heilung der Komplikationen kann in solchen Fällen ohne Bedenken das Insulin wieder fortgelassen werden. Es ist ein Irrtum, wenn vielfach die Ansicht verbreitet ist, daß man eine Insulinbehandlung ohne schwere Gefährdung der Kranken nicht wieder unterbrechen darf. Das gilt nur für die allerschwersten, rasch progredienten Fälle, die ohne Insulinzufuhr überhaupt nicht mehr imstande sind, Kohlenhydrate zu verwerten und dieses Stadium der Krankheit vielleicht gar nicht mehr erlebt hätten, wenn sie nicht mit Insulin behandelt worden wären.

Eine vorübergehende Insulinbehandlung ist besonders auch dann indiziert, wenn es gilt, die Aussichten notwendiger chirurgischer Eingriffe durch Beseitigung der Glykosurie und Hyperglykämie zu verbessern, selbst in Fällen, in denen dieses Ziel eventuell auch noch durch eine strenge Diät erreicht werden könnte. Denn zweifellos gewährt die Insulinbehandlung in solchen Fällen größere Vorteile, weil sie nicht nur eine Beseitigung der Zuckerausscheidung, sondern auch eine für die Wundheilung nützliche bessere Verwertung der Kohlenhydrate, sowie eine die Widerstandsfähigkeit und Abwehrleistungen des Organismus steigernde Erhöhung der Eiweißzufuhr ermöglicht und einen sichereren Schutz gegen die Gefahren der Narkose und des postoperativen Coma diabeticum gewähren kann, als die strenge Diät. Auch in solchen Fällen kann meistens nach vollständiger Heilung der Operationswunden die Insulinbehandlung unter entsprechender Anpassung der Diät wieder ohne Bedenken ausgesetzt werden.

In den **schweren** Fällen von Zuckerkrankheit, die sich durch die Fortdauer der Zuckerausscheidung auch nach dem vollständigen Ausschluß der Kohlenhydratzufuhr aus der Nahrung, sowie durch das Auftreten **erheblicher Mengen** von Azeton, Azetessigsäure und Oxybuttersäure auszeichnen — nicht jede Spur von Azetonurie darf als bedrohlich angesehen werden! — muß bei der Regelung der Diät besondere Vorsicht geübt werden. Eine brüske Entziehung der Kohlenhydrate kann die Azidose so steigern, daß ein Coma diabeticum unmittelbar ausgelöst wird. Wohl lassen sich in solchen Fällen die Gefahren der Azidose auch durch Unterernährungskuren, durch „Kohlenhydratkuren", in Form der Hafer- oder Mehlfrüchte- und ähnlichen Kuren, in Verbindung mit Gemüse- oder Trinktagen — wobei die sehr weitgehende Einschränkung der Eiweißzufuhr eine entscheidende Rolle spielt — erfolgreich bekämpfen, aber das geschieht hier allemal auf Kosten der Arbeitsfähigkeit, und ist daher als besonders unvorteilhaft in wirtschaftlicher Beziehung zu verzeichnen. Nur ausnahmsweise gelingt es, Fälle dieser Art, wenn sie erst ihre Arbeits- und Erwerbsfähigkeit eingebüßt haben, durch längere, in Krankenanstalten durchgeführte sorgfältige diätetische Kuren so weit zu bessern, daß sie für längere Zeit ihrer Berufstätigkeit wiedergegeben werden können, zumal die Fortführung der erforderlichen Lebensweise gerade solchen Kranken außerhalb des Krankenhauses besonders schwerfällt.

Gerade in diesen Fällen zeigt sich aber der gewaltige Fortschritt, der durch die **Insulin**behandlung des Diabetes erreicht ist. Es ist erstaunlich, wie in manchen Fällen dieser Art, insbesondere bei schon stark abgemagerten und geschwächten jugendlichen oder im besten Mannesalter stehenden Zuckerkranken durch eine sachgemäß und verständnisvoll durchgeführte Insulinbehandlung der Ernährungs- und Kräftezustand gehoben und die Arbeitsfähigkeit solcher Kranken wiederhergestellt werden kann.

Allerdings geschieht es offenbar nur selten, daß durch eine länger fortgesetzte Insulinbehandlung in Fällen dieser Art die gesamte Stoffwechsellage nachhaltig so gebessert wird, daß man auf die Zufuhr des Insulins wieder verzichten kann, und es läßt sich vorläufig auch noch nicht beurteilen, wie lange überhaupt die versagende Funktion der Bauchspeicheldrüse durch die künstliche Zufuhr des fehlenden Hormons mit Erfolg ersetzt werden kann. Es könnte daher zweifelhaft erscheinen, ob im ganzen genommen die hohen Kosten einer **dauernd** weiterzuführenden Insulinbehandlung solcher schweren Fälle durch den erzielten Nutzen einigermaßen wieder eingebracht werden könnten. Aber es ist sicher, und wird auch insbesondere von allen Stellen anerkannt, die dazu berufen sind, für die wirtschaftlich Schwachen einzutreten, daß man den Wert einer Erhaltung der Gesundheit und Arbeitsfähigkeit nicht als ein einfaches Rechenexempel auffassen darf. Es ist daher nur zu wünschen, daß da, wo die Kosten einer solchen Insulinbehandlung nicht von dem Kranken selbst bestritten werden können, Wohlfahrtseinrichtungen, Kranken- und Invaliditätskassen die Mittel für die Fortführung einer erforderlichen Insulinbehandlung auch in schweren und weniger aussichtsreichen Fällen ebenso freigebig zur Verfügung stellen möchten, wie es bei der Behandlung von Tuberkulösen vielfach ohne Rücksicht auf den im Einzelfalle zu erwartenden Erfolg geschieht. Hier wie dort läßt sich ja eine scharfe Grenze zwischen einer aussichtsvollen und aussichtslosen Behandlung nicht ziehen und im Einzelfalle nicht vorhersehen, ob der Erfolg den aufgewendeten Kosten entsprechen dürfte. Die bei den gegenwärtigen Preisen auf durchschnittlich 0,50—1,00 M. pro Tag zu veranschlagenden Kosten einer Insulinbehandlung sollten daher kein Hindernis für die Fortführung einer solchen Behandlung in Fällen bieten, in denen auch nur die Möglichkeit einer Verlängerung des Lebens gegeben ist.

Daß bei drohendem oder schon ausgesprochenem diabetischen Koma, bei dem die Zufuhr großer Insulinmengen als das sicherste und meist einzige wirklich lebensrettende Mittel bezeichnet werden darf, dieses Mittel ohne Rücksicht auf die Kosten angewandt werden muß, braucht kaum besonders hervorgehoben zu werden. Der Umstand, daß das Insulin vorläufig nur in Form von subkutanen Injektionen verwendet werden kann, bietet eine gewisse, doch nicht unüberwindliche Schwierigkeit. Andere Darreichungsformen, wie die stomachalen und perlingualen, sind schon aus wirtschaftlichen Gründen abzulehnen. Wenn auch eine geringe Wirksamkeit per os zugeführter guter Insulinpräparate durch besondere Maßnahmen mitunter erzielt werden kann, so sind diese Wirkungen bis jetzt noch so unbedeutend und unsicher, daß sie vorläufig für praktische Zwecke nicht in Betracht kommen können. Gewisse Scheinwirkungen, die einzelne Autoren mit den Fornetschen Insulinpillen erzielt haben wollen, konnten durch einwandfreie Nachprüfungen nicht bestätigt werden[1]).

---

[1]) In bezug auf alle Einzelheiten (Technik, Indikation usw.) bei der Durchführung der Insulinbehandlung Zuckerkranker verweise ich auf die im Verlage von J. F. Bergmann erschienene Anleitung meines bisherigen Mitarbeiters und Leiters meiner Privatklinik, Dr. E. Foerster (Neuenahr).

Außer den aus der Bauchspeicheldrüse gewonnenen Präparaten gibt es vorläufig keine Arzneien, denen mit Sicherheit irgendwelche günstigen Wirkungen auf den Verlauf der Zuckerkrankheit zugeschrieben werden könnten, so vieles auch zu diesem Zwecke empfohlen sein mag. Abgesehen von den Mitteln, die gelegentlich zur Behandlung von Komplikationen oder zur Bekämpfung bestimmter Beschwerden bei Zuckerkranken angezeigt sein können, müssen daher außer dem Insulin alle anderen, zur Heilung der Zuckerkrankheit empfohlenen Medikamente als entbehrlich und unwirtschaftlich bezeichnet werden. Die scheinbaren Erfolge, die manchen Medikamenten, namentlich auch solchen, die als Geheimmittel angepriesen werden, nicht selten zugeschrieben werden, beruhten meistens auf der gleichzeitigen Befolgung von mehr oder minder zweckmäßigen Diätvorschriften. Zum Teil beschränkt sich die Wirkung mancher Mittel auf eine Beeinträchtigung der Kohlenhydratausnutzung im Darme oder auf eine Steigerung der Gärungsvorgänge in den Verdauungsorganen, die in ihrem Enderfolge einer Beschränkung der Kohlenhydratzufuhr gleichkommen und daher eigentlich nur eine Verschwendung von Nahrungsmitteln bedeuten.

Eine gewisse Wirkung der Heilquellen bei der Zuckerkrankheit soll hier nicht in Abrede gestellt werden. Es handelt sich aber auch da nicht um Wirkungen, die durch die hier besprochenen Behandlungsmethoden nicht voll ersetzt werden könnten. Außerdem hängen die Erfolge der Behandlung in Kurorten nicht nur von der spezifischen Wirkung der Mineralwässer ab, sondern von vielem anderen, das nicht von Kranken ausgenutzt werden kann, die nur über beschränkte Mittel verfügen. Kuren in Badeorten eignen sich im allgemeinen nicht für Kranke, die sparen wollen oder müssen!

9. Sparsame, sachgemäße Behandlung Asthmatischer[1]).

Von Prof. Dr. P. Morawitz, Würzburg.

Die Frage der wirtschaftlichen und doch sachgemäßen Behandlung Asthmakranker ist praktisch nicht bedeutungslos. Die Zahl der Asthmatiker ist bekanntlich sehr groß. Fast jeder zählt im Kreise seiner weiteren oder engeren Verwandtschaft einen oder mehrere Asthmakranke. Legt man allerdings

---

[1]) Abgedruckt aus Fortschritte der Therapie, Fischers mediz. Buchhdlg. H. Kornfeld, Berlin W 62, 1925, Nr. 4 und 5.

einem Überblicke über die Häufigkeit des Asthma nervosum nur die Statistiken der Krankenhäuser zugrunde, so kommt man zu recht geringen Zahlen: in der Greifswalder und Würzburger Klinik z. B. nur etwa 0,5 vH sämtlicher Aufnahmen. Es ist aber klar, daß man auf diesem Wege ein falsches Bild von der Verbreitung des Bronchialasthma erhalten muß; denn die meisten Asthmakranken suchen das Krankenhaus nicht auf, sondern lassen sich ambulant behandeln oder behandeln sich selbst. So kommt es z. B., daß ich in der Privatpraxis verhältnismäßig viel mehr Asthmatiker sehe als unter den Patienten der Klinik.

Neben der Häufigkeit des Asthma bronchiale ist es noch eine andere Tatsache, die eine kurze Darstellung einer rationellen Therapie dieser Krankheit wünschenswert erscheinen läßt. Es gibt nämlich kaum ein Gebiet der Medizin, auf dem der Unfug, immer neue Präparate unter verschiedenen, schönklingenden Namen auf den Markt zu werfen, so üppig wuchert. In manchen dieser Fälle kann man getrost von einem Geheimmittelschwindel sprechen. Denn viele dieser Mittel enthalten nichts anderes, als unsere längst gekannten und erprobten Präparate und müssen viel teurer bezahlt werden. Eine Behandlung mit Geheimmitteln kann daher nie wirtschaftlich sein.

Woher kommt dieses Chaos in der Asthmatherapie? Woher kommt es, daß der eine Arzt diese, der andere jene Art der Behandlung rühmt, während viele resigniert der Meinung Ausdruck geben, daß wir überhaupt noch keine rationelle Therapie des Asthma kennen und das Stadium tastender Versuche, das Stadium des Probierens, noch nicht überwunden haben?

Liegt es vielleicht daran, daß der Zustand, den wir Asthma bronchiale nennen, trotz aller Einheitlichkeit der klinischen Symptome gar nicht eine Krankheitseinheit darstellt, sondern eine Gewebsreaktion ist, deren Ursachen sehr verschieden sein können? Das wird heute in der Tat vielfach vermutet (z. B. Kaemmerer) (1), im Gegensatze zu der bisher vorwaltenden klassischen Asthmalehre, die auf Willis, Laënnec, Trousseau zurückgeht und das Asthma als klinische und ätiologische Einheit betrachtet.

Wie bei vielen Krankheiten müssen wir auch beim Asthma nicht von einer einzigen Ursache, sondern von einer Anzahl von Bedingungen sprechen, die zusammentreffen müssen, damit Asthma entsteht. Diese Bedingungen sind teils endogener Natur, teils exogener. Will man sich eine Vorstellung von den endogenen Faktoren des Asthmas machen, so wird man in erster Reihe an eine besondere Beschaffenheit des Atemzentrums zu denken haben, wobei dieses Wort im weitesten Sinne zu verstehen ist. Diese ab-

norme Reaktionsbereitschaft gewisser Teile des Zentral-
nervensystems wurde bisher in den Mittelpunkt des Asthma-
komplexes gestellt. Das war das Einheitliche, das war jener Faktor,
der auch die lange bekannte Heredität des Bronchialasthmas bestimmte. Den exogenen Faktoren wurde lediglich sekundäre Bedeutung im Sinne auslösender Momente zugeschrieben. Daß diese
exogenen Faktoren ungemein mannigfaltiger Natur sein können,
war lange bekannt (Staehelin (2), Morawitz (3).

In den letzten Jahren hat sich aber unzweifelhaft ein Umschwung
vollzogen; es sind eine Reihe von Tatsachen bekanntgeworden, die jene
exogenen Faktoren doch wieder sehr in den Vordergrund rücken.
Auf diese Dinge muß ich hier wenigstens kurz eingehen, da sie zeigen,
wie schwer es ist, gerade in der jetzigen Zeit der Umformung des
Asthmabegriffes über Asthmatherapie zu schreiben. Da sind erstens
die Anschauungen amerikanischer und englischer Autoren (Walker (4), Ramirez (5) u. a.) zu nennen, die in dem Asthma einen
Zustand angeborener oder erworbener Proteinüberempfindlichkeit sehen. Trifft diese Anschauung zu, dann ist es für die Therapie
natürlich von höchster Bedeutung, die Proteine, gegen die eine
Überempfindlichkeit besteht, kennenzulernen, um eine wirklich
kausale Therapie des Asthmas treiben zu können. Als Vorläufer
dieser neuen Anschauungen über Asthma kann man die Arbeiten
über die Pathogenese des Heufiebers ansehen. Außerdem hatte
schon 1910 Schittenhelm (6) auf die Ähnlichkeit des Bronchialasthmas mit anaphylaktischen Zuständen hingewiesen.

Noch eine andere Tatsache muß zu Gedanken darüber Anlaß
geben, ob wirklich das endogene Moment, jene hypothetische an-
geborene Reizbarkeit des Atemzentrums, in der Asthmagenese so
bedeutungsvoll ist, als man früher annahm. In gewissen Berufen
(Arbeiter in Serumfabriken, Apotheker, die mit Ipecacuanha zu tun
haben, Fellfärber (Curschmann (7)) häufen sich die Asthma-
erkrankungen derart, daß gar nicht die Rede davon sein kann, es
handle sich hier nur um Menschen mit einer angeborenen Asthma-
disposition im gewöhnlichen Sinne des Wortes. Es scheint fast,
daß bei geeigneter und genügend intensiver Einwirkung der exogenen
Asthmafaktoren fast jeder Mensch oder doch wenigstens sehr viele
asthmatisch gemacht werden können (Storm van Leeuwen (8)).
Einen guten Überblick über diese, hauptsächlich in der ausländischen
Literatur niedergelegten neuen Befunde gibt Eskuchen (9).

Es würde unrichtig sein, bei Besprechung der Asthmatherapie
an diesen Vorstellungen vorüberzugehen, wenngleich ich gestehen
muß, daß ihre praktische Auswirkung bei uns in Deutschland
bisher eine auffallend geringe geblieben ist. Das hängt zum Teil
mit technischen Schwierigkeiten der spezifischen Proteinkörpertherapie zusammen, z. T. aber wohl auch damit, daß selbst in den
erfahrensten Händen die auf diese Weise zu erfassenden Asthmafälle nur einen sehr kleinen Bruchteil der Gesamtzahl darstellen.
Für den Praktiker kommt heute jedenfalls die Proteinkörpertherapie des Asthma nur in sehr beschränktem Umfange in Frage;
doch kann uns die Zukunft gerade hier bald Neues bringen.

Trotz dieser noch sehr ungeklärten Lage und der auseinandergehenden Anschauungen über das Wesen des Asthma wird man sagen dürfen, daß wir in den meisten Fällen doch imstande sind, dem Asthmatiker zu helfen. Von den wohl 200 Asthmakranken, die ich im Laufe der Jahre in stationärer Behandlung gehabt habe, sind nur sehr wenige ungebessert entlassen worden. Gewiß mag das, wie Staehelin meint, z. T. auf die Ruhe und die bessere Pflege im Krankenhause zu beziehen sein; denn man sieht oft schnelle Rückfälle bei Rückkehr in die alten Lebensbedingungen. Daß aber die Therapie an dieser Besserung doch auch einen großen Anteil hat, davon bin ich fest überzeugt.

Es erscheint zweckmäßig, zwischen der Behandlung des Asthmaanfalles selbst und der Behandlung außerhalb der Anfälle zu unterscheiden.

I. Behandlung im Anfall.

1. Injektionen. Am schnellsten und wirksamsten kupiert man unzweifelhaft den Asthmaanfall durch subkutane Injektion wirksamer Medikamente.

a) Morphin und Verwandte (Pantopon, Heroin und Dionin). Die Wirkung dieser Präparate ist im Asthmaanfall zwar sehr sicher, man hat weniger Versager als mit den anderen Mitteln, aber es wird trotzdem sehr mit Recht vor der Anwendung des Morphins gewarnt. Ich will gerne zugeben, daß es Fälle gibt, in denen man mit keinem anderen Mittel zum Ziele kommt. Aber diese Fälle sind sehr selten. Es scheint, daß in der Praxis vom Morphin im Asthmaanfall glücklicherweise nur selten Gebrauch gemacht wird. Wenigstens habe ich unter meinen Asthmatikern bisher nur einen sicheren Morphinisten gesehen.

b) Atropin. Man injiziert 1 mg Atr. sulfur. subkutan. Die Wirkung dieses alten klassischen Asthmamittels ist unsicher. Etwa in der Hälfte der Fälle hat man Versager. Es scheint, daß nur jene Asthmafälle auf Atropin gut reagieren, bei denen der Bronchospasmus im Vordergrunde steht, Schleimhautschwellung und vermehrte Sekretion dagegen zurücktreten. Wirkt Atropin nicht schnell, dann gehe man ohne lange weitere Versuche zum Adrenalin über.

c) Adrenalin. Subkutane resp. intramuskuläre Adrenalin-Injektionen spielen seit Kaplan (10) und v. Jagič (11) in der Asthmatherapie eine bedeutsame Rolle. Es gibt allerdings auch hier Versager. Aber sie sind, wie mir wenigstens scheint, seltener als beim Atropin. Die Wirkung ist oft zauberhaft. In 5—10 Minuten kann ein schwerer Anfall vorüber sein. Intravenöse Injektion soll vermieden werden. Stets überzeuge man sich nach dem Einstich durch Anziehen des Stempels, daß man nicht in einer Vene ist. Das Adrenalin ist wegen der Schnelligkeit und Sicherheit seiner Wirkung unzweifelhaft auch das billigste zur Injektion verwendbare Präparat. Ähnlich ist das Asthmolysin zu bewerten, das Adrenalin und Pituitrinum infundibulare enthält. Es gibt einzelne Kranke, die auf Asthmolysin besser reagieren als auf Adrenalin. Bei Neigung zur Spasmophilie und Tetanie (Kinder!) soll man das Adrenalin vermeiden (H. Curschmann (12), Rietschel (13)).

Injektionen sind bei allen schweren Asthmaanfällen indiziert. In leichteren Fällen soll man sich nicht dazu verstehen, sondern auf andere Weise Erleichterung zu schaffen suchen. Der Kranke wird sonst zu sehr vom Arzt abhängig, und die Behandlung gestaltet sich kostspieliger, als erforderlich ist.

2. **Räucherungen und Inhalationen.** a) Räucherungen. Diese können in leichteren Fällen den Anfall abkürzen, sollen aber frühzeitig im Beginne des Anfalles angewendet werden. Die meisten Räuchermittel enthalten Belladonna, Solanumarten, manche auch Opium und Salpeter, der als Sauerstoffüberträger wirkt. Der Rauch soll tief und kräftig inhaliert werden, er löst dann Hustenreiz und vermehrte Expektoration aus. Resorbiert wird wahrscheinlich von den wirksamen Pharmacis nur wenig, so daß die Räuchertherapie trotz des nicht gerade hohen Preises vieler der zahllosen Räucherpulver wahrscheinlich doch teurer ist als die Inhalation fein zerstäubter Medikamente. Ich mache von den Räucherungen nicht mehr viel Gebrauch, nachdem ich die Überlegenheit der Inhalationen und Injektionen kennengelernt habe. Merkwürdig ist es, daß trotz der ziemlich gleichartigen Zusammensetzung der Räucherpulver der eine Kranke diesem, der andere jenem den Vorzug gibt. Ein relativ billiges Pulver, das sich mir bewährte, hat folgende Zusammensetzung:

Rp. Herba Hyoscyami
Fol. Stramonii
Kal. nitricum aa 10,0.

Asthmazigaretten (Espic, Wiener, Abessinische usw.) sind den Räucherungen prinzipiell gleichzusetzen, aber unwirtschaftlicher im Gebrauch.

b) Inhalationen. Kleine Inhalationsapparate, die in der Tasche mitgeführt werden können, haben seit Einführung des Tucker-Apparates große Verbreitung erlangt. Es wird durch die Nase inhaliert, um möglichst schnelle Resorption zu gewährleisten.

Wichtig ist eine möglichst feine Verteilung des Medikamentes, da Resorption und Wirkung davon abhängen. Von den kleinen Apparaten kann ich folgende nach eigener Erfahrung empfehlen: Einhorninhalator (Einhornapotheke Berlin), Glaseptik (Parke, Davis & Cie), Inhalator nach Stäubli (Sanitätsgeschäft Hausmann, St. Gallen). Als Inhalationsflüssigkeiten haben sich uns besonders bewährt die Zusammensetzungen nach Stäubli (14) und Edens (15):

$$\left.\begin{array}{l}\text{Adrenal. hydrochlor. (1:1000) 9 ccm} \\ \text{Solut. Atrop. sulf. 0,1} \\ \text{Cocain. hydrochl. 0,25} \\ \text{Aqua dest. 10,0}\end{array}\right\} \text{1 ccm}$$

(Stäubli.)

Atrop. sulfur. 0,03—0,05
Cocain. hydrochl.
Kal. sulfur. aa 0,3—0,5
Glyzerin. puriss. 3,0
Supraren. hydrochl. (1:1000) ad 25,0

(Edens.)

Es soll vor jeder Inspiration möglichst tief und ausgiebig exspiriert werden.

Eine noch feinere Vernebelung bewirken die größeren Apparate nach Spieß-Dräger und Hirth. Sie sind aber ziemlich teuer, nicht transportabel und kommen daher wohl nur für Krankenanstalten oder Fachärzte in Frage.

Vom wirtschaftlichen Standpunkt ist die Inhalationsbehandlung des Asthmaanfalles entschieden zu empfehlen. Die Anschaffungskosten des kleinen Apparates werden weit übertroffen von der überlegenen Wirkung der Inhalation gegenüber den Räucherpulvern. Für schwerere Anfälle möchte ich allerdings die Injektion als die Methode der Wahl bezeichnen.

3. Andere Maßnahmen. Einer meiner Patienten kupierte seine sehr lange dauernden Anfälle durch völliges Fasten ohne jedes Medikament. Er pries diese Behandlung als die bei ihm allein wirksame.

Hautreize verschiedener Art (Hand- und Fußbäder, eventuell mit Senfzusatz, kalte Nackengüsse) mögen in leichteren Fällen bisweilen wirksam sein.

Atemgymnastische Übungen (nach Sänger) eignen sich meines Erachtens nicht für den Anfall, da der Kranke meist gar nicht in der Lage ist, sie durchzuführen. Der Lufthunger ist zu stark. Auch die Kuhnsche Lungensaugmaske eignet sich mehr für die anfallsfreie Zeit.

II. Behandlung außerhalb des Anfalles.

Unsere Aufgabe ist es, den Kranken nach Möglichkeit anfallsfrei zu halten. Eine wahre kausale Therapie des Asthma muß dieses Ziel erreichen. Wie weit sind wir noch davon entfernt! Was ist schon im Laufe der Zeit alles als kausale Therapie des Asthma gepriesen worden! Es sei nur an die Ära der nasalen Behandlung des Asthma erinnert, die ihren Höhepunkt in den achtziger Jahren hatte, deren Ruhm jetzt verklungen ist. Ich habe niemals einen wirklich überzeugenden Erfolg der nasalen Behandlung gesehen. Auch in Fällen, in denen in der Nase wirklich Deviationen, Muschelhypertrophien oder Polypen sich fanden und beseitigt wurden, habe ich nie völliges Schwinden der Anfälle beobachten können. Von manchen Ärzten wurde dann die Psychotherapie als kausale Behandlung des Asthma angesehen. Psychische Faktoren, besonders die Angst vor der Atemnot, sollen den Anfall herbeiführen. Soviel ich aber sehen kann, sind die Erfolge der verschiedenen psychotherapeutischen Methoden (Wachsuggestion, Hypnose, Psychoanalyse) recht bescheiden und nicht von Dauer. Heute wird eine kausale Therapie des Asthma durch spezifische Immunisierung gegen Proteinkörper erstrebt. Wieweit man die Lehre von der allergischen Natur des Asthma verallgemeinern darf, steht noch dahin. Für die allgemeine Praxis verwertbar sind die Resultate dieser Forschungen vorerst nur in bescheidenem Umfange.

Ich möchte mich darauf beschränken, hier nur jene Behandlungsarten zu erwähnen, die wirtschaftlich und unter den Verhältnissen der Praxis ausführbar sind, wobei allerdings bemerkt werden muß, daß jedes Verfahren, es mag noch so kostspielig sein, als wirtschaftlich zu betrachten wäre, wenn es auch nur 20 bis 30 vH der Asthmatiker wirklich heilen könnte.

1. Medikamentöse Behandlung. a) Jod. Dieses ist nach meiner Erfahrung das wirksamste Medikament für die anfallsfreie Zeit. Vielleicht beruht seine Wirkung lediglich auf Verflüssigung des Bronchialsekretes und Anregung der Expektoration. Jod muß lange Zeit und in genügenden Mengen gegeben werden. Nach Möglichkeit ist eine Tagesdosis von etwa 1 g Jodkalium oder -natrium anzustreben. Am meisten empfiehlt sich eine Etappenbehandlung, wobei man Jod etwa 20 Tage lang nehmen, dann 10 Tage aussetzen läßt, um wieder zu beginnen. Pausen von größerer Dauer als 10—14 Tage sind nicht empfehlenswert. Jodschäden kommen natürlich auch bei Asthmatikern vor und sind zu beachten (Jodismus!). Dann kann man noch einen Ver-

such mit einem der organischen Jodpräparate (Sajodin, Jodglidin, Lipojodin, Jodosterin, Jodtropon) machen. Diese werden oft besser vertragen als das Jodkali, wahrscheinlich aber nur wegen der geringeren täglichen Joddosis. Man gibt 3—4 Tabletten.

Die präventive Wirkung des Jod beim Asthma wird von F. A. Hoffmann (16) skeptisch beurteilt, Staehelin äußert sich befriedigter. Auch ich möchte mich dieser günstigeren Beurteilung anschließen, wenngleich zuzugeben ist, daß man nicht entfernt bei allen Asthmatikern durch eine konsequente Jodbehandlung das Auftreten von Anfällen verhüten kann.

b) Kalzium. Es wurde von Kaiser (17) und H. Curschmann wegen seiner krampflösenden und exsudationshemmenden Wirkung als Präventivmittel empfohlen. Nach neueren Erfahrungen von Jansen (18) wird man dem Chlorkalzium den Vorzug vor dem Kalzium lacticum und dem dieses Salz enthaltenden Kalzan geben, da jenes anscheinend besser resorbiert wird. Die Dosis soll 1—3 g p. d. betragen. Ich möchte glauben, daß Jod dem Kalzium weit überlegen ist. H. Curschmann sah gute Kalkwirkungen in Fällen, in denen Asthma mit Symptomen latenter Tetanie vergesellschaftet war. Solche Fälle dürften selten sein. Sieht man vom Jod keinen Erfolg, so mag ein Versuch mit Kalzium gemacht werden.

c) Atropin. Nach Trousseau (19) und v. Noorden (20) kann man dieses auch außerhalb der Anfälle in Form einer chronischen Atropinkur anwenden. Da die individuelle Empfindlichkeit gegen Atropin außerordentlich wechselt, rät Januschke (21) mit ganz kleinen Atropindosen zu beginnen (zweimal 0,3 mg) und sich langsam in die Höhe zu tasten. Die Kur soll 4—6 Wochen dauern. Gewöhnung scheint während dieser Zeit nicht einzutreten. Meine Erfahrungen mit der chronischen Atropinbehandlung sind gering, doch sah ich einige Male anscheinend ganz gute Wirkungen. Man wird diese Therapie vielleicht auf jene Fälle zu beschränken haben, bei denen Atropin auch im Anfalle wirksam ist.

d) Inhalationen. Asthmatikern, die einen kleinen Inhalationsapparat (s. oben) besitzen, kann man empfehlen, regelmäßig oder doch wenigstens bei Beginn leichter katarrhalischer Erscheinungen zu inhalieren. Viele Asthmatiker führen ihre kleinen Apparate mit sich und inhalieren jedesmal, wenn sie Oppressionsgefühl bemerken. Zuweilen genügen ein paar Atemzüge, um den Druck zu beheben. Es scheint, daß durch diese Daueranwendung von Adrenalin, Atropin und ähnlichen Medikamenten die Wirksamkeit der Mittel im Anfalle selbst nicht gemindert wird. In der Klinik wenden wir mit recht befriedigendem Erfolg

Inhalationen des Stäublischen und Edensschen Mittels an, die mit einem der ausgezeichneten größeren Apparate (Spieß-Dräger, Hirth, Sauerstoffzentrale Berlin) vernebelt werden.

Ich möchte glauben, daß neben der Jodtherapie die endonasale Inhalation die wirksamste Form der medikamentösen Therapie des Asthma außerhalb der Anfälle ist.

2. Physikalische Methoden. a) Atemgymnastik. Der Asthmatiker atmet im Anfalle unzweckmäßig. Es kann daher von Nutzen sein, ihm außerhalb der Anfälle eine Atemtechnik beizubringen, die der Lungenblähung entgegenwirkt. Verschiedene Verfahren zielen darauf hin, die Exspiration zu verlängern und ausgiebiger zu gestalten. Dazu gehört die in der Praxis recht gut anwendbare Sängersche Zählmethode: die Inspiration wird abgeschwächt und verkürzt, die Exspiration ebenfalls abgeschwächt, dabei aber verlängert. Exspiriert wird bei verengter Stimmritze. Technisch geht man dabei so vor, daß man den Kranken während der Exspiration laut zählen läßt, von 1 beginnend und unter Dehnung der Vokale, so daß das Aussprechen jeder Zahl etwa die Zeitspanne einer Sekunde in Anspruch nimmt. Gewöhnlich kann der Kranke ohne Atemnot etwa bis 5 zählen. Die Zahl 5 wird nun nicht ausgesprochen; statt dessen führt der Kranke vielmehr eine kurze Inspiration aus, um dann wieder von 6—9 exspirierend weiterzuzählen. Sänger läßt lediglich durch die Nase inspirieren und legt großen Wert auf Mitbeteiligung der Bauchmuskeln bei der Exspiration. Einige andere atemgymnastische Methoden können nur unter ärztlicher Aufsicht nutzbringend sein, sind also kostspielig. Die an sich sehr einfache Sängersche Zählmethode, die von vielen Seiten gelobt wird, scheitert meist nach einiger Zeit daran, daß der Eifer der Kranken erlahmt. Daß sie nützlich sein kann, möchte ich glauben, obwohl ich überzeugende eigene Beobachtungen nicht aufführen kann.

Die Kuhnsche Lungensaugmaske bewirkt Erschwerung der Inspiration, die Exspiration geschieht frei durch ein an der Maske angebrachtes Ventil. Man kann durch einen Schieber den Inspirationsstrom mehr oder weniger abdrosseln. Die Atemübungen sollen mehrmals täglich, wenigstens 10—20 Minuten lang, durchgeführt werden. Die Saugmaske wirkt offenbar einem Volumen pulmonum auctum entgegen und scheint besonders bei solchen Asthmatikern außerhalb der Anfälle recht gut zu wirken, bei denen Lungenemphysem besteht oder in Ausbildung begriffen ist.

Von Besprechung der kostspieligeren Arten der Atemgymnastik und Pneumatotherapie soll hier abgesehen werden. Die Behandlung in der pneumatischen Kammer leistet beim Asthma meiner Erfahrung nach sicher nicht so viel, daß sie unter die wirtschaftlichen Maßnahmen gerechnet werden kann. Ebenso möchte ich die verschiedenen Kompressorien und Atemstühle (Roßbach, Hofbauer usw.) beurteilen.

b) **Hydrotherapie.** Vernünftige Abhärtung durch kalte Abreibungen, Nackengüsse usw. wird man empfehlen können, da sie vielleicht die Neigung zur Bronchitis herabsetzen. Noch besser wirken in diesem Sinne Schwitzprozeduren, die man je nach Lage der äußeren Umstände verschieden gestalten kann (Einpackung, Tee, Aspirin). In der Klinik wende ich seit Jahren bei Asthmatikern, deren Kreislauforgane intakt sind, elektrische Glühlichtbäder nach v. Strümpell (22) an. Wahrscheinlich wirken die verschiedenen Schwitzprozeduren günstig auf Bronchitis und Expektoration.

c) **Röntgentherapie.** Die Röntgentiefentherapie — nur diese kommt in Betracht — wird schon seit längerer Zeit bei Asthma versucht (Schilling (23) u. a.), größere Bedeutung hat sie aber erst in letzter Zeit mit Verbesserung der Technik erlangt. Auf die Technik möchte ich hier nicht eingehen, sondern lediglich die Frage stellen, ob die Erfolge dieses doch recht kostspieligen Verfahrens derart sind, daß eine allgemeinere Anwendung in der Praxis erwünscht erscheint. Ein etwa 3—4 tägiger Aufenthalt in einer Krankenanstalt ist zur Durchführung der Therapie ausreichend. Die Erfahrungen einiger Autoren, z. B. von Klewitz (24), sind auffallend gut: gute Erfolge, teilweise völliges Sistieren der Anfälle in mehr als der Hälfte der Fälle. Unsere eigenen Resultate sind etwas weniger günstig, doch verfügen wir vorerst nur über etwa 20 Beobachtungen. Ich glaube, bevor man anstreben soll, jeden Asthmatiker der Röntgentiefentherapie zuzuführen, wären weitere Erfahrungen der Kliniken abzuwarten. In manchen Fällen hatten aber auch wir durchaus den Eindruck, daß die Tiefenbestrahlung von Nutzen gewesen war, die Intensität der Anfälle nachgelassen hatte. Jedenfalls scheint mir die Röntgentiefentherapie der Aufmerksamkeit wert. Vielleicht wird man sie bald als eine wirtschaftliche Methode der Asthmabehandlung bezeichnen können.

d) **Balneo- und Klimatotherapie** können als wirtschaftliche Methoden nicht bezeichnet werden. Die Erfolge eines Kuraufenthaltes an einem der bekannten Asthmakurorte (Reichenhall, Ems, Baden-Baden usw.) sind zu unsicher. Gewiß gibt es viele Patienten, die während des Aufenthaltes im Bade weniger Anfälle haben als zu Hause und sich wohler fühlen. Aber wie steht es mit den Dauererfolgen? Nach meiner Ansicht recht ungünstig; und dasselbe gilt auch von dem an sich sehr wirksamen Aufenthalte im Höhenklima (über 1000 m), der aber noch ausschließlicher wohlhabenden Asthmatikern vorbehalten bleiben wird. Auch kann ich nicht verschweigen, daß ich gelegentlich von Kranken gehört habe, sie hätten im Kurort viel schwerere Anfälle bekommen als zu Hause. Die Wirkung läßt sich nicht voraus bestimmen. „Jeder Asthmatiker hat sein Privatklima" (Avellis (27)).

Wohl aber ist zu erwägen, ob man nicht versuchen soll, Asthmatikern, die an ihrem Wohnorte schwer von Anfällen geplagt werden, die dauernde Übersiedlung in einen anderen Ort anzuraten, wenn dieses leicht ausführbar ist. Ich bin schon oft von solchen Kranken gefragt worden: „Glauben Sie, daß ich in X mich besser fühlen werde?" Man kann darauf nur antworten: „Gehen Sie zur Probe für einige Wochen hin, fällt die Probe gut aus, so siedeln Sie über." Generell läßt sich Rat in dieser Richtung schwer erteilen. Die Regellosigkeit ist hier die Regel, vielleicht auch wieder ein Hinweis darauf, daß das Asthma bronchiale nur eine klinische Einheit ist.

3. Moderne desensibilisierende Behandlung. Wenn man das Asthma mit einer großen Zahl anglo-amerikanischer Autoren als eine Form der Proteinüberempfindlichkeit auffaßt, so muß man versuchen, kausale Therapie zu treiben und gegen diese Proteine zu immunisieren. Leider scheitert dieses Verfahren vorerst daran, daß man nur in den wenigsten Fällen Hinweise darauf erhält, welches Protein in Frage kommt. Die meisten Asthmatiker können darüber keine Angaben machen. Sind sie aber darüber unterrichtet, so suchen sie selbst, soweit es geht, den Schädigungen auszuweichen (Nähe von Pferden, Katzen, Mehlstaub usw.). Der Versuch, durch Kutanreaktionen die betreffenden Proteine zu finden, ist langwierig, mühsam und nach dem heutigen Stande der Forschung auch sehr unsicher. Die spezifisch desensibilisierende Behandlung hat vielleicht eine Zukunft, aber man kann sie bei der Lage der Dinge noch nicht zu den ökonomischen Behandlungsmethoden des Asthma rechnen. Aber selbst, wenn man von Kranken bestimmte Anhaltspunkte für Empfindlichkeit gegen gewisse Proteine erhält (Hautschuppen von Pferden, Menschen, Gramineenarten, Ipecacuanha usw.), so ist die desensibilisierende Behandlung, richtige Dosierung, Einhaltung bestimmter Pausen, Herstellung der Antigene noch so wenig durchgearbeitet, daß man dem Praktiker kein Schema dafür in die Hand geben kann.

Daher das Bestreben, dieses Ziel mit einfacheren Methoden zu erreichen, mit unspezifischer Proteinkörpertherapie und mit Vakzins aus abgetöteten, aus dem Sputum der Kranken gezüchteten Keime (Eigenkeimbehandlung). Über diese beiden Verfahren, besonders über das zweite, besitze ich ziemlich reiche eigene Erfahrung.

a) **Proteinkörpertherapie.** Von Storm v. Leeuwen ist vor einiger Zeit empfohlen worden, Asthmatiker mit Tuberkulin zu behandeln. Die Technik ist die auch sonst bei der Tuberkulintherapie übliche, die Dosen sollen aber im Anfange noch vorsichtiger gewählt werden. (Beginn mit ein Tausendstel mg, langsame Steigerung.) Storm v. Leeuwen denkt, eine erhöhte Tuberkulinempfindlichkeit könne Ursache für Asthmaanfälle sein. Die Tuberkulintherapie soll eine Herabsetzung der Empfindlichkeit erreichen. Die von Storm v. Leeuwen gemeldeten Erfolge konnten von Liebermeister (26) nicht in dem Maße bestätigt werden. Auch wir hatten in einer freilich nur geringen Zahl von Beobachtungen keine deutlichen Erfolge. Wenn das Tuberkulin bei Asthma überhaupt wirksam ist — in der Mehrzahl der Fälle scheint es das nicht zu sein —, so wird man weniger an eine spezifische als an eine unspezifische Proteinwirkung zu denken haben. Im allgemeinen möchte ich einen Versuch mit Tuberkulin für die Praxis nicht empfehlen.

b) **Vakzinbehandlung.** Diese geht von der Vorstellung aus, daß viele Asthmaanfälle durch eine Überempfindlichkeit gegen Bakterieneiweiß entstehen. Häufig schließen sich Asthmaanfälle an infektiöse Erkrankungen der Luftwege, speziell Bronchitiden, an. Es liegt nahe, den Versuch zu machen, durch Immunisierung gegen das Eiweiß von Bakterienstämmen, die aus dem Sputum der Kranken gezüchtet werden, eine Desensibilisierung zu erreichen. Tatsächlich wird schon seit längerer Zeit in Amerika von diesem Verfahren Gebrauch gemacht, auch bei uns beginnt es, sich zu verbreiten. Ich habe seit fast drei Jahren bei wenigstens 50 Asthmatikern diese Behandlung versucht, deren Technik einfach ist: Der Arzt läßt sich in einem bakteriologischen Institut aus dem Sputum des Kranken ein Mischvakzin herstellen. Gewöhnlich wachsen vorwiegend Staphylokokken, daneben auch Micrococcus catarrhalis, seltener andere Keime. Eine Aufschwemmung abgetöteter Keime wird am besten in sterile Ampullen abgefüllt. Alle 4—5 Tage nimmt der Arzt eine subkutane Injektion vor. Über die Dosierung kann generell nichts gesagt werden. Man beginne mit kleinen Dosen, die keine Reaktion machen; doch sind meiner Erfahrung nach im späteren Verlaufe der Kur leichte Reaktionen (Fieber!) anzustreben. Wenigstens habe ich den Eindruck, daß gerade diese Reaktionen oft von einer günstigen Periode gefolgt sind. Über die Wirksamkeit gehen allerdings die Ansichten noch weit auseinander. Meine eigenen Erfahrungen sind folgende: In der Hälfte der Fälle gar kein Erfolg, etwa bei $1/_3$ deutliche Besserung, in einigen Fällen sehr deutliche Besserung, wobei die Anfälle für so lange Zeit verschwinden, daß man kaum von Zufall sprechen kann.

Wie man sieht, ist auch diese Behandlung weit davon entfernt, eine Panazee zu sein. Aber ich meine, daß sie es doch verdient, in viel größerem Umfange angewendet zu werden als bisher. Neben vielen Mißerfolgen erlebt man doch zuweilen Besserungen überraschender Art, die bei aller Skepsis zu denken geben. Dabei kann die Behandlung mit Eigenvakzinen durchaus nicht als eine kostspielige angesehen werden.

Vielleicht wird es gelingen, die für diese Art der Behandlung geeigneten Fälle durch vorherige Vornahme einer Hautimpfung mit Bakterieneiweiß und Feststellung einer Überempfindlichkeit von dem Gros der Asthmatiker zu sondern. Bisher haben wir das nicht getan, sondern alle Asthmatiker ohne Unterschied mit Eigenvakzinen behandelt. Da aber höchstens ein Teil der Asthmaanfälle sich durch eine Überempfindlichkeit gegen Bakterieneiweiß erklären läßt, wird man sich — vorausgesetzt, daß überhaupt diese ganze Hypothesenreihe richtig ist — nicht wundern dürfen, nur selten wirklich gute Erfolge zu sehen. Aber auch das wäre bei einer Krankheit wie dem Asthma schon viel wert.

Zusammenfassung.

Eine einheitliche, für alle Fälle passende Anweisung zu einer sparsamen und dabei doch wirksamen Asthmabehandlung läßt sich nicht geben. Das Asthma ist wahrscheinlich nur eine klinische, keine ätiologische Einheit. Daß Gewebe auf verschiedene Schädigungen gleich reagieren, ist bekannt. Man denke an das perniziös-anämische Blutbild, das sicher unter dem Einfluß verschiedener Reize entstehen kann, an die kruppöse Pneumonie, bei der das gleiche klinische und anatomische Bild unter dem Einflusse verschiedener Bakterien zustande kommt. Da wir nun die mannigfaltigen Bedingungen, unter denen Asthma entsteht, noch zu wenig kennen und nur selten im Einzelfalle aufzuklären vermögen, behält die Asthmatherapie vorerst noch einen unsicheren, tastenden und suchenden Charakter. Das „Probieren" läßt sich hier leider noch nicht ganz umgehen. Folgende Behandlungsmethoden werden empfohlen:

1. Im Anfall: in leichteren Fällen Inhalationen (Stäubli, Edens, Einhorn) von Adrenalin-Kokain-Atropinmischungen, weniger wirksam Räucherungen. Bei schwereren Anfällen Injektionen von Adrenalin, in manchen Fällen auch Atropin wirksam.

2. Außerhalb des Anfalles: Jod, Inhalationen wie im Anfall, weniger wirksam Kalzium, Schwitzprozeduren. Glühlicht-

bäder, Sängersche Zählmethode, Kuhnsche Saugmaske. Eventuell dauernder Ortswechsel,

Sind diese Mittel erfolglos angewendet, so wäre ein Versuch mit Eigenvakzinbehandlung oder Röntgentiefenbestrahlung anzuraten. Erkrankungen im Bereiche der oberen Luftwege (Nase, Nebenhöhlen, Bronchien) sind sachgemäß zu behandeln.

Literatur.

1. Kaemmerer, Münch. med. Wochenschr. 1922, S. 542 und 1924, S. 459. — 2. Staehelin, in Mohr-Staehelin, Handb. d. inn. Med. II, 1914. — 3. Morawitz, in Kraus-Brugsch, Handb. d. spez. Pathol. III, Teil 2, S. 1. — 4. Walker, Journ. of med. resarch 1920, 41 und Arch. internat. Med. 1920, 23. — 5. Ramirez, New York med. Journ. 1921, 114. — 6. Schittenhelm, Jahresber. üb. d. Ergebn. d. Immunforsch. 1910. — 7. Curschmann, Kongr. f. inn. Med. 1920. — 8. Storm v. Leeuwen und Vahrekamp, Ned. Tijdschr. f. Geneesk. 65, 1921, 1152 und Ther. d. Ggw. 1924, S. 97. — 9. Eskuchen, Zentralbl. f. Hals-, Nasen- usw. Heilk. I, H. 7. — 10. Kaplan, Med. News 1905, zit. n. Nr. 11. — 11. v. Jagič, Berl. klin. Wochenschr. 1909, 585. — 12. Curschmann, Münch. med. Wochenschr. 1914, 289. — 13. Rietschel, Monatsschr. f. Kinderheilk. XII, 1914, 261. — 14. Stäubli, Münch. med. Wochenschr. 1913, Nr. 3. — 15. Edens, Klin. Wochenschr. 1924. — 16. Hoffmann, F. A., Krankh. d. Bronchien, Nothnagels Handb., II. Aufl., 1912. — 17. Kaiser, Therap. Monatsh. 1912, 165. — 18. Jansen, Dtsch. Arch. f. klin. Med. 1924, Bd. 145, S. 209. — 19. Trousseau, Med. Klinik 1868, II. Übers. v. Culmann. — 20. v. Noorden, Zeitschr. f. klin. Med. 1892. XX. — 21. Januschke, Ergebn. d. inn. Med. und Kinderheilk. XIV, 1915, S. 231. — 22. v. Strümpell, Med. Klinik 1908, 6; 1910, 889. — 23. Schilling, Münch. med. Wochenschr. 1906, Nr. 37. — 25. Avellis, Münch. med. Wochenschr. 1904, Nr. 16; 1905, Nr. 63. — 26. Liebermeister, Tuberkulose. Springer 1921. — Nachtrag: Rudolf Schmidt, Das konstitutionelle Asthma. Med. Klinik 1926, S. 1 und 46.

10. Sparsame, sachgemäße Behandlung Kropfkranker[1]).

Von Prof. Dr. A. Schwenkenbecher, Marburg.

Wie in anderen Ländern, so hat auch in Deutschland in den letzten Jahren der Kropf an Häufigkeit wieder zugenommen. Einmal in den alpennahen Gegenden Süddeutschlands, aber auch sonst, so in Franken, Thüringen, Hessen-Nassau. Nicht überall gleichmäßig, sondern wie man das vom Kropf von jeher kennt, in dem und jenem Bezirk. So konnte z. B. in unserer Provinz derselbe ärztliche Beobachter in den Schulen Marburgs bei 20 vH

---

[1]) Abgedruckt aus Klin. Wochenschr. 1925, Nr. 21.

der Kinder eine Schwellung der Schilddrüse feststellen (Klingers Stadien II und III[1]), in Schmalkalden bei 47 vH, in Frankenberg sogar bei 94 vH.

Diesen Zahlen, die die Häufigkeit einer Vergrößerung der Kinderschilddrüse widerspiegeln, entspricht nicht die Zunahme der Kröpfe bei den Erwachsenen unserer Gegend, aber auch diese zeigen eine gewisse Vermehrung in letzter Zeit. Auf jeden Fall aber dürfte der an vielen Stellen Deutschlands erhöhten Frequenz des Schulkropfes eine gewisse prognostische Bedeutung zukommen insofern, als bei einem bestimmten Teil dieser Kinder die Schilddrüsenschwellung bestehen bleibt und sich im Laufe der Zeit zu ausgesprochen pathologischen Formen des Kropfes entwickelt.

Deshalb findet der seit einigen Jahren von Amerika ausgegangene, in der Schweiz und den anderen Alpenländern in großem Umfange wieder aufgenommene Kampf gegen den Kropf auch in unserem Lande reges Interesse. Besorgt man doch mit Recht, daß mit der Zunahme des Kropfes auch sein noch mehr gefürchteter Begleiter, der Kretinismus, der in den meisten Teilen Deutschlands so gut wie ausgestorben ist, wieder weitere Ausdehnung gewinnen könnte.

Von allen Arzneimitteln, die bei der internen Behandlung des Kropfes Anwendung gefunden haben, gelten die Jodpräparate als die ältesten, bekanntesten und wirksamsten. Vor einigen Jahren hat E. Bircher (1) in vortrefflicher Darstellung einen sehr vollständigen geschichtlichen Überblick über diese Therapie gegeben, auf den ich hier verweise.

---

[1]) Nach den Richtlinien der Schweizer Kropf-Kommission bedeuten:

0 = Die Schilddrüse kann überhaupt nicht gefühlt werden, die Vorderfläche der Trachea läßt sich unmittelbar abtasten.

I = Die Lücke zwischen Kehlkopf und Luftröhre einerseits und Kopfnicker andererseits erscheint durch ein an der Grenze der Tastbarkeit liegendes Gebilde ausgefüllt; die Trachea ist unterhalb des Ringknorpels von einem eben fühlbaren queren Wulst bedeckt.

II = Die Schilddrüse kann zwar mit Leichtigkeit abgetastet werden, aber das Profil des Halses ist noch nicht deutlich verändert. Die oberen Pole der Lappen sind hier, wenn es sich nicht um sehr weiche Drüsen handelt, meist leicht zu bestimmen. Die unteren Pole lassen sich während des Schluckens bei etwas festeren Drüsen ebenfalls leicht umgrenzen.

III = Die Vergrößerung der Schilddrüse verändert das Profil des Halses derart, daß der Träger der Drüse selbst oder seine Umgebung den Zustand als „dicken Hals" bezeichnen.

IV = Stärker prominente Schilddrüse, die ohne weiteres als ausgesprochener Kropf bezeichnet wird.

Jede Verabfolgung von Jod ist in Kropfgegenden von einer **ernsten Gefahr begleitet, dem Jodhyperthyreoidismus.** Dieser, der in seinen Symptomen einem mehr oder weniger schweren Morbus Basedow völlig gleichen kann und deshalb auch „Jodbasedow" genannt wird, entsteht in der Regel dann, wenn die Therapie zu einer allzu schnellen Verkleinerung des Kropfes führt. Wie der Morbus Basedow selbst, so ist auch der ausgesprochene Jodbasedow eine schwere Erkrankung, die bisweilen erst nach monatelanger Behandlung zur Heilung gelangt. Bei einer Anzahl von Kranken wird sogar die Operation der toxischen Schilddrüse (2) nötig, deren Entfernung erfreulicherweise meist rasch zur Genesung führt. Sogar Todesfälle sind infolge des Jodhyperthyreoidismus beobachtet worden!

Neuerdings sind aus der Schweiz Mitteilungen gekommen, die über eine beträchtliche, geradezu besorgniserregende Zunahme der Hyperthyreosen und anderer Jodschädigungen berichten. Diese toxischen Erscheinungen zeigen allerdings meist Erwachsene, die sich selbst ohne ernste ärztliche Kontrolle, zum Teil mit ungeeigneten Kropfmitteln und übermäßigen Joddosen behandelten (2). Die dieserhalb von der Schweizerischen Kropfkommission eingeleitete Umfrage bei sämtlichen Ärzten der Schweiz hatte ein überraschendes Ergebnis (3): In den Jahren 1922—1924 wurden in diesem Lande angeblich über 3600 Basedowerkrankungen ärztlich behandelt, von denen ein Drittel als Jodbasedow angesprochen wurde. Treffen diese Angaben einigermaßen zu — nach meinen Erfahrungen wird die Diagnose: Morbus Basedow bei Kropfträgern, die gleichzeitig nervöse Herz- und Gefäßstörungen aufweisen, irrigerweise viel zu oft gestellt —, so hat das alte Dogma von der „Seltenheit des genuinen Morbus Basedow in Kropfländern" für die Schweiz seine Geltung verloren. Es ist deshalb vielleicht nicht ohne Interesse, zu hören, daß wir glauben, zur Zeit hier in Hessen und im benachbarten Siegerland neben der sicheren Frequenzsteigerung der gewöhnlichen Kröpfe auch eine solche des echten Morbus Basedow und anderer endokriner Störungen (Fettsucht) feststellen zu können.

Zu den 1100 Fällen von Jodbasedow, die die Umfrage in der Schweiz für die letzten drei Jahre meldet, kommen noch 1100 andere Jodschädigungen. Aber immer wieder zeigt es sich, daß sowohl der Hyperthyreoidismus wie auch die anderen Jodnebenwirkungen zum kleinsten Teile auf die behördlich empfohlene Verabfolgung des jodierten Kochsalzes und eine ärztlich sorgfältig überwachte Therapie zurückzuführen sind. Meistens handelt es sich um die Folgen eines unkontrollierten „wilden" Jodgebrauchs in höheren Einzelgaben. Gewißlich kommt also der Jodmenge bei der Entstehung der gefährlichen Vergiftungen eine wichtige Rolle zu. Und v. Fellenberg (4) hat recht, wenn er sagt, daß eine tägliche Zufuhr von etwa 50 millionstel Gramm (50 Gamma) Jodkali in der Tagesportion von 10 g Kochsalz einem Kropfträger kein größeres Risiko zumutet, als es ein Wohnungswechsel nach einem jodreicheren, kropffreien Orte mit sich bringt! Trotzdem steht fest, daß bei der hochgradig gesteigerten Jodempfindlichkeit einzelner Menschen und Schilddrüsen selbst Minimaldosen von Jod ernste Störungen auslösen können (5). Wir sind somit außerstande, die Nebenerscheinungen der Jodtherapie des Kropfes völlig auszuschalten.

Es ist deshalb wiederholt die Frage aufgeworfen worden, ob nicht statt des Jodes andere Substanzen zur Behandlung des Kropfes herangezogen werden können. Auf Grund von Tierversuchen und Beobachtungen an kropfkranken Menschen sind Arsenik (6), Quecksilber (7), Benzonaphthol (8), Thymol (9), ferner Kalzium, Phosphor, Chinin, Silizium, Atropin genannt und empfohlen worden. In größerem Umfange sind aber diese Mittel am Menschen bisher nicht nachgeprüft worden. Gewiß sind auch sie von Nebenwirkungen nicht frei, ja wenn man an die Notwendigkeit einer langdauernden Behandlung denkt, mag vielleicht das Jod noch harmloser erscheinen als die meisten dieser eben aufgezählten Medikamente (9).

Nach Lage der Dinge muß man also vorerst beim Jod bleiben, dessen Erfolge und Gefahren man wenigstens genau kennt. Das ist doch schon ein Schritt zu deren Beherrschung!

Man hat nun weiterhin Aufschluß zu erhalten versucht, ob es unter der sehr großen Anzahl der verschiedenen Jodpräparate nicht welche gibt, die infolge ihrer Zusammensetzung weniger gefährlich sind als andere. Ein solcher Gedanke liegt nahe. Wissen wir Ärzte doch z. B., daß man die bekannten Erscheinungen des leichten Jodismus (Schnupfen, Kopfweh, Akne) mildern kann, wenn man mit dem Jodsalz gleichzeitig Natron bicarbonicum oder Antipyrin gibt. Bircher (10) gebraucht seit Jahren zur Behandlung des Kropfes Tabletten, die außer Jod in Lipojodin, Chinin, Silizium und Kalzium enthalten. Er ist der Überzeugung, daß diese Komposition besser und milder wirke als die üblichen Jodalkalien.

Auch von der Darreichung organisch gebundenen Jodes, von Jodeiweiß, namentlich aber von Jodfetten bzw. Jodfettsäuren nimmt man das an, da das Jod aus diesen Verbindungen langsamer resorbiert werde.

Die Natur liefert uns im Lebertran ein jodhaltiges Fett, das nach König (11) durchschnittlich 0,03 vH Jod enthalten soll. Von anderer Seite wird dieser Jodgehalt allerdings weit niedriger angegeben (0,002 vH McCarrison [12]). Daß dem Lebertran eine ausgesprochene Jodwirkung zukommt, erscheint uns nicht mehr zweifelhaft, seitdem die Erfahrungen mit den Jodminimaldosen vorliegen. Daß aber auch bei Verabfolgung des Lebertrans leichter Jodthyreoidismus beobachtet werden kann, dürfte weniger bekannt sein. Doch kann man die Angabe Lewins (13) kaum anders deuten, daß „bisweilen im Anfange der Kur eigentümliche Unruhe, nervöse Spannung sowie Störungen des Schlafes sich bei sensibeln Personen zeigen". Auch bei Verabfolgung von Jodfettsäuren (Jodostarin) und anderen organischen Verbindungen hat man bei der Kropfbehandlung in den letzten Jahren wiederholt dieselben Störungen wie bei der Verwendung von Jodalkalien gesehen. Da nun diese bei einfacher konstanter Zusammensetzung wesentlich billiger sind, da außerdem das Jodkalium bereits überall zur Kropftherapie gebraucht wird, empfiehlt es sich schon deshalb, um vergleichbare Resultate zu erhalten, in Deutschland möglichst einheitlich anorganische Jodpräparate, und zwar das Jodkalium, per os zu verwenden. Wissen wir schon über die pharmakologische Wirkung der Jodalkalien recht wenig, so sind die Verhältnisse bei Anwendung organischer Jodverbindungen noch ganz ungeklärt (14).

Die alten Kropfsalben dürften wegen der Ungenauigkeit der Dosierung am besten ganz zu vermeiden sein; auch nach ihrer Applikation wurde übrigens gelegentlich Jodbasedow gesehen.

Was sollen wir nun tun, um die Jodkaliumbehandlung des Kropfes nach Möglichkeit ihrer Gefahren zu entkleiden? Die bis auf Coindet (1820) zurückgehende ärztliche Erfahrung gibt uns da drei erprobte Ratschläge an die Hand:

1. Man gebe jedem Kranken eine möglichst kleine, ihm vorsichtig angepaßte Joddosis!

2. Man gebe Jodpräparate nicht ohne Pause lange Zeiten hintereinander (15)!

3. Man überwache sorgfältig den Kranken während der Behandlung!

Diese drei Leitsätze finden wir immer wieder in den Verordnungen aller wirklich erfahrenen und mit der Kropfbehandlung vertrauten Ärzte, mögen uns auch die Einzelheiten ihres Vorgehens als noch so verschieden anmuten. So gibt Hotz (16) Erwachsenen mit hypothyreotischem Kropf von einer 5proz. Jodkalilösung 5 Tropfen während der ersten 5 Tage eines jeden Monats,

d. i. etwa 0,01 g Jod pro dosi. **Wagner v. Jauregg** (17) empfiehlt Tagesgaben von 1 mg Jodkalium aufwärts. Andere, wie **Scheurlen** (18), raten, die kurmäßige Behandlung des Kropfes mit den gleichen Joddosen wie die Prophylaxe zu beginnen, z. B. mit 3 mg Kal. jodat., einmal pro Woche (Württemberger Prophylaxe). **Kasper** (5) in Wien verordnet zunächst noch geringere Dosen, nämlich die kleinste, von **Bayard** als noch eben wirksam erkannte Menge von 1 mg Jodkali pro Monat:

Rp.: Sol. Kal. jodat. 0,001: 150,0 MDS.

Täglich nüchtern 1 Teelöffel!

Nach Bedarf wird diese Arznei verstärkt bis zu 8 mg pro Monat.

Ich glaube nicht, daß es möglich ist, sich etwa für Deutschland auf irgendein bestimmtes Schema der Therapie festzulegen, da sich die Größe der Jodgabe nach der Empfindlichkeit der betreffenden Bevölkerung und des zu behandelnden Individuums sowie nach der Art der Struma richten muß. Im allgemeinen aber kann man, da die betreffenden Patienten ja unter dauernder ärztlicher Aufsicht stehen, ohne Bedenken und mit Aussicht auf schnelleren Erfolg größere Jodmengen anwenden als bei der Massenbehandlung bzw. -prophylaxe. Doch pflegen da, wo Milligramme und Zentigramme Jodkali ohne Effekt sind, auch große Tagesgaben von 0,1—0,5 und noch viel mehr kaum besser und schneller zu wirken; wohl aber können die großen Joddosen das Kropfgewebe schädigen! (19) Auch in den eigentlichen Kropfländern sind größere Jodgaben meist unschädlich, wenn sie nur kurze Zeit gegeben werden, wie das z. B. **Marine** und **Krinball** (20) in Ohio empfahlen. (2mal im Jahre 0,2 g Jodkali je 10 Tage lang!) Die kurzen Kuren haben den großen Vorteil einer leichteren Überwachung. Bei langer Kurzeit entziehen sich die Patienten meist nach einiger Zeit ihrem Arzte und brechen, enttäuscht durch das lange Ausbleiben eines sichtbaren Erfolges, die Behandlung ab, oder auch sie setzen diese auf eigene Faust und oft mit anderen gefährlicheren Jodmitteln fort. Bei der ärztlichen Kontrolle des Kropfträgers, die mindestens alle zwei Wochen während der Behandlung erfolgen soll, ist stets dessen allgemeine Erregbarkeit zu prüfen, ferner ist das Körpergewicht festzustellen und zu notieren, Herz und Struma sind natürlich ebenfalls regelmäßig zu untersuchen und zu messen.

Diejenigen Kröpfe, die durch die Jodbehandlung nicht beeinflußt werden, sind meist die älteren und festeren Kröpfe, adenomatöse und Kolloidkröpfe. Bei den Patienten mit ganz alten, großen Zysten- und Knotenkröpfen braucht man die Jodtherapie erst gar nicht zu versuchen. Sie gehören, falls Behandlung nötig, von vornherein in die Hand des Chirurgen. In anderen jodrefraktären Fällen wird man einen Versuch mit Thyreoidintabletten in steigenden Dosen (0,1—0,5 g, auch mehr pro die) machen können. Oft führt dieser noch zum Ziel.

Immer aber werden noch genug Kröpfe übrigbleiben, bei denen jede interne Therapie versagt; das sind nicht immer nur die großen, harten Kröpfe älterer Individuen, sondern auch zahlreiche weiche Schilddrüsenschwellungen junger Menschen. Die Zahl der Kröpfe, die auf Jod nicht ansprechen, wird sehr verschieden angegeben. Sie richtet sich natürlich nach der vorhergegangenen Auswahl der Fälle. Jedenfalls ist sie bei Erwachsenen weit größer als bei Kindern und Adoleszenten.

Nach Gründen für dieses verschiedene Verhalten zu suchen, ist müßig, solange wir über die Entstehungsbedingungen des Kropfes nicht besser orientiert sind. „Kropf“ ist nur ein Symptom, das Ergebnis wahrscheinlich recht verschiedener physiologischer und pathologischer Vorgänge.

Es fragt sich deshalb: Sollen wir überhaupt alle Kröpfe behandeln, z. B. auch die weichen Schilddrüsenschwellungen im Pubertätsalter und zur Zeit der Schwangerschaft? Zwischen der „großen Schilddrüse“ und dem „pathologischen Kropf“ gibt es keine Grenze (17), und wenn wir z. B. nicht die Schulkröpfe behandeln wollen, so werden wir „soundso viele Kröpfe ins erwachsene Alter schicken und zum Teil dem Chirurgen reservieren“ (de Quervain [15]). Aus diesem Grunde erscheint uns zu einer Zeit wieder ansteigender Kropfhäufigkeit die Jodbehandlung der kindlichen „großen Schilddrüse“ als nötig, auch wenn diese sich in vielen Fällen spontan wieder zurückbildet. Der besonders gute Erfolg, den die Therapie des Jugendkropfes aufweist, stempelt diese zu einer wertvollen Vorbeugungsmaßnahme gegen die krankhaften Kropfgebilde des späteren Lebens (21).

Die heute bereits in verschiedenen Ländern geübte Kropfprophylaxe mit jodhaltigem Kochsalz oder auch jodhaltigem Trinkwasser (22) sucht nach Möglichkeit die gesamte Bevölkerung zu erfassen. Um verbreitete Schädigungen zu vermeiden, hat man den Jodzusatz äußerst klein gewählt; in der Schweiz gibt man 0,5 g Jodkalium auf 100 kg Salz, das sind etwa 50 millionstel Gramm (50 γ) pro Person und Tag, desgl. in Oberbayern (Vollsalz).

Für Deutschland kann diese allgemeine Prophylaxe nicht in Betracht kommen, höchstens für einige wenige abgeschlossene Kropfbezirke. In der Schweiz und anderen Alpenländern hat man es eben nicht nur mit dem Kropf, sondern auch mit dem ihm verwandten Kretinismus zu tun, während der letztere in unserm Lande kaum noch existiert. Deshalb bedeutet das Kropfübel für uns nicht eine solche Schädigung der Volksgesundheit, daß wir die nicht völlig auszuschaltenden Gefahren eines möglichst allgemeinen Jodgebrauchs mit in Kauf nehmen müßten. Dagegen kommt die sog. Schulprophylaxe und eine möglichst umfassende ärztlich geleitete Behandlung aller jugendlichen Kropfträger als wichtigste Vorbeugungsmaßnahme für unsere Verhältnisse in Betracht.

Die Schulprophylaxe ist bereits seit einigen Jahren auch an verschiedenen Stellen Deutschlands im Gebrauch. Sie hat, soweit ich die Literatur übersehe, fast allgemein bezüglich ihrer Ergebnisse befriedigt und nirgends ernstere Schädigungen ausgelöst. Die dabei angewandten Methoden sind unter sich etwas verschieden. Im Interesse einer einheitlicheren Beurteilung des neuen Verfahrens empfiehlt sich dringend, allgemein möglichst ein und dasselbe Jodpräparat zu verwenden, und zwar das Jodkalium. Nicht nur aus Gründen der Sparsamkeit! Die Höhe der Joddosis richtet sich auch hier nach den örtlich verschiedenen Graden der Jodempfindlichkeit der Bevölkerung, nach dem Plane der Jodanwendung (lange oder kurze Kurven, lange Pausen, kurze Pausen!), letzten Endes nach dem Erfolge!

So wird durch Frey (23) neuerlich die von Steinlin (24) in St. Gallen eingeführte Methode empfohlen, nach der die Schulkinder im ersten Jahr 40, im zweiten 12, im dritten nur 8 Dosen von je 1 mg Jodkalium erhalten. Dieser Vorschlag ist sicher sehr vorsichtig, ich glaube aber nicht, daß diese Jodgaben z. B. hier in Hessen genügen würden. Die Württemberger Schulprophylaxe sieht für die Dauer von 7 Jahren wöchentlich 3 mg Jodkalium vor. Dafür wird aber die Prophylaxe auf die Hälfte des Jahres beschränkt. In anderen Gegenden sind größere Jodgaben verabfolgt worden: So gab Lill (25) in Würzburg pro Woche bis zu 5 mg Jod in anorganischer Verbindung, doch bezeichnet er selbst diese Dosen als unnötig hoch. Marine und Kimball (20) überschritten mit ihrer Methode der Schulprophylaxe die Höhe der jetzt in Europa üblichen Joddosierung um etwa das Hundertfache. Wie ich schon mitteilte, erhielten Schulkinder auf ihre Veranlassung zur Kropfprophylaxe zweimal im Jahre 10 Tage lang 0,2 g Jodkalium. Ernstere Jodschäden wurden auch dabei nicht beobachtet.

Wir haben in Frankenberg seit $1^1/_2$ Jahren in jeder Schulwoche 1 mg Kalium jodatum verordnet und waren mit den Erfolgen nur leidlich zufrieden. (Rückgang der Kröpfe auf die Hälfte, aber immer noch 19 vH der Klingerschen Stadien III und IV.)

Das Jodmittel wird in kleinen Tabletten, Malzbonbons oder Kügelchen durch den Lehrer regelmäßig verausgabt. Der Preis für die Jodkalitabletten ist vielfach noch zu hoch! Man kann im Notfall solche Tabletten leicht selbst herstellen bzw. durch die Fürsorgerin, Schwester oder auch durch den Lehrer herstellen lassen, indem man sich in einer guten Tropfflasche eine 2proz. Jodkalilösung hält und je 1 Tropfen dieser Flüssigkeit auf kleine Zuckerstückchen aufträufelt. Jeder Tropfen enthält 1 mg Kalium jodatum!

Die ärztliche Überwachung der Kinder geschieht durch den Schularzt. Ein- bis zweimal jährlich findet eine Durchuntersuchung der Schulen statt. Zwischendurch empfiehlt es sich, durch den Lehrer oder die Fürsorgeschwester bei den Schülern Nachfrage nach nervösen Störungen, Herzklopfen usw. zu halten. Kinder, die über solche Erscheinungen klagen, sind sogleich ärztlich zu untersuchen.

Von der Jodprophylaxe ausgeschlossen werden kranke und übererregbare Kinder, besonders solche mit nervöser Pulsbeschleunigung, ferner alle die, deren Schilddrüse nicht vergrößert ist (Klingers Stadien 0 und I).

Was soll nun mit denjenigen Kindern geschehen, deren große Schilddrüse sich trotz einer längerdauernden Schulprophylaxe nicht verkleinert? Wie Scheurlen (18) berichtet, werden in Württemberg solche Kinder ihren Hausärzten zur Behandlung überwiesen. Lill (25) hat sich durch den ärztlichen Verein seines Bezirks die grundsätzliche Zustimmung erwirkt, alle kropfigen Kinder in der Schule selbst behandeln zu dürfen. Beide Maßnahmen haben manches für und manches gegen sich. Genau besehen ist ja jede Schulprophylaxe nichts anderes als ein therapeutisches Verfahren. Durch die Entlassung gerade derjenigen Kinder aus der Schulprophylaxe, die am schwersten zu beeinflussen sind, scheiden gewiß oft die am meisten kropfgefährdeten Kinder aus jeder Behandlung aus. Dadurch verliert die Schulprophylaxe nicht unerheblich an Bedeutung. Auf der anderen Seite wird der Schularzt durch die Behandlung dieser Kinder, die einer besonders sorgfältigen und häufigen Kontrolle bedürfen, wesentlich mehr belastet. In jedem Fall ist diese wichtige Frage ernstlich zu prüfen und baldigst zu regeln!

Außer den Schulen kommen noch andere Anstalten, wie Fortbildungsschulen, Seminare, eventuell sogar die Universitäten, ferner Turn- und Sportgemeinschaften für die Durchführung einer systematischen Kropfbehandlung in Betracht. Auch die Schwangeren und Neugeborenen werden den Ärzten zu besonderer Berücksichtigung empfohlen (Scheurlen [18]). Daß wir neben der medikamentösen Behandlung der Kropfträger auch für eine hygienische Lebensweise und Ernährung (Gemüse in der Kost![18]), für Betätigung, namentlich der Jugend in Luft und Sonne zu sorgen haben (26), muß ausdrücklich hervorgehoben werden, denn wir behandeln nicht Kröpfe, sondern Menschen, meist sogar jugendliche Menschen, die in ihrer Entwicklung gelitten haben.

Die im vorstehenden wiedergegebenen Vorschläge zur Behandlung und Vorbeugung des Kropfes sind vielerorts erprobt und haben auch in Deutschland sich bewährt. Es gibt, soweit ich sehe, zur Zeit keine anderen Methoden, die ungefährlicher und wirksamer, auch keine, die bei gleich befriedigender Leistung im Preise billiger wären.

Literatur.

1. Bircher, Schweiz. med. Wochenschr. 1922, Nr. 29. — 2. Hotz, Sitzungsber. d. Schweiz. Kropfkommission v. 22. IX. 1923, S. 41. — 3. Stiner, Enquête über Jodschädigungen in der Schweiz in den Jahren 1922/24. Im Manuskript mir freundlichst zur Verfügung gestellt durch Herrn E. Bircher-Aarau. — 4. v. Fellenberg, Schweiz. med. Wochenschr. 1925, S. 56. — 5. Kaspar, Wien. med. Wochenschr. 74, 1757, 1924. — 6. Bayard, Beiträge zur Schilddrüsenfrage. Basel: Benno Schwabe & Co. 1919. S. 16, bezweifelt wohl mit Recht die therapeutische Wirkung der Arsenverbindungen bei Kropf. — 7. Quecksilber ist ein altes Kropfmittel (Bircher[1]). — 8. Nach Benzonaphthol und Thymol sah Messerli Rückgang des Kropfes bei Soldaten. Von Bayard (6) wird das „propter hoc" bezweifelt. — 9. de Quervain, Schweiz. med. Wochenschr. 55, Nr. 4, 1925. — 10. Bircher, Korrespbl. f. Schweiz. Ärzte 1918, Nr. 37. — 11. König, Chemische Zusammensetzung der menschlichen Nahrungs- und Genußmittel. Berlin: Springer 1903. — 12. Mc. Carrison, zit. nach Kongreßzentralbl. f. d. ges. inn. Med. 23, 318, 1922. — 13. Lewin, Die Nebenwirkungen der Arzneimittel. Berlin: Hirschwald 1899. — 14. Bleyer, Münch. med. Wochenschr. 1924. Nach Hunziker und Wyss, Klin. Wochenschr. 1922, S. 544, ist die Verwendung von Jodkalium deshalb besser als die organischer Jodpräparate, weil letztere ungleichmäßiger resorbiert werden. Auch Klinger, Sitzungsber. d. Schweiz. Kropfkommission v. 21. I. 1922, S. 46, hält das Jodkalium für wirksamer als das Jodostarin. — 15. Schon d'Espine hat darauf hingewiesen, daß bei protrahierter Jodbehandlung mit kleinen Dosen der Hyperthyreoidismus viel häufiger eintritt als bei mittleren, ja selbst hohen Dosen, wenn diese nur kurze Zeit gebraucht worden. (Zit. nach de Quervain, Sitzungsber. d. Schweiz. Kropfkommission v. 24. VI. 1922, S. 25.) — 16. Hotz, zit. nach Enderlen, Klin. Wochenschr. 1922, S. 458. — 17. Wagner von Jauregg, Wien. klin. Wochenschr. 37, H. 16, 1924. —

18. Scheurlen, Mittelrhein. Chirurgentag Stuttgart 1925, Zentralbl. f. Chirurg. 52, 595, 1925. — 19. Albert Kocher, Die Behandlung des Kropfes. II. Aufl. Bern: A. Francke A. G. 1921, S. 14. — 20. Marine und Kimball, Arch. of internat. med. 22, 1918. — 21. Seifert, Münch. med. Wochenschr. 1924, S. 1792. — 22. Olin, Journ. of the Americ. med. assoc. 82, 1328, 1924. — 23. G. Frey, Klin. Wochenschr. 1925, S. 460. — 24. Steinlin, Sitzungsber. d. Schweiz. Kropfkommission v. 24. VI. 1922, S. 10. — 25. Lill, Münch. med. Wochenschr. 1924, S. 1791. — 26. Ich erinnere an die Schweizer Erfahrung, daß junge Leute während ihrer Militärdienstzeit oft ihren Kropf verlieren. Güttinger, zit. nach Kocher, Korresp.-Bl. f. Schweiz. Ärzte 1917, Nr. 49. — 27. Aschoff, Statistik des Kropfes in Deutschland, Reichs-Gesundheitsblatt 1926, Nr. 2, S. 29. — 28. Wagner-Jauregg, Kropfphylaxe durch Vollsalz. Wien. klin. Wochenschr. 1925, S. 1279. — 29. Oberbayern, Med. Klinik 1924, S. 1486.

11. Sparsame, sachgemäße Behandlung Anämischer[1]).

Von Prof. Dr. R. Seyderhelm, Göttingen.

Die beiden Arzneimittel, welche von jeher bei der Behandlung von Krankheitszuständen, die mit Blutarmut einhergehen, eine führende Rolle spielen, sind Eisen und Arsen.

Man darf wohl behaupten, daß diese beiden Pharmaka — sieht man von den Sedativis Brom, Valeriana usw. ab — in der täglichen ärztlichen Praxis am allerhäufigsten verordnet werden, und es darf wohl hinzugefügt werden, daß gerade die Verordnung von Eisen und Arsen ganz besonders oft ohne eigentliche, strenge Indikation erfolgt.

Wenn die ursprüngliche Indikation, die Eisen und Arsen in erster Linie als Reizmittel für den Knochenmarkapparat bezeichnete, in praxi in weitgehendem Maße ausgedehnt wurde, so basiert dieses alltägliche ärztliche Handeln auf der empirischen Erfahrung, daß auch andere Zell- resp. Organfunktionen angeregt werden: Der Appetit nimmt zu, das gesamte Allgemeinbefinden bessert sich, es kommt zu Gewichtszunahme usw. Anderseits lehrt auch die experimentelle Pharmakologie, daß, wenn auch weniger das Eisen, so doch vor allem das Arsen allgemein den zellulären Stoffwechsel in günstigem Sinn beeinflußt.

Es ist daher wichtig, von vornherein dieses Verhältnis zwischen strenger Indikation und oft willkürlich erweiterter Indikation näher zu charakterisieren.

„Blutarmut“ ist noch heute eine der am häufigsten gestellten Diagnosen und noch heute in einem unverhältnismäßig hohen

---

[1]) Abgedruckt aus Klin. Wochenschr., 1925, Nr. 35.

Prozentsatz der Fälle auch eine Fehldiagnose. Der Kranke, der blaß aussieht, ist nur dann als blutarm zu bezeichnen, wenn eine Hämoglobinbestimmung eine deutliche Verminderung des Hämoglobins ergibt. Der Pseudoanämische (Strauß), dessen schlechte Hautdurchblutung eine Blutarmut vortäuscht, vor allem auch die große Schar der pseudoanämischen Schulkinder — Schulanämie, Proletarieranämie — werden oft als blutarm diagnostiziert.

Die Erfahrung lehrt, daß auch in diesen Fällen die Verordnung von Eisen und Arsen sehr häufig eine Besserung des Allgemeinbefindens zeitigt, wenngleich die oben erwähnte strenge Indikation fehlt. Daraus ist zu ersehen, daß Eisen und Arsen weitaus häufiger als angenommen nicht in ihrer a priori strengen, einseitigen Indikation als Knochenmarkreizmittel, sondern vielmehr ganz allgemein als Roborantia ihre Wirksamkeit entfalten können.

Dennoch muß sich der Praktiker, der wirtschaftliche und zweckmäßige Therapie treiben will, der eigentlichen Indikation bewußt sein, d. h. er muß sich stets bemühen, eine exakte Diagnose zu stellen. Ein Vagotoniker mit Ulcus duodeni, der an vagen „nervösen" Beschwerden leidet, und bei dem sich infolge okkulter Blutungen eine echte Anämie entwickelt hat, darf nicht für einen Neurastheniker mit Pseudoanämie gehalten werden. Ein solches Beispiel lehrt, wie auch hier nur die Stellung der Diagnose zweckmäßiges ärztliches Handeln einleiten kann, und zeigt, daß es nicht gleichgültig ist, ob einerseits die Hämoglobinbestimmung unterbleibt und anderseits dann nach Feststellung einer wahren Anämie das Augenmerk auf eine organische Ursache gelenkt wird. Die Behandlung der Anämie wird im Falle des Ulcus von sekundärer Bedeutung sein, während anderseits dem pseudoanämischen Neurastheniker Arsen z. B. primär als Roborans gute Dienste leisten wird (vgl. die Arbeit von Goldscheider).

Die Feststellung echter Anämie muß dazu führen, nach chronischer Intoxikation (Blei, maligne Geschwulstprodukte, Darmparasiten) oder Infektion (Tuberkulose, Lues, chron. Sepsis) zu fahnden. Die Blässe, d. h. die echte Anämie und Oligämie bei chronischer Nephritis darf nicht Gegenstand einer einseitigen Therapie werden unter Verkennung der wahren Ursache. Im Gegensatz hierzu ist die Blässe bei Aortenfehlern fast immer eine Pseudoanämie, seltener eine auf luischer Grundlage entstandene echte Anämie (toxisch).

Diese wenigen Beispiele mögen zum Bewußtsein bringen, daß Blutarmut und „Blutarmut" der Ausdruck oder ein Symptom der verschiedenartigsten Krankheitszustände sein kann, und daß nur die Erkennung und Berücksichtigung der zugrunde liegenden Ursache eine zweckmäßige Therapie gestattet.

Selbstverständlich ist bei der Blutungsanämie die Beseitigung
der Blutung (Ulcus, dysmenorrhöische Zustände, Ankylostomum usw.) erster Hauptzweck der Therapie. In gleicher Weise
wird auch in den weiteren obengenannten Beispielen die Entfernung etwaiger toxischer Momente (Parasiten vgl. die Arbeit
von Brüning), die Beeinflussung eines tuberkulösen Prozesses
durch entsprechende zweckmäßige Maßnahmen (vgl. die Arbeit
von Felix Klemperer) resp. eine antiluetische Kur sowie endlich die diätetische und medikamentöse Therapie einer Nephritis
(vgl. die Arbeit von Volhard) als übergeordnete Therapie
der symptomatischen Behandlung der sekundären Anämie vorausgehen müssen.

Einzig und allein die Berücksichtigung solcher und ähnlicher kausaler Momente, die zur Entwicklung einer „sekundären"
Blutarmut geführt haben, entscheidet, ob· die Verordnung von
Eisen resp. Arsen sofort oder später resp. überhaupt zu erfolgen
hat. Erweist sie sich in diesem Sinne als zweckmäßig, dann
erst wird die Art ihrer Verordnung, die Frage der Rezeptur,
der Dosis usw. zur Diskussion gestellt werden müssen. Letztere
wird im Zusammenhang am Schluß dieser Abhandlung des näheren
erörtert werden.

Daß, wie oben an zahlreichen Beispielen schon ausgeführt
worden ist, gerade die Behandlung der Blutkrankheiten, insbesondere der verschiedenen Arten von Blutarmut, nur dann eine
zweckmäßige sein kann, wenn in diagnostischer Beziehung der
Charakter der betreffenden Anämie durch exakte Untersuchung
festgelegt ist, lehren in besonderem Maße jene beiden Formen
von Anämie als Krankheitsbild sui generis: die Chlorose und die
perniziöse Anämie.

Die Chlorose ist eine Erkrankung von endokrinem Charakter; nicht die Bildung der roten Blutkörperchen, sondern ausschließlich die Bildung des Hämoglobins ist gestört; therapeutisch
ist Eisen das Mittel der Wahl.

Die perniziöse Anämie im Gegensatz hierzu ist eine Blutarmut, die durch gesteigerten, wahrscheinlich toxischen Zerfall
von roten Blutkörperchen bedingt ist, im Urin findet sich massenhaft Urobilinogen und Urobilin (Zeichen für Blutzerfall), die
Blutregeneration ist in spezifischer Weise qualitativ verändert
(Megaloblasten, Megalozyten), ihr chronischer, progredienter Verlauf erfolgt in Schüben, ihre medikamentöse Behandlung bleibt
dem Arsen als Domäne vorbehalten.

Die Chlorose, allein dem weiblichen Geschlecht eigen, ist im Laufe der letzten 10 Jahre eine große Seltenheit geworden.

Naegeli beobachtete in $1^1/_2$ Jahren in Zürich nur 2 Chlorosen neben 26 perniziösen Anämien. In der Göttinger Medizinischen Poliklinik wurden innerhalb von 2 Jahren ebenfalls nur 2 Fälle von echter Chlorose beobachtet, neben 35 Fällen von perniziöser Anämie. Noch im Jahre 1906 berichtete Otten über 700 Fälle von Chlorose aus den Hamburger Staatskrankenanstalten. Diese Zahlen illustrieren deutlich, eine wie verschwindende Rolle die Chlorose heute für den Praktiker in diagnostischer und therapeutischer Beziehung spielt!

Der therapeutische Effekt des Eisens manifestiert sich bei der Chlorose in besonders frappantem Maße bei der Anwendung ganz großer Eisenmengen. So empfiehlt Naegeli 5—10mal täglich 0,2 g Ferrum reductum. Nach der Ansicht von Noorden besteht die souveräne Wirkung des Eisens in seiner Eigenschaft als Reizmittel des Knochenmarks. Morawitz nimmt demgegenüber speziell bei der Chlorose an, daß das Eisen die Krankheit an der Wurzel angreift, d. h. die hormonale Störung beeinflußt — ein Beleg für die obenerwähnte klinische Erfahrung, die dem Eisen nicht allein eine Knochenmarkswirkung zuspricht.

Gerade die ärztlichen Erfahrungen am Beispiel der heute zur Seltenheit gewordenen Chlorose haben gelehrt, daß weit mehr als komplizierte organische Eisenverbindungen das zweiwertige Eisen in anorganischer Verbindung in überragendem Ausmaß wirksam ist.

Die Behandlung der perniziösen Anämie konnte bislang nur bei der durch den Bothriocephalus latus hervorgerufenen Form kausal sein. Die Entfernung dieses Dünndarmparasiten heilt die Anämie, mit Ausnahme jener wenigen Fälle, in denen die Intoxikation bereits zu weit vorgeschritten ist. In Finnland und anderen nordischen Ländern, wo das Vorkommen dieser Bandwurmanämie an der Tagesordnung ist, ist es ärztliche Regel geworden, auch in Fällen, in denen Parasiteneier nicht gefunden werden, eine Wurmkur durchzuführen. Die Frage des Zusammenhangs von perniziöser Anämie mit Syphilis (Fr. Müller), kausal unklar, wird in therapeutischer Beziehung in den Arbeiten der letzten Zeit ziemlich übereinstimmend dahin beurteilt, daß eine antisyphilitische Behandlung in der Regel eine Verschlimmerung der Anämie zur Folge hat (Naegeli, Talquist, v. Winterfeld u. a.).

Die Behandlung der Fälle von kryptogenetischer, perniziöser Anämie, bei denen sich die eben genannten, direkt oder indirekt wirkenden kausalen Momente **nicht** auffinden lassen, muß so lange einer kausalen Therapie verschlossen bleiben, als die ursächliche Noxe nicht sicher erwiesen ist. Eine große Reihe von Klinikern — besonders in nordischen Ländern —, die auch für diese Form der perniziösen Anämie eine **intestinale Genese** annehmen, berücksichtigen therapeutisch die in 100 vH der Fälle bestehende Achylia gastrica und empfehlen deshalb große Mengen Salzsäurepepsin, fernerhin die systematische Verabreichung von Kefirmilch sowie die Durchführung einer streng lacto-vegetabilen Kost. Erfahrungen der Göttinger Medizinischen Poliklinik sprechen in dem Sinne, daß die strenge Befolgung dieser 3 Momente besonders auf dem **Höhepunkte der Remission,** d. h. wenn nach Reiztherapie — z. B. mit Arsen — die Hämoglobin- und Erythrozytenwerte zur Norm zurückgekehrt sind, eine neuerliche Verschlimmerung unerwartet lange Jahre hinauszögern kann.

Besser als die übliche Mixtura Pepsini resp. Mixtura acida F. M. B. bewähren sich dabei größere Mengen Salzsäure, die der physiologischen Sekretion näherkommen, z. B. in folgender Verordnung:

> Rp. Acid. hydrochloric. pur. 5,0
> Pepsini 2,5
> Sirup. simplic. 40,0
> Tinct. cort. aur. 5,0
> Tinct. aromatic. 1,0
> Aqu. dest. ad 300,0

M.D.S. 4mal täglich ein Eßlöffel in $^{1}/_{4}$ Glas Wasser während oder nach der Mahlzeit.

Gegen das in einem großen Prozentsatz der Fälle auftretende lästige Zungenbrennen, das als Folge der begleitenden Möllerschen Glossitis auftritt, bewährte sich uns Subcutin in folgender Verordnung:

> Rp. Sol. Subcutini 2,0/100,0 (Preis ca. 1 M.).

D.S. 1 Eßlöffel auf 1 Glas Wasser. Vor dem Essen, insbesondere vor dem Einnehmen der Salzsäure, den Mund zu spülen. Auch die Anästhesin-Bonbons (1 Originalschachtel zu 25 Stück 1 M.) sind empfehlenswert.

Als **Reizmittel,** das bei der Behandlung der **perniziösen Anämie im Vollstadium an erster Stelle steht,** ist das **Arsen** zu nennen. Die Erfahrung lehrt allerdings, daß der erste „Anfall" von Anämie infolge der verschiedensten therapeutischen Maßnahmen, insbesondere auf die verschiedenartigsten Reizmittel hin (Proteinkörpertherapie, z. B. 5 ccm Milch intramuskulär — Knud Faber, Caseosan-Hecht usw. —), ja auch zuweilen **spontan** in eine Remission übergehen kann, und daß der zweite schon

weniger leicht, der dritte oft durch keinerlei Therapie mehr beeinflußt wird. Mit dem Arsen erzielt man die „glänzendsten" Erfolge im ersten Anfall. In den späteren Rezidiven versagt schließlich auch diese Therapie. Ob man das Arsen als Fowlersche
Lösung (in steigenden und fallenden Tropfenmengen), als Arsen-
pillen, als Arsacetin (täglich 3—4mal 0,01 g), ob man es peroral
oder parenteral verabfolgt, scheint gleichgültig zu sein. Jede
dieser Medikationen wird von dem einen oder anderen Kliniker
als die beste empfohlen, weil gerade er sie mit Erfolg angewandt
hat. Zur subkutanen Injektion eignet sich vor allem die „Ziemssensche Lösung", die als Natrium arsenicosum M. B. K. in steigenden
und fallenden Dosen in fertiger Ampullenpackung vorrätig gehalten wird, ferner das Solarson (G. Klemperer). Neuerdings hat
Neisser, Stettin, die Verabfolgung von großen Einzeldosen A_2O_3
empfohlen, die, wenn das Hämoglobin anfängt zu steigen, ab-
gesetzt werden. Neisser gibt am ersten Tag 30, am zweiten Tag
50, am dritten Tag 75 mg usw. bis zur erkennbaren Wirkung
am Blut. Mancherorts — auch in unserer Klinik — werden bei
dieser Therapie unangenehme Nebenwirkungen, Übelkeit, Erbrechen usw., beobachtet. H. Curschmann hat, basierend auf
dem Vorschlage Neissers, das Schema der „Arsenstöße" in
folgender Dosierung und Zeitfolge modifiziert: am ersten Tag
5 Pillen à 5 mg Acid. arsenicosum = 25 mg, am zweiten Tag
10 Pillen = 50 mg, am dritten Tag 15 Pillen = 75 mg, dann Pause
von einer Woche und Wiederholung der obigen Dosen, dann Pause
von zwei Wochen, dann Wiederholung, dann nach drei Wochen
und eventuell später alle 1—2 Monate Wiederholung dieses drei-
tägigen Turnus.

Im Einzelfall, wo große Hinfälligkeit, Neigung zu Erbrechen
(Gehirnanämie) usw. bestehen, wird man allerdings oft diese
„Arsenstöße" nicht durchführen können und zur parenteralen
Verabreichung zurückgreifen müssen.

Die Erfolge, die bei der perniziösen Anämie mittels Blut-
transfusion erzielt werden können, sind wohl als „Reiztherapie" aufzufassen. Auch mit ihr erzielt man im ersten „Anfall" von Anämie die häufigsten Erfolge, während sich in den
späteren Stadien hier ebenfalls die Mißerfolge häufen. Ebenso
wie große Mengen (200—300 ccm intravenös), deren Wirkung von
mancher Seite als Substitutionstherapie aufgefaßt wird, wirken
oft auch kleine Mengen (10—20 ccm) intramuskulär injizierten
frischen Blutes. Beobachtungen sprechen dafür, daß der Reiz
des zerfallenden Spenderblutes das Knochenmark zu gesteigerter
Tätigkeit anregt. Als zweckmäßig und doch sparsam sind alle diese

genannten Reizmittel zu bezeichnen im Gegensatz zur ebenfalls vorgeschlagenen Reizung mittels Röntgenstrahlen und Thorium X.

Auch die operativen Eingriffe, wie Milzexstirpation, Ausräumung von Knochenmark aus den langen Röhrenknochen und ähnliches mögen nur besonderen Einzelfällen und weiterer klinischer Forschung vorbehalten sein.

In der obigen Darstellung wurden die klinischen Grundzüge der zweckmäßigen Therapie der verschiedenen Formen von Blutarmut, insbesondere die Wichtigkeit der Berücksichtigung kausaler Momente erörtert. Es hat sich dabei vor allem ergeben, daß die Verordnung von Medikamenten, insbesondere der beiden souveränen Mittel Eisen und Arsen, nicht in mehr oder minder willkürlicher Weise oder gar kritiklos durchgeführt werden darf, sondern daß vielmehr, und dies gilt besonders von den zahlreichen Beispielen von hypochromer, sekundärer Anämie, eine klinisch ursächliche Betrachtung, die Behandlung des der Anämie zugrunde liegenden Leidens in jedem Einzelfall über die einzuschlagende Therapie zu entscheiden hat. Erweist es sich dann als zweckmäßig, Eisen oder Arsen zu verordnen, kommt in weiterer nicht minder wichtiger Beziehung die spezielle Frage nach der Sparsamkeit der Verordnung zu Wort.

In seinem Gutachten für die Gemeinsame Deutsche Arzneimittel-Kommission hat Morawitz in übersichtlicher Weise über die verschiedenen Eisen- und Arsenpräparate nach Zweckmäßigkeit und Herstellungspreis abgehandelt.

I. Eisen.

Von einem Eisenpräparat verlangt Morawitz:

1. Gute Resorbierbarkeit — Blaudsche Pillen gehen, da häufig zu hart, oft mit dem Stuhl ab. Die Bindung des Eisens an organische Substanzen muß durch die Verdauungssäfte leicht abgespalten werden. Hämoglobinpräparate entgehen wahrscheinlich der Resorption.

2. Ausbleiben von schädlichen Nebenwirkungen — Dyspepsie, Obstipation, Einwirkung auf die Zähne.

Betreffs der Dosierung empfiehlt Morawitz einerseits große Tagesdosen, andererseits die Durchführung einer mehrwöchentlichen Kur; Tagesdosis steigend von 0,1 bis 1,0 g metallischen Eisens, in geeigneten Fällen bis 3 g pro die.

Diese Leitsätze von Morawitz müssen der zweckmäßigen Eisentherapie zugrunde gelegt werden.

Als zweckmäßig empfiehlt die ärztliche Subkommission der Gemeinsamen Deutschen Arzneimittel-Kommission auf Vorschlag von Morawitz:

Für die allgemeine Praxis:

F. reduct., Ferr. carb. sacch., Pil. F. reduct., Pil. F. carb. Blaud.,
F. oxyd. sacch., Tct. F. comp. Athenstaedt, Tct. F. pomat., Liqu. F.
albumin, F. peptonat., Liqu. Ferro Mangan. pept. et sacch., F. lactis.,
Pil. F. lact., F. sufur., Pil. aloet. ferrat., Tinct. F. chlor. äth., Ferratin,
Ferratose, Triferrin, Triferrol, Metaferrin, Eisentropon.

Für die kassenärztliche Verordnung:

F. reduct., Ferr. carb. sacch., Pil. F. reduct., Pil. F. carb. Blaud.,
F. oxyd. sacch., Tct. F. pomat., Liqu. f. album; F. lactic., Pil. F.
lact., F. sulfur; Pil. aloet. ferrat., Tct. F. chlor. äth., Eisentropon.

Morawitz hat in der erwähnten Arbeit gleichzeitig eine
Gegenüberstellung der damals (Ende 1924) gültigen Preise der
einzelnen Rezepturen nach Tagesdosis veröffentlicht. Der
Eisengehalt der einzelnen Präparate resp. Rezepte ist pro Tagesdosis berechnet ein ganz verschiedener. Darum geben diese Zahlen
nicht den wahren Preis der wirklich verabfolgten Eisenmengen
wieder. Da es, wie Morawitz mit Recht hervorhebt, darauf
ankommt, möglichst große Mengen von Eisen zu verabfolgen,
wird eine Berechnung, aus der hervorgeht, was z. B. 1 g Ferrum
reductum als Tagesdosis nach den verschiedensten Rezepturen
kostet, den wahren Preis widerspiegeln. In der folgenden
tabellarischen Übersicht — die Berechnungen wurden in dankens-
werter Weise von der Rezeptprüfungsstelle des Verbandes Kaufmännischer Berufskrankenkassen ausgeführt — sind vergleichs-
weise die Preise, die je 1 g Eisen in den verschiedensten, am meisten
üblichen Verordnungen kostet, aufgeführt:

Gruppe I.

Präparate mit ionisierbarem Eisen.

1 g Eisen kostet in Form von: **M.**

	M.
Fermettae (O. P. 100 Stück)	0,14
Eisenhaematopan (O. P. 100 g)	0,22
Rp. Ferr. reduct. 5,0, Rad. liqu. 2,0, Succ. liqu. 3,0 Pil. Nr. 90 cum scatula	0,24
Comprettae pil. ferr. carb. Blaudii sacchar. obduct. (O. P. 100 Stück)	0,25
H. V. Pil. Blaudii Nr. 100 cum scat.	0,31
Rp. Ferr. reduct. 0,1, Sacchar. lact. 0,4, dos. 50 sine scat.	0,39
Rp. Ferr. reduct. 0,1, Sacchar. lact. 0,4, caps. amyl. Nr. 50	0,69
H. V. Liqu. ferri albuminat. 500 g	1,30
H. V. Tinct. ferri comp. Athenstädt 500 g	2,70
Rp. Tinct. ferri pomat., Tinct. amar. ana 25 g	8,80

Gruppe II.

Präparate mit organisch gebundenem, nicht ionisierbarem Eisen, einschl. Blut- bzw. Hämoglobinpräparate.

	M.
Metaferrintabletten (O. P. 120 Stück)	0,65
Triferrintabletten (O. P. 30 Stück)	0,75
Eisentropontabletten (O. P. 20 Stück)[1]	1,34
Tabletten Ferr. colloidale Heyden (O. P. 50 Stück) (Protoferrol)	1,80
Ferratin (O. P. 25 g)	2,26
Ferratin Rp. 50 g sine scatula	2,73
Ferratose (O. P. 250 g)	3,55
Triferrol (O. P. 300 g)	3,85
Haematogen Hommel (O. P. 250 g) ⎫ Blut- bzw.	4,10
Haematopan „Vinces" (O. P. 100 g) ⎬ Hämoglobin-	8,75
Perdynamin (O. P. 300 g) ⎭ präparate	40,50

Diese Zusammenstellung zeigt, daß der Preis der in der ärztlichen Praxis verordneten, üblichen Eisenpräparate pro 1 g zwischen 14 Pf. — Fermettae — und 40,50 M. — Perdynamin — schwankt. Es soll nicht außer acht gelassen werden, daß bei den Industriepräparaten, deren Preis über 4 M. pro 1 g Eisen liegt, der Gehalt an gleichzeitig vorhandenen Nährstoffen preisbestimmend ist. Immerhin aber wird der Arzt, dem es auf die spezielle Verordnung von Eisen ankommt, sich der Beziehung von Eisengehalt zu Preis des betreffenden Präparates bewußt sein müssen. Dies gilt ganz allgemein auch von den Präparaten, die Eisen in schwer abspaltbarer Form, d. h. nicht ionisierbares Eisen in organischer Bindung enthalten.

Nach der oben zitierten Berechnung der Preise der Tagesdosis rangieren Eisentropon und Ferratin mit 1—5 Pf., Metaferrin und Triferrin mit 12 resp. 36 Pf., während die obige Berechnung nach Fe-Gehalt ergibt, daß im Gegenteil pro 1 g Eisen die beiden letzteren Präparate 65 resp. 75 Pf. kosten im Gegensatz zu Eisentropon und Ferratin, deren Preis 134 Pf., resp. 226 Pf. beträgt.

Auf die Frage, inwieweit das Eisen derartiger organischer Eisenpräparate resorbiert wird, vor allem ob es überhaupt assimiliert wird oder ob es nur als ein Reizmittel wirkt, soll hier nicht eingegangen werden. Daß ausschließlich organisch gebundenes Eisen assimiliert werde — wie von mancher ärztlicher Seite behauptet wird —, ist nicht erwiesen. Sicher vertragen manche Kranke dies oder jenes organische Eisenpräparat besser als ein anorganisches. In derartigen Fällen wird selbstverständlich eine solche Rücksichtnahme die Therapie bestimmen. Eine Eisenwirkung der Hämoglobinpräparate wird bestritten.

---

[1] Vgl. hierzu R. Seyderhelm, Deutsch. med. Wochenschr. 1925, Nr. 51 und W. Heubner, Klin. Wochenschr. 1926.

„Wessen Magen Blutwurst vertragen kann, wird davon wahrscheinlich dieselben Wirkungen sehen, wie von Hämoglobinpräparaten — und viel billiger" (Morawitz).

Unter den Präparaten, die das Eisen in ionisierbarer, leicht abspaltbarer Form enthalten, empfiehlt Morawitz — und ihm wird die große Mehrzahl der Kliniker beipflichten — Ferrum reductum.

Das vor kurzem in den Handel gekommene neue Ferrum-reductum-Präparat Fermettae, welches das Eisen in besonders feiner Dispersion, in fettreicher Kakaomasse eingehüllt, enthält, habe ich an einem großen Krankenmaterial geprüft. Es steht in der obigen Zusammenstellung infolge seiner besonderen Billigkeit an erster Stelle und ist auch, was seine Bekömmlichkeit und klinische Wirksamkeit betrifft, besonders empfehlenswert. Morawitz empfiehlt bei Patienten, die weder Pulver noch Pillen nehmen können, den Liqu. Ferri albuminat. Gerade nach dieser Richtung hin bedeutet meines Erachtens die Verordnung der Fermettae für manche Kranke einen Vorteil, insbesondere da ersteres Präparat zehnmal teurer ist als letzteres (pro 1 g Eisen berechnet).

Die Bedeutung der Stahlquellen, deren Wirkung schon seit Jahrhunderten feststeht, möge vom Standpunkt der wirtschaftlichen und doch sachgemäßen Behandlung besonders betrachtet werden. Der Eisengehalt der verschiedenen Stahlquellen ist — mit den oben empfohlenen Dosen verglichen — ein sehr geringer: ca. 0,01—0,1 g im Liter. Gerade die Heilwirkung dieser natürlichen Eisenwasser, die das Eisen meist als Ferro-Ion enthalten, spricht für die besondere Bedeutung des anorganischen, zweiwertigen Eisens, das sich hier in exquisit leicht resorbierbarer Form — auf nüchternen Magen getrunken — als besonders bekömmlich erweist [1]).

Die Stahlquellen enthalten kohlensaures Eisenoxydul, das durch überschüssige freie Kohlensäure als doppeltkohlensaures Eisen-

---

[1]) Die alte, geheimnisvoll anmutende Erfahrungstatsache, daß Mineralwässer, insbesondere Eisenquellen an Ort und Stelle ihres Entspringens aus dem Erdboden besonders wirksam sein sollen, ist durch die soeben bekanntgewordene Entdeckung der amerikanischen Forscher O. Baudisch und L. A. Welo vom Rockefeller-Institut in ein völlig neues Licht gesetzt worden. Die Autoren fanden, daß dem „aktiven" Eisensalz des frisch aus der Erde quellenden Eisenbrunnens eine besondere, katalytische Wirksamkeit zukommt, die sich u. a. mittels der „Benzidin-Probe" und der Beeinflussung des Bakterienwachstums nachweisen lassen. Durch „Altern" dieser Eisenwässer gehen diese biologischen Wirkungseffekte wieder verloren, was die genannten Autoren auf eine Veränderung des atomaren Aufbaus im Molekül Fe_2O_3 (mittels Röntgenstrahlen-Interferenzbildes) zurückführen konnten. (Vgl. das interessante Referat der genannten Autoren in „Die Naturwissenschaften", Jahrgang 1925, Heft 36, S. 749.)

oxydul in Lösung erhalten wird. Im Gegensatz hierzu enthalten die sog. Vitriol-Quellen (= schwefelsaure Eisenwässer) schwefelsaures Eisenoxydul. Erstere gelten als wirksamer (vgl. die vollständige Aufzählung der Eisenquellen im Deutschen Bäder-Kalender 1925, S. 45; desgl. im Arzneiverordnungsbuch der Gemeinsamen Deutschen Arzneimittel-Kommission 1925, S. 100).

Als die am meisten besuchten Bäder seien hier angeführt, wobei die Frequenz von 1924 in Klammer beigefügt ist:

Bad Pyrmont (16023), Elster (12021), Reinerz (7594), Flinsberg (6618), Altheide (6201), Kudowa (6029), Steben (3759), Polzin (3300), Liebenstein (3150), Driburg (1495), Langenschwalbach (974).

Morawitz (l. c.) bezeichnet Trinkkuren mit Stahlquellen als indiziert: „1. wenn häusliche Eisenkuren erfolglos waren, 2. bei sehr empfindlichen Verdauungsorganen (sehr selten), 3. wenn man mit der Kur auch andere Indikationen erfüllen kann". In letzter Hinsicht dürfte oft die Loslösung von den häuslichen Verhältnissen, welche häufig drückend auf die Kranken einwirken, ausschlaggebend sein.

Besondere Berücksichtigung verdient hier die Frage der Vergünstigungen, die hinsichtlich der Kurabgabe und Kurmittelpreise in den dem Allgemeinen Deutschen Bäderverband angehörigen Badeverwaltungen durch verbindlichen Beschluß geregelt sind[1]).

Danach erhalten Pfleglinge von Krankenkassen und anderen sozialen Anstalten einen Höchstabschlag von 20 vH auf die Kurtaxe und die Kurmittel, wenn sie auf Kosten dieser Anstalten in das Bad gesandt werden. Obendrein werden an Unbemittelte, welche auf eigene Kosten in die Bäder kommen, auf besonderen Antrag hin sehr weitgehende Nachlässe gewährt. In der Vor- und Nachkurzeit lassen sich Kuren besonders billig durchführen. In Bad Pyrmont z. B. haben in der Kurzeit 1924 17 vH der Kurgäste eine Ermäßigung zum Teil bis zu 100 vH bekommen. Es sei dies hier besonders hervorgehoben, da unter Umständen mancher Kranke, für den die Kur im Bad unerschwinglich erscheint, dennoch in die Lage gesetzt wird, Bäder mit solchen Wohlfahrtseinrichtungen aufzusuchen.

II. Arsenik.

Auch mit Arsenik ist eine Heilwirkung nur bei kurgemäßem Gebrauch zu erzielen. Die speziellen Indikationen wurden

---

[1]) Laut freundlicher Mitteilung des Kurdirektors von Bad Pyrmont, Herrn Major Prestien.

bereits oben abgehandelt. Die übliche Arsenkur in steigenden und dann fallenden Dosen erstreckt sich auf 3—4 Wochen und länger. Man benutzt hierzu entweder die Form der Tropfenkur mit dem Liquor Kalii arsenicosi = Fowlersche Lösung, oder die Pillenform = Pilulae asiaticae. 1 mg As_2O_3 kostet im Rezept der Fowlerschen Lösung 1 Pf., im genannten Pillenrezept 2,1 Pf. Besonders empfehlenswert sind nach Morawitz ferner die sog. Erbschen Pillen mit und ohne Chinin. Noch billiger ist die sog. Ziemssensche Lösung, in der 1 mg Na_2AsO_3 nur 0,095 Pf. kostet. Immerhin wird man Injektionskuren, die sich als solche von vornherein relativ teuer gestalten, nur auf bestimmte Indikation hin durchführen, so z. B. wenn Arsen per os nicht vertragen wird oder auch allgemein bei der perniziösen Anämie (s. o.) und anderen schweren Blutkrankheiten. Für die Behandlung der perniziösen Anämie mittels Arseninjektionskur wird von Naegeli und Morawitz vor allem das Arsacetin empfohlen (1 mg As_2O_3 = 1,5 Pf.). Mehr für die Behandlung asthenischer resp. kachektischer Zustände dienen Optarson, Arsamon und Solarson. Einer besonderen Beliebtheit erfreuen sich Kuren mit der Dürkheimer Maxquelle, die im Liter ca. 19,5 mg As_2O_3 enthält. Da immerhin 1 mg As_2O_3 ca. 26 Pf. kostet, ist sie für die Kassenpraxis als zu kostspielig im allgemeinen nicht zugelassen.

Die Kombinationstherapie von Eisen und Arsen kommt vor allem in Frage, wenn man lediglich die tonisierende, appetitanregende Wirkung in den Vordergrund stellen will (Morawitz).

Von der Gemeinsamen Deutschen Arzneimittel-Kommission werden folgende Arsenverordnungen empfohlen:

Für die Allgemeinpraxis:

Ac. arsen., Pil. asiat., Liqu. Kal. arsen., Natr. arsenicos., Elarson, Arsan, Arsenferratin, Arsenferratose, Arsoferrin, Eisenelarson, Jodelarson, Solarson, Optarson, Arsamon, Natr. arsanilic. (Atoxyl), Arsacetin (Salvarsan, Neosalvarsan, Neosilbersalvarsan, Silbersalvarsan).

Für die Kassenpraxis:

Ac. arsen., Pilul. asiat., Liqu. Kal. arsen., Natr. arsenicos., Natr. arsanilic. (Neosalvarsan, Silbersalvarsan).

Die folgende Tabelle gibt Aufschluß über den Preis der einzelnen Arsenverordnungen unter Zugrundelegung ihres Arsengehaltes:

Preise für Arsen und dessen Verbindungen auf 1 mg As_2O_3 bezogen.   Pf.

Ziemssensche Lösung, 50,0 (0,95 M.) 0,001 g Na_3AsO_3 . .   0,095
Natr. arsenicos. 1,0, Aqu. dest. ad 100,0 steril 1,35 M.,
  0,001 g Na_3AsO_3. 0,135

	M.
Liqu. Kal. arsenicos. 10,0, Tinct. ferr. pomat. 20,0 0,75 M., 0,001 g As_2O_3	0,75
Liqu. Kal. arsenicos. 5,0, Aqu. Menth. pip. 15,0 0,65 M., 0,001 g As_2O_3	1,03
Arsacetin (5 vH 1 ccm 12 Amp. 1,95 M.) 0,001 g Natr. acetyl. arsanil.	1,54
Pil. tonicae Erb ohne Chinin c. scatula (100 Pillen) 1,65 M., 0,001 g As_2O_3	1,65
Optarson (1,2 ccm 12 Amp. 2,55 M.) 0,001 g As_2O_3 . . .	1,73
Optarson (Klinikpackung bei 125 ccm 6,20 M.) 0,001 g As_2O_3	0,50
Pil. asiaticae (0,05 g As_2O_3 auf 50 Pillen) 1,05 M. c. scatula, 0,001 g As_2O_3	1,10
Arsamon (1 ccm 3 Amp. 0,90 M.) 0,001 Natr. monomethyl. arsanil.	2,30
Atoxyl (5 vH 2 ccm 10 Amp. 2,55 M.) (cave!) 0,001 g As	2,70
Pil. ton. Erb mit Chinin c. scat. (100 Pillen) 2,80 M. 0,001 g As_2O_3	2,80
Arsan (30 Tabl. à 1 mg As 1,05 M.) 0,001 g As	3,33
Solarson (1,2 ccm 12 Amp. 2,50 M.) 0,001 g As_2O_3	5,78
Solarson (Klinikpackung bei 125 ccm 6,20 M.) 0,001 g As_2O_3	1,65
Elarson (13 vH As 60 Tabl. 1,85 M.) 0,001 g As	6,17
Dürkheimer Maxquelle (fl. à 240 ccm 1,20 M.) 19,5 mg A_2O_3 in 1000 ccm 0,001 g A_2O_3.	26,—
Arsoferrin (50 Tabl. 2,55 M.) 0,001 g As_2O_3	10,20
Arsenferratin (50 Tabl. 0,25 g, 1,65 M.) 0,001 g As	22,00
Arsenferratose (250,0 2,65 M.) 0,001 g As	35,30

(Bei Spezialitäten ist der Preis auf die kleinste Packung bezogen.) Es schwankt der Preis der in der ärztlichen Praxis verordneten, üblichen Arsenpräparate pro 1 mg arsenige Säure zwischen 0,095 Pf. (Ziemssensche Lösung) und 35,3 Pf. (Arsenferratose).

12. Sparsame, sachgemäße Behandlung Magen- und Darmkranker[1]).

Von Prof. Dr. H. Strauß, Berlin.

Auch bei der Behandlung von Verdauungskrankheiten läßt sich an vielen Stellen sparen, an welchen heute noch materielle Anforderungen an die Patienten gestellt werden, die nicht unbedingt notwendig sind. Wirtschaftliches Verordnen bedeutet aber auch auf dem Gebiet der Verdauungskrankheiten nicht „sparen um jeden Preis", sondern das Ziel einer wirtschaftlichen Verordnung besteht auch bei der Behandlung von Verdauungskrankheiten darin, zu überlegen, mit welchen Mitteln man einen Patienten auf die am wenigsten kostspielige Weise baldigst von seinen Leiden, zum mindesten von seinen Beschwerden befreien kann. Es muß also bei jedem Behandlungs-

---

[1]) Mit einigen Abänderungen abgedruckt aus Dtsch. med. Wochenschr. 1924, Nr. 50.

plan der Grundsatz nicht bloß einer absoluten, sondern auch einer relativen Sparsamkeit walten, entsprechend der Idee, daß diejenige Methode den Vorzug verdient, welche die größten Aussichten auf die Gewinnung einer baldigen Erwerbsfähigkeit des Patienten eröffnet. Fassen wir als Beispiel die Fälle von Magengeschwür ins Auge, so kann dies bei bestimmten Fällen ein chirurgisches Vorgehen sein. Ein anderes Mal kann es vom wirtschaftlichen Standpunkt rentabel sein, dem Patienten eine längerdauernde Liegekur zu verordnen. In wieder anderen Fällen von Magengeschwür erscheint aber weder das eine noch das andere notwendig. Trotzdem kann auch im Rahmen einer relativen Beurteilung des Sparsamkeitsprinzips in der Durchführung einer vom wirtschaftlichen Standpunkt als aussichtsreich gewählten Methode oft das Prinzip der absoluten Sparsamkeit durchgeführt werden, wenn wir von gleichwirkenden therapeutischen Agentien diejenige Methode wählen, welche vom ökonomischen Standpunkt den Vorzug verdient. Dies gilt nicht bloß für Medikamente. Denn es kann bei einer ganzen Anzahl von Erkrankungen des Verdauungsapparates durch eine zweckentsprechende Regelung der Diät und durch Applikation von Wärme auf den Leib die Benutzung von Medikamenten hochgradig eingeschränkt oder überhaupt völlig überflüssig gemacht werden.

Gewiß stellt auch eine langdauernde Diätkur mitunter beträchtliche Ansprüche an die wirtschaftliche Leistung des Erkrankten bzw. an den zur Leistung Verpflichteten, es läßt sich aber in zahlreichen Fällen der hier interessierenden Krankheitsgruppe eine sachgemäße Regelung der Ernährung überhaupt nicht umgehen, ohne daß der Erfolg der Behandlung gefährdet wird. Im übrigen läßt sich auch bei der Verordnung ernährungstherapeutischer Maßnahmen an vielen Stellen das Prinzip einer wirtschaftlichen Verordnung durchführen, sofern nur der Arzt mit den Grundprinzipien der Diätetik vertraut ist und sofern die mit der Herstellung der Krankenspeisen betrauten Instanzen in der Kochkunst einigermaßen erfahren sind. Guter Wille und entsprechendes Können sind allerdings auf beiden Seiten Voraussetzung, und zwar nicht bloß für die Durchführung des ökonomischen Prinzips, sondern ganz allgemein für den Erfolg einer Diätbehandlung. Wenn der Arzt dann außerdem noch die Grundprinzipien der Diätetik beherrscht und Diätetik nicht bloß mit Hilfe von Abreißblocks durchführt, so wird er auch mit einfachen und wenig kostspieligen Mitteln die diätetischen Ziele erreichen und vor allem von der Verordnung kostspieliger Nährpräparate Abstand nehmen können. Wenn ferner in den letzten

Jahren die Durchführung einer ökonomischen Verordnungsweise auf dem Gebiete der medikamentösen Behandlung dadurch sehr erschwert war, daß die Preise für die einzelnen Medikamente außerordentlich geschwankt haben, so hat sich auf diesem Gebiete durch die Stabilisierung der Währung in der letzten Zeit vieles gebessert, indem die Preise für die verschiedenen Arzneimittel allmählich anfangen wieder in ein stetiges Fahrwasser zu gelangen. Trotzdem, wie schon erörtert wurde, auch unter dem Gesichtspunkt einer ökonomischen Verordnung der Grundsatz: „Das Bessere ist der Feind des Guten" seine volle Berechtigung behält, also die Preisfrage allein nicht entscheidend sein darf, so wird doch ein Arzt, der über den Kostenpunkt seiner Verordnungen orientiert ist, an zahlreichen Stellen Gelegenheit zu Ersparnissen finden. Zum mindesten dürfen da, wo ökonomische Gesichtspunkte entscheidend sind, niemals kostspielige Medikamente oder überhaupt kostspielige Methoden lediglich unter suggestiven Gesichtspunkten verordnet werden, weil es ja bei der Suggestivtherapie auf den Arzt und nicht auf das Medikament ankommt. Außerdem sollte man da, wo ökonomische Gesichtspunkte für die Verordnung wichtig sind, nicht von neuen und neuesten Spezialitäten Gebrauch machen, ganz abgesehen davon, daß von vielen neuen und neuesten Mitteln nur die durch die Reklame propagierten Wirkungen, nicht aber die Nebenwirkungen den Ärzten bekannt sind. Auch sollten die Ärzte es nicht unterstützen, daß findigen Köpfen so leicht das Manöver gelingt, durch Schaffung von Patentnamen für bekannte erprobte Arzneikompositionen (so z. B. von Atropin-, Papaverinmischungen u. ähnl.) den Patienten das Geld unnötigerweise aus der Tasche zu holen. Wie groß auf diesem Gebiete die Unternehmergewinne sein müssen, läßt sich schon aus der oft überaus großen Kostspieligkeit der Propaganda berechnen, die für viele derartige Präparate entwickelt wird. Wenn irgend möglich, nehme man von Spezialitäten und kostspieligen Patentmedizinen überhaupt Abstand. Immerhin gibt es aber auch auf diesem Gebiete eine Reihe von „Kassenpackungen" und von in Tablettenform hergestellten bewährten Arzneikombinationen, die auch von Kassen zugelassen sind, denn die im Großbetrieb hergestellte Tablettenform ist bekanntermaßen eine ökonomische Herstellungsart. Ferner verdient eine Reihe von Magistralformeln — ich habe außer den Formulae magistrales Berolinenses[1]) auch die Formulae magistrales Germanicae im Auge, die sich früher einer großen Beachtung erfreuten — für die öko-

---

[1]) F. M. B.

nomische Arzneiverordnung besondere Berücksichtigung. Dies gilt ganz besonders für „Tropfen", deren Verordnung ja ökonomischer als die Verordnung von Lösungen und Mixturen ist, so z. B. für die Tinct. amara acida (30 = 30 Pf.)[1]. Auch Acid. hydrochl. gebe man am besten in Tropfen als Acid. hydrochl. dilut. (10 g = 5 Pf.). Pepsin ist meist überflüssig, und die einfache Tinct. amara ist im Handverkauf zu erhalten. Aufgüsse von Bittermitteln und Karminativa können als „Tee" oft vom Patienten selbst hergestellt werden. (Für die Herstellung eines Aufgusses oder eines Dekoktes gilt als Taxe 60 Pf.) Von den Antazida ist sowohl Natr. bicarbonic. als Calc. carbon. sowie auch Magnesia usta im Handverkauf zu haben. Sonst werden sie am billigsten „ad chartam" verordnet. Validol ist sehr teuer und gehört nicht in die ökonomische Verordnung. Selbst Mentholum valerianicum ist noch sehr kostspielig (1 g = 60 Pf.). Auch Anästhesin ist teuer (1 g = 50 Pf.). Von den Abführmitteln sind die Salina, wie Glaubersalz und künstliches Karlsbader Salz, im Handverkauf erhältlich und billig. Auch Magnesia sulfurica ist billig (100 g = 10 Pf.). Magnesiumperhydol ist dagegen erheblich teurer (25 g = 105 Pf.). Auch die Faulbaumrinde (Cortex Rhamni Frangulae) ist im Handverkauf erhältlich und stellt (2 Eßlöffel mit 2 Tassen Wasser zu einer Tasse „Tee" eingekocht und $^{1}/_{2}$ Tasse abends verabfolgt) eine wenig kostspielige Abführmedikation dar. Auch das Fluidextrakt von Cortex Rhamni Frangulae (10 g = 10 Pf.) ist wegen der erforderlichen geringen Dosis (30—40 Tropfen) für ökonomische Verordnung verwendbar. Cascara sagrada ist teurer. Das gleiche gilt von Rhizoma Rhei. Von „Spezies" sind Species laxantes (St. Germain-Tee) wegen der Geringfügigkeit der notwendigen Dosis (1—2 Teelöffel) preiswert (10 g = 10 Pf.). Der Preis von Ol. Ricini (im Handverkauf erhältlich) beträgt 100 g = 56 Pf., derjenige von Paraffin. liquid. 100 g = 65 Pf. Der Preis von Folia Sennae beträgt 100 g = 50 Pf., von Folliculi Sennae 10 g = 10 Pf. In den Berliner Magistralformeln sind als fertige Mischung die „Species gynaecologicae Martin" (100 g = 50 Pf.) enthalten. Von den synthetisch hergestellten Abführmitteln ist das Istizin relativ preiswert (30 Tabl. = 90 Pf.). Bei der Verordnung von Ölklistieren berücksichtige man, daß Öl noch relativ teuer ist (100 g Ol. Sesami = 40 Pf.) und daß man oft schon mit der Anwendung von 50 oder 100 ccm zum Ziele gelangt. Auch ist gelegentlich ein Ersatz von Olivenöl durch (nicht ran-

---

[1]) Für die Feststellung der zur Zeit in Frage kommenden Preise bin ich dem Oberapotheker unseres Krankenhauses, Herrn K a n d e l - b e r g, zu besonderem Danke verpflichtet.

ziges) Leinöl möglich. Der Preis von Glyzerinzäpfchen beträgt
zur Zeit 10 Stück = 85 Pf. Von antidiarrhöischen Mitteln läßt
sich das recht wirksame Bismutum subgallicum (10 g = 65 Pf.)
„ad chartam" messerspitzenweise verschreiben. Es ist billiger
als Tannalbin (10 Tabletten = 50 Pf.). Preiswert, wenn auch
erheblich schwächer in der Wirkung, ist Calcium carbonicum. Von
der adsorbierenden Kohle, die im Handverkauf erhältlich ist,
scheint die tierische Kohle wirksamer zu sein als die Pflanzenkohle.
Sie ist aber teurer. Für einen Erfolg sind 10—20 g pro die nötig.
Man gebe ferner gleichzeitig eine entsprechende Dosis Magnesium
carbonic. oder sulfuric. (auf 10 g Kohle etwa 2 g), um die Passage
der Kohle durch den Darm zu beschleunigen. Die Kohlebehand-
lung besitzt gewisse Vorzüge vor der Bolusbehandlung, die zwar
billiger ist, aber erheblich größere Bolusmengen erfordert und
wegen ihres sandigen Geschmacks vielen Kranken widersteht.
Von der Anwendung von Darmdesinfizientien machen wir heute
nur wenig Gebrauch. Kalomel in großer Dosis — mehrmals täglich 0,1—0,2 — wirkt wohl hauptsächlich in seiner Eigenschaft
als Laxans. Karminativa geben wir am besten in Form von Tees
(aus Fruct. Foeniculi, Fruct. Carvi usw.), die vom Patienten selbst
herzustellen sind. Bei schweren Störungen der äußeren Sekretion
des Pankreas sind die Pankreaspräparate trotz ihres hohen Preises
oft nicht zu umgehen. Bei der Behandlung der Cholelithiasis und
ihrer zahlreichen Folgezustände kann man auf die verschiedenen
Patentpräparate verzichten und sich in der Pharmacopoea oeco-
nomica, soweit nicht Narkotika unerläßlich sind, neben der unentbehrlichen Diätbehandlung und der lokalen Wärmebehandlung
auf die Anwendung von die Darmfunktion regulierenden Mitteln
und von karminativen Tees beschränken. Stellen doch auch Kalomel und Podophyllin die Hauptbestandteile des vielfach empfohlenen, aber keineswegs ein Spezifikum bildenden Chologens
(50 Tabletten = 160 Pf.) und das Ol. Menthae pip. die wirksame
Substanz des recht brauchbaren Cholaktols dar.

Wie schon erörtert wurde, läßt sich auch auf dem Gebiet der
Diätetik bei voller Wahrung des Zwecks durch ökonomisches
Vorgehen manches sparen. Zunächst wird schon manche unnütze
Ausgabe dadurch vermieden werden können, daß der Patient
nicht bloß klar über das informiert wird, was ihm verboten ist,
sondern auch über das, was ihm empfohlen wird. Zur Vermeidung
von Mißverständnissen müssen Verordnungen stets schriftlich
gegeben werden. Dabei ist nicht bloß das Rohmaterial, sondern
für viele Zwecke auch die Zubereitungsweise zu berücksichtigen.
Wenn auch eine Diätverpflegung meistens kostspieliger ist als

die gewöhnliche Verpflegung, weil bei den hier in Frage kommenden
Krankheiten meist zartes Backwerk, feine Mehle und zarte Fleischsorten und außerdem an Stelle von Margarine und gröberen Fett-
arten reichliche Verwendung von Butter, Eigelb usw. erforderlich
ist, so läßt sich doch auch hier durch Beschränkung der Verordnungen auf das notwendigste Maß manche Ersparnis erzielen.
Ferner lassen sich einfache Diätkompositionen, welche an die
Zubereitungstechnik keine allzu großen Anforderungen stellen,
vielfach anstatt komplizierter Zubereitungsmethoden verwenden.
Um hier sparend wirken zu können, muß allerdings der Arzt nicht
bloß über die bereits erwähnte Kenntnis der Preise der Rohma-
terialien, sondern auch über eigene küchentechnische Kenntnisse
verfügen. Ein genaueres Eingehen des Arztes auf die Diätver-
sorgung des Patienten lohnt sich immer dadurch, daß die Diät bei
der Mehrzahl der uns hier interessierenden Krankheiten eine den
Krankheitsverlauf mehr oder weniger abkürzende Wirkung ent-
faltet. Wenn man dazu noch bedenkt, daß zahlreiche in ihrer
Entstehung und anatomischen Äußerung recht verschiedenartige
Krankheiten in ihren Anforderungen an die Diätbehandlung mehr
oder weniger parallel laufen, so ist außerdem das Diätproblem
für die Mehrzahl der hier interessierenden Krankheiten nicht einmal so kompliziert, wie es zunächst scheint. Für Organisationen,
welche die Aufgabe obliegt, eine große Anzahl von Verdauungs-
kranken zu versorgen, empfiehlt sich unseres Erachtens ganz
allgemein die Schaffung eigener Sanatorien für diätbedürftige
Kranke. Es muß dann aber auch in solchen Sanatorien tatsächlich auf die Diät großer Wert gelegt werden, denn leider werden
diätbedürftige Patienten in Sanatorien, welche gleichzeitig der
Behandlung zahlreicher Kranken dienen, nicht selten als lästige
Insassen empfunden, oder es wird ihnen an Stelle einer für ihr
Leiden zuträglichen Diät eine Verpflegung geliefert, die mehr
oder weniger den Grundsätzen der Gesamtverpflegung des Hauses,
nicht aber den speziellen Forderungen entspricht, welche für die
Behandlung der betreffenden Krankheit des Verdauungsapparates
zu stellen sind. Volkssanatorien für diätbedürftige Kranke sind
auch heute noch erwünscht. Wenn der Verpflegungssatz solcher
Sanatorien aus begreiflichen Gründen höher zu stehen kommt als
für andere, so läßt sich immerhin durch ökonomische Einrichtung
des Betriebes dieses Plus auf ein erträgliches Maß zurückführen,
wie ich u. a. selbst in der Beschreibung der Einrichtungen und
Betriebsführung eines von mir geleiteten Lazaretts für Verdau-
ungs- und Stoffwechselkrankheiten zeigen konnte (siehe Dtsch.
med. Wochenschrift 1917, Nr. 6).

Was die physikalisch-therapeutischen Maßnahmen betrifft, so bedarf es hier keiner weiteren Ausführung, wie man kostspielige Methoden durch einfache ersetzt. Jedenfalls sollten Methoden wie die Diathermie, Lichtbügelbehandlung, Bestrahlungen u. ähnl. nur für besondere Fälle reserviert werden, da in der weitaus überwiegenden Mehrzahl der Fälle eine lokale Wärmetherapie mit wenig kostspieligen Methoden genügt. Auch die Röntgentiefentherapie zum Zwecke der Behandlung von malignen Tumoren und von sonstigen Erkrankungen der Verdauungsorgane ist in ihrem Erfolg noch so wenig durchsichtig, daß zur Zeit noch begründeter Anlaß vorliegt, mit der Verordnung solch kostspieliger Behandlungsmethoden in Fällen, wo eine ökonomische Verordnung notwendig ist, zurückhaltend zu sein. Eine ähnliche Zurückhaltung ist auch für viele Fälle, in welchen zwingende Gründe zu einem ökonomischen Vorgehen mahnen, hinsichtlich der Verordnung von Bade- und Trinkkuren am Platze. Damit soll jedoch die Wirkung von Mineralwasserkuren bei zahlreichen Magen- und Darmleiden sowie bei zahlreichen Affektionen der Gallenwege nicht herabgesetzt werden. Es soll ferner auch nicht die kurative Wirkung gering geschätzt werden, welche durch die Entfernung des Patienten aus dem Beruf und durch seine Verpflanzung in eine andere Umgebung erreicht wird. Es muß aber doch da, wo die Mittel für einen Kuraufenthalt schwer aufgebracht werden, in jedem einzelnen Falle geprüft werden, ob ein Aufenthalt in einem kostspieligen Kurort auch wirklich notwendig ist, zum mindesten, ob er in der „Hochsaison" notwendig ist. In zahlreichen Fällen läßt sich ein mehr oder weniger ausreichender Ersatz für eine kostspielige Badekur auch in einer billigen Sommerfrische unter Benutzung des für den speziellen Fall zweckdienlichen Mineralwassers und durch entsprechende Diät erreichen, trotzdem nicht geleugnet werden soll, daß auch hier oft das Bessere der Feind des Guten ist. Auch sind nicht in jedem einzelnen Falle die natürlichen Mineralwässer unbedingt notwendig, sondern in zahlreichen Fällen genügt es, einen künstlichen Ersatz für diese zu bieten. Die Maßnahme des „Ersatzes" ist allerdings in jedem einzelnen Falle speziell zu prüfen.

An dieser Stelle muß auch auf chronische Ruhekuren kurz eingegangen werden. Wenn bei einer chronischen Erkrankung des Verdauungsapparates ein chirurgischer Eingriff nicht verheißungsvoll erscheint, aber von einer Ruhebehandlung ein Erfolg zu erwarten ist, so sollte diese Ruhebehandlung trotz der wirtschaftlichen Opfer, die von dem Patienten verlangt werden, strikt durchgeführt werden. Dies gilt für zahlreiche Fälle von Magengeschwür, trotzdem die Erfahrung lehrt, daß auch nach einer langdauernden Ruhekur wieder Rückfälle erfolgen können. Aber letztere kommen auch nach Operationen vor, da die Operation nur ein zur Zeit bestehendes Ulkus und seine augenblicklichen Folgen, nicht aber die Ulkusdiathese beseitigt. Außerdem können Operationen unter Umständen auch zu unangenehmen Nachkrankheiten, so z. B. durch Adhäsionsbildung, Anlaß geben. Gewiß kann man auch zahlreiche Geschwürskuren ambulant durchführen. Meines Erachtens hängt aber die Frage einer ambulanten Durchführung einer Geschwürskur weniger von der Eigenart der therapeutischen Methode als von der Eigenart des Falles ab insofern nur geringgradige klinische Äußerungen eines Geschwürs die ambulante Durchführung einer Kur gestatten, während schwere klinische Äußerungen eines Geschwürs sie verbieten. Das hier über Ruhekuren Gesagte gilt auch für zahlreiche Fälle von Enteroptose, deren klinische Äußerungen ja häufig gerade in solchen Bevölkerungskreisen zu finden sind, welchen eine Schonung aus wirtschaftlichen Gründen nur schwer möglich ist. Da die klinischen Äußerungen der Enteroptose in der Mehrzahl der Fälle aber nicht bloß auf den Bauchraum beschränkt sind, sondern häufig auch von seiten des Nervensystems und des Muskelapparates in die Erscheinung treten, so erweisen sich in Fällen solcher Art Ruhe- und Mastkuren oft überaus wirksam. Zum mindesten sind solche Kuren geeignet, die herabgesetzte oder erloschene Arbeitsfähigkeit wieder für längere Zeit herzustellen. Nur in Fällen von Enteroptose, in welchen eine deutliche Erschlaffung der Bauchdecken vorliegt bzw. ein ausgeprägter Hängeleib vorhanden ist, ist eine Leibbinde angezeigt, in Fällen mit flachem Leib ist sie dagegen in der Regel überflüssig.

Auf chirurgische Indikationsstellungen soll hier nicht im einzelnen eingegangen werden, weil hier jeder Fall ein Problem für sich darstellt. Es soll deshalb hier nur betont werden, daß in Fällen, wo ökonomische Gesichtspunkte eine große Rolle spielen, die Indikationsstellung unter Umständen stark von sozialen Erwägungen beeinflußt werden kann. Zum mindesten gilt dies für solche Zustände, bei welchen einerseits eine interne Weiterbehandlung keine großen Aussichten auf einen Dauererfolg bietet und anderseits von einem chirurgischen Eingriff ein Dauererfolg erwartet werden darf, so z. B. für Magengeschwüre mit ausgeprägten Motilitätsstörungen, für manche chronisch perityphlitischen Prozesse, für sehr quälende Formen von chronischer Cholezystitis sowie von Hämorrhoidalaffektionen und für manche andere Zustände.

Daß bei der Behandlung akuter Erkrankungen der Verdauungsorgane nicht am falschen Platze gespart werden sollte, ergibt sich ohne weiteres aus dem ökonomischen Satze, daß die Sicherheit eines Erfolges den Vortritt vor der Schnelligkeit der Erreichbarkeit eines solchen besitzt. Dies gilt nicht bloß für Magendarmaffektionen, sondern auch für zahlreiche Fälle von Cholelithiasis (vgl. die Abhandlung von Brugsch), wie überhaupt für alle zu protrahiertem Verlauf und zu Rezidiven neigenden Erkrankungen des Verdauungsapparates. Ein gleiches ist auch über die durch Eingeweidewürmer erzeugten krankhaften Zustände zu sagen. Auch hier steht — und zwar gilt dies in besonderem Grade für die Oxyuriasis — Gründlichkeit der Behandlung an vorderster Stelle. Ebenso muß für die Beseitigung von Taenien die Güte des „Wurmmittels" und nicht der Preis entscheidend sein (vgl. die Abhandlung von Brüning).

Gewiß wäre hier auch noch manches andere zu erwähnen, was zur Illustration des hier erörterten Problems dienen könnte, es genügen aber meines Erachtens schon die angeführten Beispiele, um zu zeigen, daß auch auf dem Gebiete der Behandlung von Verdauungskrankheiten an gar manchen Stellen gespart werden kann, ohne daß die Interessen der Patienten geschädigt werden. Wenn sich auch für diesen Zweck schematische und stets gültige Regeln nur schwer aufstellen lassen, so gilt doch auch hier ganz allgemein der Satz: Wo ein Wille ist, findet sich auch ein Weg.

13. Sparsame sachgemäße Behandlung Nierenkranker[1].

Von Prof. Dr. F. Volhard, Halle a. S.

Es entspricht durchaus der herrschenden und weitverbreiteten Auffassung, wenn Klewitz in seinem soeben erschienenen Lehrbuch der Ernährungstherapie[2] den Satz an die Spitze stellt:

Das Prinzip der Behandlung der doppelseitigen Nierenerkrankungen ist möglichste Schonung des erkrankten Organes.

Er meint, der Fortschritt der modernen Therapie bestehe darin, daß mehr als früher der funktionellen Schädigung des Organes im einzelnen Falle Rechnung getragen werde. Nicht alle Funktionen der Niere brauchen gleichmäßig gelitten zu haben. Die vorherrschende „Partiarschädigung" der Niere sei maßgebend für den Aufbau der Kost.

---

[1] Nach einem Vortrag, vgl. Zeitschr. f. Urologie, 1926.
[2] F. Klewitz, Lehrbuch der Ernährungstherapie für innere Krankheiten. München, J. F. Bergmann, 1925, S. 110.

Ganz abgesehen davon, daß es durchaus nicht ausgemacht ist, ob in jedem Falle Schonung für ein erkranktes Organ das Richtige ist, so erinnert dieses durch seine Einfachheit bestechende Prinzip an die ältere Anschauung, die freilich auch heute noch vereinzelte Anhänger findet und von Ribbert vor gar nicht langer Zeit in die denkwürdigen Worte zusammengefaßt worden ist: Es gibt nur eine Nephritis mit einem je nach Ätiologie und Intensität wechselnden Verlauf. Hirsch, der sich zu dieser Auffassung bekennt, kann denn auch den gegenwärtigen Fanatismus der Einteilung der Nierenkrankheiten nur mit Besorgnis betrachten.

Wenn er darunter das mit der Hartnäckigkeit des Fanatikers verfolgte Ziel versteht, der Pathogenese der verschiedenen Nierenerkrankungen auf die Spur zu kommen, so kann ich seine Besorgnis nur teilen; die Verhältnisse sind dadurch wesentlich verwickelter geworden.

Mit der einfachen Vorstellung einer „Reizung" oder „Entzündung" der Niere kommen wir nicht mehr aus und ebensowenig mit dem einfachen Prinzip der Nierenschonung in der Therapie.

Der wesentliche Fortschritt besteht meiner Meinung nach nicht darin, daß wir der funktionellen Schädigung des Organes besser Rechnung tragen; wir fragen nicht, welche Partiarfunktion ist gestört, sondern wir fragen in jedem Falle zunächst, was geht hier in der Niere vor, welche Gefahren drohen?

Für die internen Nierenerkrankungen kann man die letzte Frage ganz allgemein dahin beantworten: Die Gefahr besteht darin, daß eine zu große Anzahl sekretorischer Einzelelemente aufhört zu arbeiten und zugrunde geht, so daß der kümmerliche Rest erhaltener, noch arbeitsfähiger Elemente für die Entgiftung des Körpers nicht mehr genügt, ein Zustand, den wir als Niereninsuffizienz bezeichnen und als todbringend fürchten.

Fragen wir nun weiter, was geht hier vor? Warum gehen die sekretorischen Elemente zugrunde, so kann man als Regel und zugleich als wichtigstes pathogenetisches Prinzip den Satz aufstellen: Nicht durch Reizung und Entzündung, nicht infolge ungenügender Schonung, sondern infolge Störung der Glomerulidurchblutung gehen die sekretorischen Elemente zugrunde.

Denn jeder Glomerulus bildet mit dem zugehörigen Kanälchen eine morphologische, sekretorische und trophische Einheit; geht der Glomerulus zugrunde, so geht auch das zugehörige Kanälchen zugrunde, und der Glomerulus selbst geht sozusagen ausschließlich infolge Störung der Durchblutung zugrunde.

Sobald die Störung der Glomerulidurchblutung eine Rolle spielt, ist das Nierenleiden gefährlich; es besteht die Gefahr der Progredienz zur tödlichen Niereninsuffizienz.

Solange dieses Moment fehlt, ist das Nierenleiden (von seltenen Ausnahmen, Sublimatanurie z. B., abgesehen) relativ harmlos, zum mindesten ist die Gefahr der Progredienz zur tödlichen Niereninsuffizienz nicht zu fürchten.

Das ist nun nicht nur für die in der Praxis so wichtige Vorhersage, sondern auch für die Behandlung von großer Bedeutung und führt uns dazu, die Nierenerkrankungen nach diesem pathogenetischen Prinzip in zwei große Gruppen einzuteilen, in solche ohne und solche mit Störung der Glomerulidurchblutung.

Zur ersten quoad Niere harmlosen Gruppe gehören:

1. Die infektiösen Herdnephritiden, die man allein als wirklich entzündliche Erkrankungen bezeichnen kann,

2. die primären Parenchymdegenerationen, die wir als Nephrosen bezeichnen.

Zur zweiten Gruppe mit Störung der Glomerulusdurchblutung gehören:

1. die diffuse Glomerulonephritis und ihre Ausgangsstadien, die chronische Nephritis und sekundäre Schrumpfniere; in enger Beziehung zu ihr stehen die Schwangerschafts- und die Bleiniere;

2. die sog. Nephrosklerosen mit ihrem Ausgangsstadium der genuinen Schrumpfniere.

In die zweite Gruppe rückt ein die primäre Parenchymdegeneration dann, wenn eine starke Amyloidinfiltration der Vasa afferentia und der Glomerulischlingen die Durchblutung der Glomeruli beeinträchtigt und dadurch den Übergang zur Niereninsuffizienz vorbereitet.

Zum Zwecke einer rationellen Behandlung legen wir uns für jede einzelne Gruppe die Frage vor: Was geht hier vor, und worin besteht die Gefahr der Erkrankung?

Bei der infektiösen Herdnephritis ist die Nierenerkrankung eine Teilerscheinung eines Infektes. Ihr Wesen besteht in einer bakteriellen Infektion, in einer mykotischen Schädigung einzelner oder vieler Schlingen, einzelner oder vieler Glomeruli einer oder beider Nieren.

Es kommt zu Schlingennekrosen, -rupturen, zum Blutaustritt, zur Hämaturie. Es fehlen alle anderen gefürchteten Erscheinungen der Nierenerkrankungen; die Neigung zur Wassersucht, zur Blutdrucksteigerung, die Urämiegefahr.

Wir treffen diesen metastatischen Niereninfekt bei allen möglichen infektiösen und septischen Erkrankungen, nicht nur bei der Sepsis im engeren Sinne und der Endocarditis, maligna oder benigna, sondern auch bei Empyem, Ohreiterung, Peri- und Parametritis, Perityphlitis, Typhus, Flecktyphus, Grippe, Pneumonie; am häufigsten bei der Angina. Eine Behandlung ist meist unnötig. Die Nierenfunktion ist intakt, eine Nierenschondiät überflüssig. Vorhersage und Behandlung sind abhängig von der des Grundleidens.

Bei dem charakteristischen Krankheitsbild der rezidivierenden Herdnephritis mit häufig sich wiederholender Hämaturie ist kausale Behandlung zu erstreben, d. h. die Beseitigung der Infektionsquelle (Tonsillenausschälung, Zahnbehandlung).

Die symptomatische Behandlung der Blutung besteht wie bei anderen Blutungen in Kalkdarreichung, Proteinkörpertherapie (Milchinjektionen), bei positivem Ausfall der Tuberkulinreaktion kann dazu mit Vorteil die Tuberkulinbehandlung herangezogen werden.

Entsteht Gefahr durch Stärke oder Dauer der Blutung, dann kann die Dekapsulation der blutenden Niere — die sog. essentielle Hämaturie oder Nierenblutung aus kleinem Herd beruht meist auf einer mykotischen Schädigung einzelner Schlingen — angezeigt und von Erfolg sein.

Als Ersatz kommt auch die Röntgenbestrahlung in Frage.

Bei der primären Parenchymdegeneration können wir zwei Spielarten unterscheiden: Einfache, akute Parenchymdegeneration bis zur Nekrose bei schweren akuten Infektionskrankheiten (Lungenentzündung, Masern, Typhus, Flecktyphus, Ruhr, Cholera, Sepsis, Diphtherie) und chronische Parenchymdegenerationen mit Überwiegen der degenerativen Infiltration der Epithelzellen mit Fett und doppelbrechendem Lipoid bei chronischen Infektionskrankheiten, wie Lues, Tuberkulose, malignem Granulom sowie chronischer Sepsis, Eiterung, Pilzinvasion und Arthritis.

Die akuten Degenerationen verraten sich nur durch Eiweißausscheidung im Harne, es fehlt die Neigung zu Ödemen und Blutdrucksteigerung. Mit Abheilen der Infektionskrankheit schwindet auch das Eiweiß aus dem Harne. Nur bei der Diphtherie mit ihren der Infektion nachhinkenden Giftwirkungen kann die Nierenerkrankung den Infekt einige Zeit überdauern.

Vorhersage und Behandlung sind vom Grundleiden diktiert, die Niere spielt im Krankheitsbilde kaum eine Rolle, wenn nicht die Nekrose sehr ausgedehnt ist. Eine diätetische Behandlung des Nierenleidens kommt nicht in Frage. Der Vorgang besteht in einer Intoxikation.

In ähnlicher Weise müssen wir uns den Vorgang bei der anderen chronischen Spielart, bei der Lipoidnephrose, denken. Hier steht im klinischen Bilde die große Neigung zu Wassersucht ganz im Vordergrunde; es fehlt trotz hochgradiger Albuminurie meist Hämaturie und stets die Blutdrucksteigerung.

Wichtig ist die Kenntnis der akut einsetzenden luetischen Nephrose, die im Frühstadium der Lues, wenn auch recht selten, vorkommt, rasch zu ganz ungeheuerlicher Albuminurie und zu mächtigem Hydrops führt und mit spezifischer Behandlung durch Jod und Salvarsan bisweilen sehr rasch abheilen kann.

Auch im Spätstadium der Lues kommen sehr chronisch verlaufende Nephrosen vor, die der spezifischen Behandlung zugänglich sind.

Bei den übrigen chronischen Infektionen, von denen die chronische Tuberkulose am häufigsten zur primären Parenchymdegeneration führt, bleibt die Vergesellschaftung mit Amyloid selten, bei chronischen Eiterungen fast nie aus, und dann droht mit Einsetzen der Störung der Glomerulidurchblutung auch die Gefahr des Fortschreitens zur Niereninsuffizienz. Auch hier ist die Behandlung oder Verhütung des Grundleidens die Hauptsache.

Endlich kommen noch sehr selten typische Lipoidnephrosen ohne nachweisliche Ätiologie vor, die wir mit der Verlegenheitsbezeichnung genuine versehen. Ob hier eine chronische Pneumokokkeninfektion zugrunde liegt oder eine endokrin bedingte Stoffwechselstörung im Sinne einer Hypothyreose ist noch unsicher.

Bei dieser chronischen Nephrose handelt es sich zunächst darum, symptomatisch die enorme Neigung zur Wassersucht zu bekämpfen. Wo solche besteht, ist immer eine Einschränkung der Wasser- und Einstellung der Kochsalzzufuhr am Platze, nicht weil diese Partiarfunktion der Niere gestört wäre, die Niere beides nicht ausscheiden könnte, sondern weil Wasser- und Salzzufuhr die Wassersucht steigern, so daß die Niere beides nicht ausscheidet.

Man darf sich aber nicht damit begnügen, kochsalzfreie Trockendiät zu verordnen, sondern man muß dem Kranken auch genau angeben, wie er sich das salzfreie Essen schmackhaft machen kann, und was er essen darf und was nicht. Gewohnheitsgemäß werden in solchen Fällen Fleisch und Gewürze verboten.

Zu Unrecht, da in diesen Fällen keine Störung der Nierenfunktion besteht, zum mindesten keine Störung in der Ausscheidung der Eiweißschlacken; und da anderseits die Kranken enorme Mengen Eiweiß im Harn verlieren, so ist hier geradezu eine eiweißreiche Nahrung geboten.

Auch von den Gewürzen und Gewürzkräutern ist keine Nierenreizung zu fürchten; sie sind alle erlaubt, einschließlich Pfeffer und Senf; nur das Salz ist absolut verboten, solange starke Neigung zu Wassersucht besteht. Daher ist auch für Milch in der salzfreien Trockenkost kein Platz, wohl aber ist Sahnezusatz erlaubt. Auch Obst ist in mäßigen Mengen zu gestatten. Verboten sind also nur diejenigen Nahrungsmittel, die zum Zwecke der Konservierung gesalzen sind, das Brot muß besonders ohne Salz gebacken, die Butter salzfrei bereitet werden. Als Salzersatz kann nicht Bromnatrium gegeben werden, sondern ameisensaures Natrium (bis zu 4 g, H. Strauß). Der Flüssigkeitsbedarf ist bei dieser Kost gering; die Flüssigkeitsaufnahme darf die Harnmenge nicht überschreiten.

Neben der diätetischen spielt auch die medikamentöse Behandlung des Hydrops bei der Nephrose eine wichtige Rolle. Als Diureticum hat sich hier Harnstoff in großen Dosen, 30, 50, 80 g pro die, ausgezeichnet bewährt; man kann aber in solchen Fällen mit wohlerhaltener Nierenfunktion auch Novasurol versuchen. Endlich sind auch Fälle beobachtet, in denen nach Schilddrüsenfütterung in großen Dosen von 0,3—1,5 g Trockensubstanz rasche Entwässerung und Heilung selbst nach monate- oder jahredauernder Erkrankung beobachtet worden ist (Eppinger).

Von Schwitzprozeduren ist im Höhestadium des Hydrops meist ebensowenig Erfolg zu erwarten wie von den Diureticis der Purinreihe. Beide werden erst mit Nachlassen der starken Ödembereitschaft wirksam. In dem Genesungsstadium ist Sonne und Freiluftbehandlung von großem Vorteil.

Die Gefahr der Nephrose droht gar nicht von der Niere, sondern abgesehen von dem Grundleiden in einer Sekundärinfektion in Form der Pneumokokkenperitonitis. Alle Fälle von genuiner Nephrose unbekannter Ätiologie eigener und fremder Beobachtung, die überhaupt gestorben sind, und manche Nephrosen bekannter Ätiologie, sind an dieser merkwürdigen Pneumokokkenperitonitis gestorben, gewöhnlich auf dem Umwege über eine harmlose katarrhalische Infektion und Bronchitis. Daher ist die größte Vorsicht mit Pflegepersonal und Umgebung nötig.

Abgesehen von dieser Gefahr der sekundären Infektion ist die Vorhersage trotz eventuellen monate- und jahrelangen Bestehens der hochgradigen Albuminurie relativ günstig. Ich habe mehrfach Heilungen gesehen. Ob auf dem Boden langdauernder chronischer primärer Parenchymdegeneration ausnahmsweise einmal eine Schrumpfniere entstehen kann, ist noch ungewiß, vielleicht kommt derartiges bei chronischer Lues vor (Munk).

Aber der Praktiker muß wissen, die genuine Nephrose, d. h. die Nephrose unbekannter Ätiologie ist eine sehr seltene Erkrankung; ihr kann die viel häufigere und prognostisch ungünstigere subchronische (parenchymatöse) Verlaufsart der diffusen Nephritis mit nicht primärer, sondern sekundärer Parenchymdegeneration lange Zeit zum Verwechseln ähnlich sehen.

Ich wende mich nun zu der zweiten Hauptgruppe mit Störung der Nierendurchblutung.

Hier steht an erster Stelle die häufigste und wichtigste Nierenerkrankung, die akute diffuse Glomerulonephritis, für die die Vereinigung der drei Hauptsymptome, Hämaturie, Wassersucht und Blutdrucksteigerung charakteristisch ist. Auch hier bestehen ätiologisch bekanntlich enge, noch unerforschte Beziehungen zu einem Infekt, und zwar speziell zur Streptokokkeninfektion (Scharlach, Angina, Streptomykosen der Haut) auf der einen Seite und zur Erkältung auf der anderen Seite. Da die Nephritis mit Vorliebe nach Abklingen des Infektes (in der dritten Woche des Scharlachs, acht Tage nach Angina) auftritt, können wir sie als postinfektiöse (anaphylaktische?) Erkrankung bezeichnen.

Was geht hier vor? Zweifellos besteht hier gerade die allerschwerste Störung der Glomerulidurchblutung; denn wir finden die Knäuel, und zwar sozusagen alle Knäuel beider Nieren, blutarm oder blutleer, ja sogar auch die Vasa afferentia. Das deutet auf einen funktionellen Verschluß der präglomerulären Gefäße.

Klinisch zeigt die Erkrankung in typischen Fällen einen sehr charakteristischen Beginn mit Blutdrucksteigerung, die sogar den Nierenerscheinungen voraufgehen kann; ja, die Erkrankung kann sogar mit Blutdrucksteigerung, Ödem, Krampfurämie ohne alle Nierenerscheinungen verlaufen.

Dieser Beginn mit Blutdrucksteigerung weist auf eine allgemeine funktionelle Verengerung der Arteriolen, eine allgemeine Gefäßkontraktion hin.

Beides zusammen zwingt zu der Vorstellung, daß die Erkrankung in einer allgemeinen und renalen Gefäßkontraktion besteht, und daß die diffuse Nephritis oder Nierenischämie nur eine Teilerscheinung der allgemeinen Gefäßkontraktion ist.

Sollen wir hier die Niere schonen? Besteht die Gefahr, daß wir sie in diesem Stadium, in dem die Partialfunktion der Wasserausscheidung am schwersten gestört ist, durch Wasserzufuhr reizen? Das vom arteriellen Blutstrom abgedrosselte Organ läßt sich nicht reizen.

Worin bestehen die Gefahren?

Die Nephritiker sterben im akuten Stadium:

1. an einer akuten Überdehnung des durch die Zunahme der Gefäßspannung überlasteten Herzens,

in zweiter Linie an Hirnschwellung, an Krampfurämie.

Die dritte Gefahr eines Nierentodes ist viel geringer; viel größer ist die vierte Gefahr, daß das Nierenleiden nicht ausheilt, d. h. chronisch wird und nach kürzerer oder längerer Zeit zum Nierensiechtum und Tod an Niereninsuffizienz und sekundärer Schrumpfniere führt.

Die Herz- und Hirngefahr wächst mit zunehmender Hochspannung, mit zunehmender Verwässerung des Blutes. Daher ist hier die dringlichste Forderung nicht Schonung der Niere, sondern Entspannung des Kreislaufes. Das kann, wenn Gefahr droht, rasch erreicht werden durch einen ausgiebigen Aderlaß; unblutig durch vollständige Flüssigkeitsentziehung, am besten und nachhaltigsten durch Hunger und Durst.

Die dritte Gefahr des Nierentodes droht nur selten, dann, wenn die Erkrankung mit Anurie oder hochgradigster Oligurie einsetzt. Dann droht freilich nach spätestens 8—10 Tagen der sichere Tod durch Harnvergiftung.

Es kann vorkommen, daß sich nach Aderlaß, nach feuchter Ganzeinpackung über Nacht oder spontan die Diurese wieder einstellt, aber viel Zeit ist da nicht zu verlieren. Spätestens am dritten Tage der Anurie ist die Entkapselung der Nieren angezeigt, und wir und andere haben Fälle gesehen, in denen danach wie durch einen Zauberschlag nicht nur die Harnflut eingesetzt hat, sondern auch rasche Heilung eingetreten ist.

Die gleichen Erfolge sind merkwürdigerweise auch nach einer Röntgenbestrahlung beobachtet worden, ja sogar nach einer länger dauernden Betastung der Nieren, in einem Falle, in dem die Dekapsulation beschlossen war und der Chirurg (Havlicek) sich nur über die Lage der Nieren und der Einstichpunkte für die örtliche Betäubung vergewissern wollte. Das entspricht den Beobachtungen meiner Mitarbeiter Hülse und Litzner im Tierversuch; sie fanden nicht nur nach der Entkapselung, sondern auch nach Röntgenbestrahlung und nach Betastung der Niere eine deutliche Beschleunigung der Nierendurchblutung.

Gerade die verblüffenden Erfolge dieser verschiedenartigen Eingriffe bei der anurischen Nephritis und deren rasche Heilung sind meines Erachtens zwingende Beweise für meine Anschauung, daß das Wesen des Vorganges in einer — funktionellen — Durchblutungsstörung und nicht in einer Entzündung zu suchen ist.

Ich habe daraufhin die Frage aufgeworfen, ob nicht eine Splanchnicusanästhesie nach Kappis, von der Neuwirth u. a. so gute Erfolge bei der reflektorischen Anurie gesehen haben, auch bei der nephritischen Anurie günstig wirkt. Die Antwort kann man geradezu als entscheidend für die Frage der Pathogenese betrachten.

Ist die Anurie durch Einklemmung des geschwollenen Organes in der Kapsel, die Durchblutungsstörung entzündlich bedingt, so kann eine Lähmung der Nierenvasomotoren nur ungünstig wirken; ist dagegen eine abnorme Zusammenziehung der Nierengefäße die Ursache der Anurie und der Durchblutungsstörung, so muß eine Blockierung der Nierenvasomotoren günstig wirken.

Die Antwort auf diese Frage ist gegen die Lehre von der Entzündung und für die angiospastische Theorie ausgefallen.

Havlicek hatte Gelegenheit, bei zwei Kindern mit vollständiger Anurie bei Scharlachnephritis die Unterbrechung der Splanchnicusleitung vorzunehmen; in beiden Fällen kam die bei dem einen Kinde seit zwei, bei dem anderen seit drei Tagen unterbrochene Diurese wieder in Gang, besonders auffallend in dem letzten Falle, wo es im Anschluß an die Injektion direkt zu einer Harnflut kam. Die Anurie trat nicht wieder auf, und in beiden Fällen war der Eiweißgehalt des Harnes innerhalb von wenigen Tagen vollkommen geschwunden, und die Kinder genasen.

Auch bei einer Schwangerschaftseklampsie mit kompletter Anurie hat Havlicek diese Methode angewandt. Die Krämpfe verschwanden, und die Diurese trat ein.

Die vierte und nicht geringste Gefahr ist die, daß durch zu lange Dauer der Störung der Glomerulidurchblutung rückbildungsunfähige Veränderungen in den Glomerulischlingen und Kapseln (Hyalinisierung, Organisation, Zellwucherung) entstehen, die das Wesen der chronischen Nephritis ausmachen und den Keim der Progredienz in sich tragen. Diese Gefahr ist also von Grad und Dauer der Gefäßkontraktion abhängig und daher nur durch möglichst frühzeitige Entdeckung und rasche Heilung der Nephritis zu bannen.

Der Vorzug dieser zunächst auf Entspannung des Kreislaufes gerichteten Hunger- und Durstbehandlung ist nun, abgesehen von der Vermeidung der Herz- und Hirngefahr, gerade der, daß die Heilung ganz wesentlich beschleunigt wird. Wir haben schwere und schwerste Fälle von hohen und höchsten Blutdruckwerten gesehen, in denen die Heilung praktisch in 8—14 Tagen erreicht war, bei Krankheitsbildern, bei denen man früher mit einer Krankheitsdauer von vielen Wochen und sogar Monaten gerechnet hatte.

Wir lassen also unter gründlicher Entleerung des Darmes durch Rizinusöl oder Magnesiumsulfat 3, 4, 5 und mehr Tage vollständig fasten und dursten, abgesehen von einigen Keks, etwas Obst oder Zuckerwasser. Dabei sinkt der Blutdruck, der Puls wird langsam, die Ödeme schwinden, und die Diurese stellt sich ein.

Dann kann man den Versuch machen, die Glomerulidurchblutung zu fördern und gewissermaßen die Sperre zu sprengen durch eine einmalige große Flüssigkeitszufuhr in Form des Wasserstoßes. In manchen, besonders ganz frischen Fällen ist der Erfolg schlagend. Die Wasserflut setzt ein, schwemmt die letzten Ödemreste fort, der Blutdruck sinkt zur Norm, und die Erkrankung heilt rasch aus. Es gehört aber Erfahrung und ein gewisser Instinkt dazu, den richtigen Zeitpunkt zu treffen, und der Versuch glückt nicht immer das erstemal.

Dann wartet man bei kochsalzfreier oder kochsalzarmer, flüssigkeitsarmer Kost einige Tage und prüft dann von neuem im Wasserversuch unter Zusatz von Theophyllin.

Die Hauptsache ist, daß man den Körper nicht mit Wasser überschwemmt, ehe die Wasserausscheidung vollständig wieder in Gang gekommen, der Blutdruck zur Norm gesunken ist.

Ist dieses Ziel erreicht, dann kann man die beliebte Durchspülung mit erdigen Mineralwässern zur Nachkur und Beseitigung der Restalbuminurie anwenden und am besten an Ort und Stelle (Wildungen, Brückenau) gebrauchen lassen.

Die ganze Behandlung richtet sich also nicht nach der Störung der Nierenfunktion, sondern nach der Blutdrucksteigerung und dem Grade der Wasserretention; ohne sorgfältige, täglich mehrfach wiederholte Blutdruckmessung und ohne tägliche Wägung keine Nephritisbehandlung.

Daß diese Methode der Behandlung, die im Kriege mit seiner ungeheuren Häufung der Feldnephritis die Feuerprobe bestanden hat, eine Schonung der Niere bedeutet, kann man wirklich nicht behaupten. Denn durch die harnpflichtigen Stoffe, die sich in Blut und Ergüssen aufstauen, wird die Niere nicht gereizt, sondern nur durch diejenigen, die das Nierenfilter passieren. Und deren Menge steigt während der Fastenkur gewaltig an. Nicht die Niere wird geschont, sondern das Herz, nicht das Blut wird entgiftet, sondern der Kreislauf entspannt.

Die medikamentöse Behandlung tritt gegenüber dieser den Kreislauf entspannenden Hunger- und Durstbehandlung ganz zurück. Günstigen Einfluß auf die Blutdrucksenkung sahen wir bisweilen von größeren Chlorkalziumgaben. Am häufigsten kommt man in die Lage, Herzmittel anzuwenden, besonders bei den Fällen, bei denen die bisher übliche Milch- und Durchspülungsbehandlung mit Mineralwässern angewandt worden ist. Dabei haben wir Zustände allerschwerster Herzinsuffizienz gesehen.

Ich rate, jede akute diffuse Nephritis als eine ernste Herzerkrankung, geradezu als akute Herzerweiterung zu betrachten. Man darf nicht warten, bis die üblichen Zeichen der Herzschwäche und ein kleiner beschleunigter, ja sogar unregelmäßiger Puls auftreten! Zur akuten Nephritis gehört ein langsamer, regelmäßiger Puls, zur akuten Blutdrucksteigerung sogar eine Pulsverlangsamung, und schon eine normale Pulsfrequenz von etwa 80 in der Minute ist bei jener ein bedenkliches Zeichen und verlangt eine Herzbehandlung; in erster Linie durch Einstellung der Flüssigkeitszufuhr, in zweiter Linie durch Herzmittel.

Digitalis ist fast bei jeder akuten Nephritis angezeigt, bei stärkerer Atemnot und Leberschwellung ist eine intravenöse, sehr langsame Einspritzung von Digipurat (2—3 ccm) oder von Strophanthin Boehringer (0,5 ccm) oder, was wesentlich billiger ist, von 1 ccm einer 10fach verdünnten Tinct. Strophanthi der mündlichen Darreichung von Digitalis vorzuziehen. Auf eine Digitalisierung des Herzens kann man erst dann verzichten, wenn sich die typische Pulsverlangsamung von 50 und weniger Schlägen in der Minute eingestellt hat.

Und die Erfolge der Fastenkur? Seit vielen Jahren haben wir eine Krampfurämie kaum mehr, ein Chronischwerden der Nephritis in wirklich frisch eingelieferten Fällen nur sehr selten mehr gesehen.

Nach einer Statistik von Machwitz und Rosenberg, die eine strenge Nierenschondiät mit Eiweißbeschränkung auf 30 g, NaCl auf 5 g täglich durchgeführt, aber aus der (uns heute unbegründet erscheinenden) Furcht vor der Azotämie 1,5—2 l Flüssigkeit gegeben haben, sind ihnen von 150 Fällen 12 an Krampfurämie gestorben, 6 an Herzschwäche, und nur 74 konnten geheilt entlassen werden.

Nonnenbruch starben vor Einführung meiner Methode im Verhältnis genau soviel Fälle von Kriegsnephritis an Krampfurämie, nämlich 4 unter den ersten 50 Nierenkranken. Unter den weiteren 100, die nach meinen Prinzipien behandelt wurden, kam Eklampsie überhaupt kaum mehr vor, und er verlor nur noch einen Fall, der schon mit Lungenentzündung in das Lazarett kam, durch den Tod. Nach einer anderen Statistik hat Nonnenbruch unter 80 Fällen in 20 vH schwere Krampfurämie gesehen, nach Einführung meiner Methode unter vielen Hunderten von Fällen nur noch in einem Falle, der sich heimlich Wasser zu verschaffen gewußt hatte.

Lichtwitz schreibt in der neuen Auflage seiner „Praxis der Nierenkrankheiten"[1]): „Der Indikation der maximalen Schonung der Niere" (ich würde sagen des Herzens und des Kreislaufes) „kann nicht besser genügt werden als durch eine vollständige Nahrungskarenz, die von Volhard empfohlene und eingeführte Hunger- und Durstkur. Es wäre ein wahrer Segen, wenn dieses Verfahren Eingang in die Praxis fände und dem scheußlichen Schlendrian, der Mißhandlung mit viel Milch, viel Fachinger, Diuretin und Urotropin den Garaus machte! Man kann, ohne zu übertreiben, sagen, daß die akute Nephritis rascher und vollständiger heilt, d. h. daß es weniger Fälle von chronischer Nephritis und Schrumpfniere geben würde, wenn die Therapie nach Volhard allenthalben mit Energie durchgeführt würde."

Ich zweifle nicht, daß man in der gleichen Weise den Ausbruch der Eklampsia gravidarum verhüten könnte, wenn in jeder Gravidität der Blutdruck sorgfältig kontrolliert und rechtzeitig die Hochspannung durch Fasttage und durch kochsalzfreie Trockenkost herabgemindert würde.

So dankbar die Behandlung der Nephritis im akuten, d. h. wirklich frischen — funktionellen — Stadium ist, so undankbar ist die Behandlung der chronischen Nephritis, d. h. derjenigen Nephritiden, bei denen bereits rückbildungsunfähige Veränderungen am Glomeruli- und Gefäßapparat eingetreten sind.

Bei der ödematösen Verlaufsart ähnelt die Behandlung der der Nephrose, bei der hypertonischen Verlaufsart der der Nephrosklerose.

Bei der Nephrosklerose bestehen enge Beziehungen zum Alter—es handelt sich um eine senile oder präsenile Erkrankung — und zur Konstitution bzw. Heredität.

Kausal besteht eine enge Beziehung zu dem, was man Arteriosklerose (nicht Atheromatose) genannt hat, wenn man darunter einen Zustand von Blutdrucksteigerung ohne gröbere Gefäßveränderungen versteht.

Das Besondere dabei ist der Mechanismus der Blutdrucksteigerung; es handelt sich nicht um den blassen Hochdruck

---

[1]) L. Lichtwitz, 2. Aufl. Berlin, J. Springer, 1925.

mit engen Gefäßen wie bei der Nephritis, sondern um einen
roten Hochdruck mit weiten, sozusagen überdehnten Gefäßen.

Es scheint, daß dieser Überdehnung eine vorzeitige Altersschwäche der Gefäßmuskulatur zugrunde liegt; jedenfalls
antwortet die Gefäßwand darauf mit einer Hypertrophie der
Elastica interna. Die Vorstellung ist gerechtfertigt, daß wir es
bei der sog. Arteriosklerose und essentiellen Hypertonie
mit einer allgemeinen, bei der Nephrosklerose mit einer lokalen
Überdehnung und elastischen Verstärkung = Verhärtung der Gefäße vom muskulären Typus zu tun haben.

Eine Gefahr droht im Stadium des roten Hochdruckes und
der gutartigen Sklerose nur — und erst spät — von seiten des Herzens und der Gefäße (Schlaganfall).

In zweiter Linie besteht aber für die Niere die Gefahr, daß,
begünstigt durch den hohen Blutdruck, infolge einer angeborenen
oder erworbenen, rechtzeitigen oder vorzeitigen Altersschwäche
der Nierengefäßmuskulatur, der elastische Umbau der Präarteri-
olen hier einen so hohen Grad erreicht, daß eine ausgesprochene
Störung der Glomerulidurchblutung zustande kommt. Denn
dann setzt jener Mechanismus der allgemeinen Gefäßkontrak-
tionen des blassen Hochdruckes, der die Nephritis kennzeichnet,
ein; und nun wird das Leiden progredient und zur genuinen Schrumpfniere.

Die Aufgabe der Behandlung ist daher Herabsetzung der
chronischen Hochspannung im Stadium des roten Hochdruckes.
Eine Nierenschonung kommt hier gar nicht in Frage, da die
Nierenfunktion tadellos erhalten ist. Eine medikamentöse Behandlung kommt, abgesehen von der Notwendigkeit, das Herz
zu überwachen und gelegentlich zu digitalisieren, bei diesem über
Jahre und Jahrzehnte sich erstreckenden Zustande ebenfalls
nicht in Frage und verspricht auch keine Dauererfolge. Am
besten hat sich mir, besonders eindrucksvoll bei Neigung zu
Herzschwäche und den bekanntlichen nächtlichen Anfällen von
kardialem Asthma infolge Erlahmens des muskelstarken Herzens, die Flüssigkeitseinschränkung eventuell auch unter
Einschaltung von Fasttagen bewährt. Jene läßt sich
leichter durchführen, wenn die Trockenkost salzarm gewählt
wird.

Noch besser wirkt anscheinend die vollständige Koch-
salzentziehung nach Allen. Bei rechtzeitiger Anwendung
dieser strengen, an die Entsagungsfähigkeit der Kranken freilich große Anforderungen stellenden Diät stellt dieser Autor

nichts Geringeres in Aussicht als Aufhören der Progredienz. Wir befinden uns noch im Stadium der Nachprüfung; aber es scheint mir, daß dieses Verfahren außerordentlich wirksam ist.

Es liegt auf der Hand, daß es sich hier auch nicht um eine Schonung der Niere, die das Salz willig ausscheidet, handeln kann, sondern es handelt sich wie bei der Nephritis um eine Entspannung des Kreislaufes durch Entwässerung des Organismus und Herabsetzung der Blutmenge.

Im Stadium der Insuffizienz des muskelstarken Herzens mit seiner Neigung zu chronischem kardialen Hydrops möchte ich die intermittierende intravenöse Strophanthinbehandlung[1]) (A. Fraenkel) nicht mehr missen. Hier feiern auch die neuen Quecksilberdiuretica, Novasurol und Salyrgan, ihre schönsten Triumphe.

Ist einmal das Umschlagen in den blassen Hochdruck der genuinen Schrumpfniere, erkennbar im Augenhintergrunde am Auftreten der Retinitis albuminurica, besser angiospastica, erfolgt, dann ist mit der Gefahr der Niereninsuffizienz zu rechnen, und dann erst kommt eine Nierendiät in Frage. Aber auch hier haben wir weniger die Schonung der Niere ins Auge zu fassen als die Verhütung der Anhäufung jener toxischen Substanzen, die den Tod an Harnvergiftung herbeiführen.

Niereninsuffizienz und echte Urämie ist ja das wenig erfreuliche Ziel, dem alle Arten der zweiten Gruppe mit Störung der Glomerulidurchblutung, nur mit verschiedener Geschwindigkeit, aber unaufhaltsam, zustreben.

Worin besteht nun die Gefahr dieses Zustandes? Wir haben früher auf die Zurückhaltung der Eiweißschlacken, insbesondere des Harnstoffes, den größten Wert gelegt und den Grad der Niereninsuffizienz und der Gefahr nach der Höhe des Reststickstoffs — oder Harnstoffspiegels — im Blute beurteilt.

Die Untersuchungen meines Mitarbeiters Becher haben mich eines anderen belehrt. Wenn auch die Harnstoffretention nicht gleichgültig ist, so hat sich doch herausgestellt, daß für die Vorhersage der Gefahr viel wichtiger ist der Grad der Zurückhaltung aromatischer Substanzen im Blute, der sich besonders leicht und bequem beurteilen läßt durch Anstellung der Indikan- und Xanthoproteinreaktion im Blute.

Die erstere setze ich als bekannt voraus, die letztere ist besonders einfach. Man entnimmt mit der Spritze aus der Vene 5 ccm Blut,

---

[1]) Strophanthin Boehringer.

spritzt dieses in ein Kölbchen, das ebensoviel 20proz. Trichloressig-
säure enthält, schüttelt und filtriert. Das Filtrat wird mit 0,5 ccm
konzentrierter Salpetersäure gekocht und dann mit Natronlauge
neutralisiert. Bei normalem Blut bleibt die Probe farblos, bei Niereninsuffizienz tritt eine deutliche, mit dem Grade der Niereninsuffizienz
zunehmende Gelb- bis Braungelbfärbung ein.

Wir haben nach Becher Grund, anzunehmen, daß die
aromatischen Substanzen (Phenole, Oxyphenole, Oxyprotein-
säuren), deren Retention die Gefahr der echten Urämie herauf-
beschwört, hauptsächlich bei der Darmfäulnis aus Eiweiß entstehen.

Die Aufgabe der Behandlung würde daher lauten: Vermeidung
der Darmfäulnis, Herabsetzung der Eiweiß-, Einstellung der
Fleischzufuhr, Reinhaltung des Darmes. Es ist besonders be-
merkenswert, daß man selbst im Stadium der Niereninsuffizienz
mit starker Erhöhung des Harnstoffspiegels im Blute ungestraft
Harnstoff als Diureticum geben kann, während die Einführung
der unter dem Namen Erepton nach Abderhalden hergestellten
Eiweißabbauprodukte in den Darm schwere Vergiftungserschei-
nungen auslöst.

Ich fasse zusammen: Es genügt bei der Therapie nicht, nur
auf die Niere und ihre Funktion zu sehen; der Gesamtorganismus,
die Grundkrankheit, der Zustand des kardiovaskulären Systems
sind meist viel wichtiger.

Die Regeln für die diätetische Behandlung der
Nierenkranken lassen sich etwa folgendermaßen zusammenfassen:

Die Hämaturie verlangt keine diätetische, sondern eine
kausale und Allgemeinbehandlung.

Bei Ödem ohne Niereninsuffizienz ist eine kochsalzfreie Trockenkost angezeigt und das gleiche bei Hochspannung ohne Niereninsuffizienz, insbesondere bei Herzge-
fahr.

Die Gefahren der akuten Hochspannung werden am besten
durch die Fast- und Durstkur verhütet.

Beides, Fasten und Dursten sowie kochsalzfreie Trockendiät
wenden sich nicht an die Niere, sondern an das Gefäßsystem
und dienen dazu, bei abnorm durchlässigen Kapillaren den Flüssig-
keitsaustritt an der Peripherie zu vermindern, bei fehlender Ödembereitschaft die Flüssigkeitsansammlung im Blute und damit die
Hochspannung herabzusetzen.

Bei Niereninsuffizienz ist eine kochsalzarme, eiweißarme
Kost angezeigt, bei Retention aromatischer Substanzen
eine fleischfreie vegetarische Ernährung.

14. Sparsame, sachgemäße Behandlung Epileptischer[1]).

Von Prof. Dr. W. Weygandt, Hamburg.

Die alte Regel Qui bene diagnoscit, bene curat gilt auch für die ökonomische Seite der Behandlung. Gerade bei dem uralten Begriff Epilepsie ist eine präzise Prüfung des Wesens jedes Einzelfalles besonders dringlich, wenn man sich vor Fehlschlägen und nutzlosen, kostspieligen Versuchen mit untauglichen Mitteln am untauglichen Objekt bewahren will. Hat auch schon Hippokrates manche erstaunlichen Kenntnisse von der heiligen Krankheit besessen, so ist im Laufe der Jahrhunderte, namentlich aber während der letzten Jahrzehnte, an dem Begriff so viel gemodelt, erklärt, erweitert und eingeschränkt worden, daß eine besonders scharfe diagnostische Differenzierung jedem Behandlungsversuch vorauszugehen hat.

Als der Epilepsie verdächtig oder mit ihr verwandt sind manche klinisch bedeutsamen Bilder bezeichnet worden, wie Enuresis, Hemikranie, Pyknolepsie, Narkolepsie, Poriomanie, Dipsomanie, Myoklonie, Linkshändigkeit, Sprachstörung, denen wenigstens in einem Teil der Fälle innere Beziehungen zur sog. echten oder genuinen Epilepsie zuzuschreiben sind. Anderseits sind von dieser ursprünglichen Krankheitseinheit geradezu eine Unzahl von symptomatischen Epilepsieformen abgesplittert worden, und auf dem Sektionstisch ergeben sich immer wieder überraschende Befunde, die bei vermeintlichen einfachen Epilepsien eine besondere organische Grundlage aufdecken. Angesichts dieser Mannigfaltigkeit von Epilepsieformen, die sich bei eindringlichem Erforschen der Einzelfälle immer weiter zu vermehren scheinen, war man bereits geneigt, eine genuine Epilepsie, die man ja letzten Endes nur durch Exklusion als eine vorläufig nicht weiter erklärbare Form festzustellen vermag, überhaupt zu leugnen.

Der klassische Krampfanfall ist allerdings das augenfälligste und alarmierendste Symptom der Epilepsie, aber nicht das einzige und vielleicht nicht das wesentlichste. Dieses den verschiedensten Formen zukommende Symptom, anscheinend die Entladung eines die Rinde, aber auch subkortikale Regionen umfassenden motorischen Mechanismus, tritt bei echten, schweren Fällen spontan auf, manchmal in unheimlicher Hartnäckigkeit, mehr als 100 mal am Tage, in anderen wieder sporadisch, unter tage-, wochen-, jahre- und jahrzehntelangen Pausen, aber es kann

---

[1]) Abgedruckt mit kleinen Änderungen aus Klin. Wochenschr. 1925, Nr. 50.

auch jeweils durch mancherlei Reize ausgelöst werden. Ungeheuer verschieden ist diese epileptische Reaktionsfähigkeit, die beispielsweise im Säuglingsalter ganz allgemein, fast physiologisch angebahnt zu sein scheint und auf geringe Reize schon hervorbricht.

Bei der echten Epilepsie ist aber beachtlich nicht lediglich die spontan und periodisch erfolgende Krampfauslösung, sondern ebenso die in mannigfacher Weise auftretende Bewußtseinsveränderung, von länger dauernder Bewußtlosigkeit bei klassischen Anfällen, rasch vorübergehend in den kürzeren Absenzen des petit mal und den mannigfachen Formen der Ohnmacht, der Bewußtseinstrübung und -herabsetzung, wie sie beim Wanderimpuls und auch in Dämmerzuständen auftritt, bis zu den leichten Schwindelanfällen und den periodischen Verstimmungszuständen.

Will man differentialdiagnostisch vorwärtskommen, so ist zunächst abzutrennen die Gruppe von Fällen, bei denen durch psychische Reize ein den epileptischen Erscheinungen ähnelnder Bewegungsmechanismus mit Bewußtseinsveränderung ausgelöst wird. In erster Linie ist der hysterische Anfall abzusondern, was bekanntlich am gründlichsten durch Beurteilung des Gesamtbildes und der psychischen Reagibilität im allgemeinen erfolgt, während die einzelnen Unterscheidungsmerkmale alle nicht absolut scharf durchgreifen. Die Pupillenstarre des echten epileptischen Anfalles ist manchmal schwer nachweisbar, anscheinend auch nicht ausnahmslos vorhanden, während sie auch im hysterischen Anfall vereinzelt nachgewiesen wurde, wenn schon in diesem meistens Pupillenspiel erfolgt, wobei die Lider oft zusammengekniffen werden und der Bulbus sich nach oben außen dreht. Babinskisches Symptom im Anfall ist beweiskräftiger für echte und organische Epilepsie, kommt aber keineswegs immer vor, nach Hempel und Berg in 86 vH, nach anderen viel seltener, auch dauert es gelegentlich nur eine Minute; bei Hysterie fehlt es aber. Oppenheimsches Symptom gilt in demselben Sinne, ist aber noch weniger häufig beim echten epileptischen Anfall.

Schwerer Zungenbiß spricht für Epilepsie, doch kommen leichte Verletzungen ab und zu auch bei hysterischen Anfällen versehentlich vor. Auch Urinabgang ist bei letzteren nicht ganz ausgeschlossen. Wichtiger ist der geordnete Krampfablauf des Epileptikers gegenüber dem psychisch ausgelösten, ungeordneten, an Ausdrucksbewegungen erinnernden Anfall des Hysterikers; ebenso die Monotonie der verschiedenen Anfälle eines Epileptikers gegenüber der Mannigfaltigkeit bei einem Hysteriker.

Bei jedem nicht von vornherein klaren Fall ist zu erwägen, ob nicht doch ein psychogener Zustand oder, um den alten, aber keineswegs unbrauchbaren Ausdruck anzuwenden, eine Hysterie vorliegt oder wenigstens psychogene Züge ein anderes Leiden überlagern. Nur in letzterem Sinne, nicht als Krankheit sui generis, ist der Begriff Hysteroepilepsie gerechtfertigt. Ist eine hysterische Grundlage nachgewiesen, so sind ganz andre Wege der Behandlung gegeben, mit dem Nachdruck auf der Psychotherapie, wobei der Separation und Milieuänderung eine große Rolle zuzuweisen ist. Selbstverständlich sind diese Erwägungen besonders dringend, wenn Verdacht auf eine Zweckneurose vorliegt, sei es eine Erkrankung nach Unfall, eine Rentenhysterie, oder um eine der jetzt selten gewordenen Fälle von Kriegsneurose. Bei den vereinzelt noch auftretenden feldgrauen Zitterern, die ihr Leiden, Unterstützung heischend, in Wirtschaften usw. zur Schau tragen, handelt es sich allerdings meist um bewußte Täuschung.

Auch bei den im ganzen nicht häufigen Fällen von Schreckepilepsie, Affektepilepsie ist die psychogene Grundlage maßgebend.

Bei allen anderen epilepsieartigen Erkrankungen ist das Wesentliche der Ausdruck einer irgendwie organisch bedingten Hirnreizung. Manchmal handelt es sich bei schweren Krämpfen mit Bewußtlosigkeit um Exazerbationen von Körperkrankheiten, die toxisch das Hirn schädigen, wie bei der Schwangerschaftseklampsie oder bei der Urämie, selten auch bei Diabetes, besonders in terminalen Komazuständen.

Die Säuglingskrämpfe, Spasmophilie, mit ihrem Laryngospasmus, Fazialisphänomen, galvanischer Ermüdbarkeit, Tetaniesymptomen, gehen im allgemeinen nicht in echte Epilepsie über, wenn schon bis zu 33 vH dieser Kinder in der geistigen Entwicklung Hemmungen aufweisen.

Die übrigen, außerordentlich mannigfach bedingten Epilepsieformen pflegt man seit alters zu unterscheiden in symptomatische und in genuine oder idiopathische oder echte Epilepsie. Die noch gelegentlich zitierte Deutung der letzteren als einer Hirnkrankheit ohne organische Grundlage ist, besonders nach Alzheimers Forschungen, nicht mehr haltbar. Aber doch wird auch heute ihre Differentialdiagnose vorwiegend per exclusionem gestellt.

Die Hauptgruppen seien kurz nebeneinandergestellt, wennschon einzelne Berührungspunkte zwischen den Gruppen vorkommen.

1. Traumatisch bedingte Epilepsie. Geburtstrauma kann, wenn auch selten, Krampfdisposition bewirken. In schweren Fällen Zerreißung der Venen am Sinus (Virchow), wobei L. Seitz

operative Entfernung des Extravasats empfahl. Von Monakow beschrieb durch Geburtszangendruck hervorgerufene Porenzephalie mit Krämpfen. Im späteren Leben können schwere Hirnverletzungen Defekte und Narben mit Tendenz zu Krämpfen bewirken, welche letzteren manchmal nach längerer Latenz, nach Jahr und Tag, auftreten, wie auch die Kriegserfahrungen bestätigen. Die traumatische Epilepsie ist die Domäne operativer Behandlung. Im ganzen selten ist Reflexepilepsie in dem Sinne, daß eine lokale Körperstörung einen Rindenreiz ausübt. Vereinzelt wurde erwähnt, daß periphere Verletzungen und Narben in Betracht kamen, deren operative Entfernung die Anfallneigung beseitigte. Bei Reflexepilepsie durch Ascariden spielt wohl auch erhöhte Krampfbereitschaft, etwa durch Jugendalter, eine Rolle.

2. Exogentoxische Epilepsie: am häufigsten infolge schweren Alkoholmißbrauchs, wohl vermittelt durch Hirnarteriosklerose. Bekanntlich kann Alkoholmißbrauch auch bei genuiner Epilepsie anfallartige Erscheinungen provozieren und außerdem bei der Deszendenz gelegentlich Epilepsieanlage bedingen. Alkoholabstinenz ist eine ganz generell zu stellende Forderung an jeden Epileptiker, welchen Ursprungs die Epilepsie auch sei.

Andere Gifte kommen seltener in Betracht. Erwähnt sei Blei, auch Kokain. Vereinzelt erwähnt wurde epileptische Störung infolge von Santonin- und von Chloroformvergiftung.

3. Endogentoxische Epilepsie. Neben den epileptoiden Krämpfen bei Urämie, Eklampsie usw. kommen in Betracht epilepsieartige Erscheinungen bei Dementia praecox. Ferner wurden derartige Symptome bei endokrinen Störungen erwähnt. Die von Bolten angegebenen Erscheinungen nach Strumaentfernung dürften wohl durch Mitbeseitigung der Nebenschilddrüsen bedingt gewesen sein. Gerade bei hypo- oder athyreoiden Kretinen sind epileptische Symptome im allgemeinen recht selten.

4. Infektiös bedingte Epilepsie. Außer symptomatischen Krämpfen bei Scharlach, Keuchhusten und anderen Infektionskrankheiten, besonders im frühen Kindesalter, kommt in erster Linie die Syphilis in Betracht. Ihre epileptischen Symptome sind mannigfach: bei kongenital syphilitisch bedingter Idiotie ohne schwerere körperliche Erscheinungen können doch epileptische Krämpfe vorkommen; ebenso bei dem syphilitisch bedingten Hydrozephalus. Bei erworbener Syphilis können vereinzelt epileptische Anfälle auftreten, die gelegentlich in eine metaluische Form übergehen. Hirngumma kann Herdepilepsie bringen, und die Paralyse ist bekanntlich nicht selten

mit epileptiformen Anfällen verbunden, die hier und da dem Ausbruch schwererer Erscheinungen vorausgehen.

5. Epilepsie durch Herderkrankungen des Gehirns: Abszeß, Tumor, Tuberkel, Cysticercus usw., auch Aneurysma, Embolie u. dgl. können Anfälle provozieren. Am wichtigsten ist der Hirntumor, der manchmal geraume Zeit vorwiegend Krampfanfälle bedingt, ehe die Diagnose gesichert ist.

6. Epilepsie durch diffuse Hirnerkrankungen: Hirnarteriosklerose ist die wesentliche Grundlage der Epilepsia tarda oder senilis. Gelegentlich kommt präsenile Gliose in Betracht. Seltener bringt Sklerosis multiplex Anfälle.

Man kann hier anreihen die Metenzephalitis, bei der neben den striären Lokalsymptomen und der in der psychischen Störung ausgedrückten Rindenerkrankung auch gelegentlich anfallartige Erscheinungen auftreten. Auch die von Jakob beschriebene Pseudosklerose ist gelegentlich mit Anfällen verbunden. Möglicherweise kommt in der gleichen Weise auch die Hirnschwellung in Betracht.

Die beiden folgenden Erkrankungsformen seien wegen ihrer Wichtigkeit als besondere Gruppen geführt:

7. Hydrozephalie. Bei den intrauterin oder in frühen Jahren auftretenden Formen kann es sich handeln um:

a) syphilitische Grundlage;

b) entzündliche, ätiologisch nicht näher feststellbare Form, wohl enzephalomeningitisch;

c) durch endogene Anlagestörung bedingte Form;

d) Kombination mit Chondrodystrophie, was durch den mikromelen Körperbau, die Dreizackfinger und auch durch Schläfengegendauswulstung zu erkennen ist;

e) symptomatische Form auf Grund von Hirntumor.

Gelegentlich findet sich, wohl auf entzündlicher Basis, Mikrohydrozephalie.

8. Enzephalitis des Kindesalters, manchmal verbunden mit Meningitis. Unbekannte Erreger schädigen, ante partum oder in den ersten Lebensjahren, die Hirnrinde lokal und diffus, in verschiedener Ausdehnung und Intensität. In ganz typischen Fällen wird im Bereich der vorderen Zentralwindung einer Hirnhälfte eine Partie ganz zerstört und unter narbiger Umrandung eingeschmolzen, mit den keineswegs streng parallel auftretenden Folgeerscheinungen der gegenseitigen spastischen Lähmung, der epileptischen Anfälle und der geistigen Entwicklungshemmung. Bekanntlich können die Anfälle verschwinden und wiederkehren, auch in späteren Jahren, nach dem dreißigsten, noch exazerbieren.

Neben dieser echten Porenzephalie von verschiedenartiger Lokalisation kommen anderweitige Rindenstörungen mit Narbenbildungen (Mikrogyrie, Ulegyrie) vor, die nach der Eigenart und der Lokalisation gelegentlich als atrophische Sklerose, lobäre Sklerose, als Hemienzephalie usw. bezeichnet werden.

Auch die Littlesche spastische Paraparese kann mit Anfällen verbunden sein.

Die folgenden zwei Gruppen weisen auf Anlagestörungen des Hirns zurück:

9. Familiäre amaurotische Idiotie, die gelegentlich Anfälle bringt, an dem Retinabefund zu erkennen ist und bei der Sektion ganz bestimmte Rindenzellveränderungen aufweist. Sie endet rasch letal.

10. Tuberöse hypertrophische Sklerose, jene besonders schwere Form mit gehäuften Anfällen und intensiver Demenz, deren Sektionsbefund knotenartige Gebilde in der Hirnrinde und histologisch auch diffuse Veränderungen ergibt: mangelhaft differenzierte Zellen, Riesenganglien- und -gliazellen, unklare Schichtbildung, Zellverlagerung und -verminderung, Gliawucherung, aber keine Entzündungssymptome. Klinisch wichtig ist der plumpe Gesichtsschädel und die Fülle schwerer Entartungszeichen: Herzstörung durch Herztumor oder Herzentwicklungsanomalien, gelegentlich Albuminurie durch Hypernephrom, manchmal Retinitis proliferans, Hodentumor, Polydaktylie, besonders aber Hautanomalien, wie Adenoma sebaceum, lederartige Hautstellen, Hauttumoren bis Walnußgröße usw.

11. Auch durch Anlagehemmung bedingte echte Mikrozephalie scheint gelegentlich mit epileptischen Anfällen verbunden zu sein.

12. Eigenartig sind die Fälle von Megalenzephalie mit einem auffallend hohen Hirngewicht, das das normale um ein Drittel übersteigen kann, unter Vermehrung der Zwischensubstanz.

13. Zu erwähnen ist noch, daß bei Turmschädel, einer vererblichen, auf Anlagestörung beruhenden Affektion, auch epileptische Anfälle vorkommen, anscheinend allerdings vermittelt durch Hirndruck.

14. Was übrigbleibt, ist die Domäne der echten oder idiopathischen oder genuinen Epilepsie, immerhin an Zahl noch die überwiegende Mehrheit der mit den charakteristischen Krämpfen und anderen periodischen Symptomen ausgestatteten Fälle. Annähernd die Hälfte führt zur Demenz von mehr oder weniger typischer Färbung, vor allem Schwerfälligkeit, Perseveration, Gedächtnisstörung, aber fast alle, auch manche Fälle

mit guter Intelligenz, zeigen die bekannte epileptische Charakter-
depravation. Klinisch ist immerhin beachtlich, daß die Abder-
haldensche Dialysieruntersuchung des Blutserums häufig Abbau
innersekretorischer Drüsen und die Liquoruntersuchung gelegentlich etwas Zellvermehrung, sowie Andeutung von Eiweißreaktionen
ergibt. Denkbar ist durchaus die Annahme, daß auch hier wohl
auf Grund einer degenerativen Präformation des Hirns, für die
auch die hereditären Beziehungen sprechen, eine entzündliche
Schädlichkeit das Hirn in frühem Leben betroffen hat und nun die
gesamte Tendenz zu den epileptoiden Symptomen als deren Folge-
erscheinung gelten kann. Das würde durchaus mit den histolo-
gischen Befunden harmonieren, die schon Alzheimer erhob,
der bei 60 vH der von ihm untersuchten genuinen Epilepsiefälle
Ammonshornsklerose sowie Chaslinsche Randgliose feststellte,
anatomische Veränderungen, die als Ausdruck erhöhter Morbidität
oder, nach O. Vogt, Pathoklise gewisser Hirnteile sich freilich
auch bei anderweitigen Hirnerkrankungen vorfinden.

Erwähnt sei, daß die Diagnose sich in schwierigen, wenig
ausgeprägten Fällen manchmal noch sichern läßt durch Vornahme
bestimmter Reaktionsversuche. Hierher gehört die Kom-
pression der Karotiden, die bei Gesunden nach $^1/_2$ Minute Bewußtlosigkeit und Muskelerschlaffung, anscheinend allerdings vereinzelt
auch krampfartige Erscheinungen bringt, bei Hysterischen gelegentlich hysteriforme Anfälle und bei echter Epilepsie Bewußtlosigkeit und Krämpfe von 10—40 Sekunden Dauer, worauf das
Bewußtsein noch bis 5 Minuten getrübt ist und Ermattung und
Schwindel nachbleiben.

Zu toxischen Versuchen, die Krämpfe bringen können, aber
keineswegs immer bringen, gehört die Verabreichung von Alkohol,
etwa 100 ccm in Südwein oder Kunstwein dargereicht, der manchmal typische Anfälle provoziert, ferner die von 0,02 Kokain subkutan, das gelegentlich im Laufe einiger Stunden Anfälle, sowie
Kopfweh, Erbrechen, Beklemmung, Herzklopfen und auch Tem-
peratursteigerung bewirken kann. Auch durch Kochsalz, 10—30 g
innerlich in konzentrierter Lösung, können bei den durch Brom bereits anfallfrei gemachten Epileptikern Anfälle hervorgerufen werden. Eine weitere Methode ist die Hyperventilation, eine Serie
extrem starker Atemzüge, die manchmal bei Disponierten anfallartige Erscheinungen im Gefolge haben.

Die Therapie setzt eine genaue Differentialdiagnose voraus,
damit 1. zwecklose Behandlungsversuche unterlassen werden,
2. ätiologische Behandlung an geeigneter Stelle Platz greift,
3. symptomatisch das Möglichste geschieht.

Bei amaurotischer Idiotie, tuberöser Sklerose, angeborener Mikrenzephalie, Megalenzephalie, chondrodystrophischem und endogenem Hydrozephalus sind Operationen und Kuren nur zwecklose Versuche am untauglichen Objekt.

Operativ kann bei Epilepsie in mannigfacher Weise vorgegangen werden. Voll begründet ist ein chirurgischer Eingriff bei traumatischer Epilepsie und vereinzelten Fällen von Reflexepilepsie. Weiterhin geeignet sind manche Fälle von Hirntumor oder Abszeß. Bei Hydrozephalus kann symptomatische Besserung durch operative Hirnwasserverminderung erfolgen, am ehesten bei dem entzündlich bedingten, nicht bei dem chondrodystrophischen, während bei syphilitisch bedingtem vor allem ätiologisch vorzugehen ist. Auch bei nichttraumatischer Epilepsie wurde öfter operiert, doch nur selten ergab sich der Anschein eines Erfolges. Eher ist ein Versuch mit Balkenstich oder Lumbalpunktion angebracht; letztere empfiehlt sich auch im Status und bei epileptoider Hemikranie.

Ein operativer Behandlungsversuch hat noch eine gewisse Berechtigung beim Turmschädel. Die chirurgische Behandlung der genuinen oder auch der symptomatischen Epilepsie durch Entfernung von Halssympathikusganglien, von einer Nebenniere, auch die Kastration usw. haben keine befriedigenden Ergebnisse gehabt.

Weite Perspektiven eröffnet O. Förster[1]) mit seinem vielfach erfolgreichen operativen Vorgehen, das Angriffspunkte durch feinsinnige Analyse der Aura und des Anfallverlaufs gewinnt und öfter an der betreffenden Rindenstelle umschriebene Meningitis, Tuberkel, Narbe, Aneurysma, Zyste, Splitter usw. ermitteln ließ. Am einfachsten liegen die Verhältnisse bei der vorderen Zentralwindung.

Vom frontalen Adversivfeld, besonders dem Fuß und der hinteren Hälfte der ersten Stirnwindung, ausgehende Anfälle beginnen mit Drehung der Augen und des Kopfes nach der Gegenseite, darauf Rumpfdrehung nach der Gegenseite und tonischer oder tonischklonischer Krampf der gegenseitigen Extremitäten.

Vom frontalen Augenfeld am Fuß der zweiten Stirnwindung gehen Anfälle aus mit Drehung des Kopfes und der Augen nach der Gegenseite, die späterhin in die vorgeschilderten Formen übergehen. Optische Aura fehlt.

Im untersten Teil der Zentralwindungen, Operculum centrale, liegt das Feld für Kau-, Schnalz-, Schluck-, Atembewegungen sowie Grunz- und Schreilaute. Seine Anfälle bedingen rhyth-

---

[1]) Zur operativen Behandlung der Epilepsie, Zentralblatt f. d. ges. Neurologie u. Psych. Bd. 61, S. 731.

mische Bewegungen dieser Art, unartikulierte Laute sowie klonische Zwerchfellkrämpfe (Singultus).

Anfälle, die vom Retrozentralfeld, der hinteren Zentralwindung und den Nachbarteilen des Lobus paracentralis, ausgehen, haben sensible Aura, die wellenförmig über die einzelnen Glieder und Körperteile hinstreicht; dabei oft präparoxysmalen Tremor und dann Krämpfe wie die der vorderen Zentralwindung.

Reizung des oberen Parietalfeldes, oberer Scheitellappen, Area praeparietalis et parietalis superior, ergibt Simultanbewegung der gegenseitigen Extremitäten, auch Drehbewegungen des Rumpfes, Kopfes, der Augen nach der Gegenseite. Der Anfall zeigt sensible Aura, Parästhesien, Schmerzen der gegenseitigen Extremitäten, oft heftigen Leibschmerz, darauf tonischen oder tonischklonischen Krampf der gegenseitigen Extremitäten, Drehung von Rumpf, Augen, Kopf nach der Gegenseite.

Das okzipitale Augenfeld, nach Vogt-Brodmann Feld 19[1]), den vorderen Abschnitt des Okzipitallappens umfassend, ergibt gereizt zunächst isolierte Bulbusdrehung nach der Gegenseite. Die Reizung der Vogt-Brodmannschen Felder 17, 18, 19 bringt optische Photome, 19 besonders starke Halluzinationen. Der Anfall zeigt optische Aura, Lichterscheinungen, Flammen; die Krämpfe beginnen in den Augen, darauf Kopf, Rumpf, Extremitäten.

Das Temporalfeld, in der ersten Schläfenwindung, betreffen Anfälle der Drehung des Auges und des Kopfes, Rumpfdrehung und gegenseitige Extremitätenbewegung. Manchmal akustische Aura, gelegentlich auch olfaktorische oder gustative.

O. Förster berichtet, daß er, abgesehen von zahlreichen Fällen der vorderen Zentralwindung, 40 Fälle symptomatischer und 16 genuiner Epilepsie nach diesen Gesichtspunkten, meist mit gutem Erfolg, operiert habe.

Ätiologische Behandlung muß zunächst eingreifen, wenn etwa bestimmte Anhaltspunkte für Reflexepilepsie bestehen, z. B. durch Askariden. Weiterhin bei den toxischen Formen, zumeist gegen den Alkohol. Ferner ist bei leisestem Verdacht auf Syphilis Serum und Liquor zu prüfen und dann energisch vorzugehen, durch Hg, durch Salvarsan, eventuell endolumbal oder mit Liquordränage, durch Wismut, bei Arteriosklerose oder Gumma durch Jod, und im entsprechenden Fall auch durch Fieberimpfkur mit Malaria tertiana oder Recurrens.

Die neben der genuinen Epilepsie häufigste Form ist die enzephalitische, die auch vielfach Formes frustes lediglich mit

---

[1]) **Brodmann**, Vergleichende Lokalisationslehre der Großhirnrinde, 2. Aufl., Leipzig 1925, J. A. Barth.

Strabismus oder Reflexdifferenz oder Stottern aufweist. Gegen sie läßt sich ätiologisch leider nicht vorgehen. Die spastischen Lähmungen ermöglichen, ebenso wie bei Little, gelegentlich symptomatische Behandlung durch Operation, Orthopädie, prolongierte Bäder u. a.

Im übrigen kommt die letzten Endes symptomatische Behandlung antiepileptischer Art in Betracht, die ja die Hauptdomäne der Therapie bleibt, aber nur Sinn hat, wenn durch eingreifende Differenzierung die Möglichkeit einer der erörterten anderweitigen Behandlungsmethoden entfällt.

Um ökonomisch zu handeln, hüte man sich vor Planlosigkeit und Verzettelung. So wichtig die Medikamente sind, so bedeutsam ist auch die Regelung von Diät und Lebensweise. Bei diagnostischer Klärung ist zu erwägen, ob klinische oder häusliche und ambulante Behandlung. Treten Anfälle oder andere Symptome frisch auf, dann ist eine Zeit Bettbehandlung sehr ratsam, die an sich eine lebhafte Anfallneigung manchmal recht schön einschränkt.

Klinische Behandlung mit Bettruhe ist angebracht vor allem bei Neigung zu gehäuften schweren Anfällen, besonders mit Status epilepticus; ferner bei Dämmerzuständen und lebhafter Erregung, hierbei freilich nur in psychiatrischer Unterkunft, handelt es sich doch oft um die furibundesten Erregungsanfälle, die überhaupt vorkommen; und schließlich dann, wenn eine eingehendere diagnostische Klärung mit Vornahme feinerer Reaktionen angebracht ist.

Rein medikamentös ist gewöhnlich ein Versuch mit den populären Bromsalzen nicht zu umgehen. Die vielfach üblichen Mischungen aller Art, wie Erlenmeyer (Bromnatrium 2, Bromkalium 2, Bromammonium 1) oder das Sandowsche brausende Bromsalz, haben keinen wesentlichen Vorzug vor dem Bromnatrium. Sich auf ein derartiges Salz zu beschränken, hat den Vorzug der Billigkeit. Das Kilogramm in Klinikpackung stellt sich auf 4,60 M. Einzelne empfehlen recht hohe Dosen, bei fünfjährigen Kindern 3—5 g täglich, bei zehnjährigen 6—8 g. Zu Beginn der Kur sind m. E. bei Erwachsenen 6 g täglich ratsam, bei Kindern entsprechend weniger. Wichtig ist zunächst eine ausgedehnte Behandlung, die das Verschwinden der Anfälle und sonstigen Symptome, also die äußere Heilung noch weit überdauert. Mit kleineren Dosen muß auch ambulant noch auf Jahr und Tag weiter vorgegangen werden. Es ist mit die schwierigste Aufgabe, die Patienten, die sich geheilt wähnen und ihr Leiden gern „abreagieren", immer wieder daraufhin zu kontrollieren und förmlich zu erziehen, daß sie regelmäßig eine kleinere Dosis Bromsalz nehmen.

Zur Erhöhung der Wirkung wird im allgemeinen, nach dem Vorgang von Toulouse-Richet, kochsalzarme Kost gegeben. Die Speisen sollen schwach gesalzen sein, unter Umständen soll das Kochsalz im Brot durch Bromsalz ersetzt sein (Bromopan). Völliger Mangel an Kochsalz erregt jedoch bald Widerwillen und hat keineswegs eine so günstige Wirkung, wie gelegentlich behauptet wurde. Aber salzarme Kost ist angemessen. Milch als Hauptgetränk, neben leichtem Tee, koffeinfreiem Kaffee und Schokolade oder Kakao; Weißbrot, kein Schwarzbrot, zweckmäßig Toast und Zwieback; weißes Fleisch, vom Kalb oder Geflügel, kein gesalzenes oder stark gewürztes oder purinhaltiges Fleisch; Mehlspeisen, Puddinge, Reis, Mais, Nudeln, Makkaroni, Kartoffeln, Gemüse, Eier, magerer Käse, Butter, Margarine, reifes, frisches Obst, Südfrüchte, Backobst, Kompott aller Art. Zweckmäßig ist, nicht zu kopiöse Mahlzeiten zu geben, sondern die Nahrung über den Tag zu verteilen, auch beim Milchtrinken jeweils eine Kleinigkeit zu essen. Strenges Alkoholverbot ist selbstverständlich.

Der Stuhlgang muß ohne irgendwelchen Druck erfolgen.

Natürlich soll die Beschäftigung alle Überanstrengung vermeiden, insbesondere soll der Kopf nicht zu großer Hitze ausgesetzt werden. Im Turnen sind Freiübungen zulässig, doch ohne Kopfbeugen. Irgendwelche Prozeduren, die einen in gefährliche Lage bringen, sind verpönt.

Alle diese Maßregeln sind eine wesentliche Unterstützung der medikamentösen Kur und lassen sich kostenlos durchführen, müssen aber dem Patienten wirklich eingeschärft und auf ihre Beachtung hin genau kontrolliert werden.

Der Bromismus ist manchmal schwer zu vermeiden. Man empfahl mancherlei Ersatzpräparate, die zum Teil von Nebenwirkungen freier sind. Hierher gehört die Mischung mit Sesamöl, Bromipin, auch in fester, gezuckerter Form. Dann Bromalin, Bromocoll; neuerdings die Mischung mit Suppenwürze: Sedobrol, wie Bouillonwürfel zu verwenden. Die erhofften Vorzüge sind unsicher, die Kosten größer als bei einfachem Bromsalz, das am besten in Milch genommen wird. Eine gewisse Sicherheit vor Bromismus soll die Bromverabreichung in Gelodurkapseln bieten, die sich erst im Darm auflösen. Rationell erscheint Bromkalzium und dessen Harnstoffmischung, Ureabromin, Kalmonal, Bromkalziumurethan. Episan, eine Mischung von Brom mit Borax, Zinkoxyd, Baldriansäureamylester, scheint günstig zu wirken, auch auf Bewußtseinstrübung. Gelobt wurde auch Kombination von Bromnatrium mit Natrium biboratum (Borax).

Spasmosan ist eine Verbindung von Brom mit Baldrian. Somnospasmosan (nach R. und O. Weil) zeigt anscheinend in hartnäckigen Fällen manchmal noch Wirkung.

Von Flechsig eingeführt und später von Kellner empfohlen wurde die Bromopiumkur; zunächst wird in steigenden Mengen Opium gegeben, von 0,01 täglich beginnend bis auf 0,8 bei Erwachsenen. Nach 6—8 Wochen wird plötzlich das Opium weggelassen und zu Bromsalz übergegangen, 5—8 g täglich. Am besten wird die Kur unter klinischer Aufsicht vorgenommen. Kellner will bei 25 vH Heilung gesehen haben, andere nur bei 4 vH.

Unsicher sind Neuronal (Bromdiäthylazetamid), Nirvanol, Crotalin, Epileptol. Als unspezifisches Reizverfahren wurde Xifalmilch zur Injektion empfohlen, doch vermochte ich nur manchmal Wirkung zu beobachten. Das arsenhaltige Elarsal soll die Anfälle verringern.

Lion und Eulenburg empfahlen Hirnsubstanz; neben Cerebrin - Pöhl (3 × 0,5 g) käme Promonta (3 × 5 g) in Betracht. Lion versuchte auch Arsenozerebrin, eine Kombination von Hirnextrakt mit Natrium cacodylicum.

Belladonna oder Atropin wurden öfter gelobt, doch empfiehlt sich höchstens, daß zu 10 g Bromsalz, in 100 g Wasser gelöst, noch 0,1 Extrakt. Belladonnae zugefügt wird.

Tatsächlich bereichert wurde die immer noch im wesentlichen auf Bromsalzen fußende Therapie durch das Luminal. Seine Wirkung übertrifft ersichtlich noch die der Bromsalze. Einige Zeit täglich 0,1 reicht oft hin, schwere hartnäckige Anfälle verschwinden zu lassen. Immerhin beachte man bei längerer Verabreichung die Gefahr der Kumulierung! Bei 9,75 M. für 250 Tabletten zu 0,1 in Klinikpackung ist die Luminalmedikation auch als recht ökonomisch anzusehen. Im späteren Verlauf reichen noch kleinere Dosen aus.

Bei dem Einzelanfall sind Medikamente zwecklos, doch empfiehlt es sich, zumal im Falle ausgesprochener Aura, für bequeme Lagerung zu sorgen und auch den bereits bewußtlosen Patienten möglichst sicher zu lagern, so daß er sich nicht wohl selbst verletzen kann und die Atmung frei ist. Gegen Zungenbiß kann man ein zusammengefaltetes Tuch, einen Kork oder ein Gummistück zwischen die Zähne zu stecken versuchen.

Im Status epilepticus ist bequeme Lagerung notwendig und dann am besten Klysma von Amylenhydrat, 4 g : 100 Wasser mit etwas Gummi oder Schleim. Chloralhydrat ist für das Herz bedenklich. Herzmittel sind öfter angebracht. H. Vogt empfahl Chloroformnarkose oder Chloroformsauerstoffnarkose. Anton empfahl Balkenstich. Auch Lumbalpunktion pflegt bei Status manchmal günstig zu wirken.

Bei aller therapeutischen Sorgfalt, die oft noch durch den Behandlungseifer der Kranken selbst gesteigert wird, verhält sich doch ein großer Teil unbeeinflußbar, wird immer wieder von Anfällen betroffen und versinkt in zunehmende Demenz. Fast die Hälfte ausgesprochener Epilepsiefälle bleibt dauernd anstaltsbedürftig. Spätheilungen oder erhebliche Besserungen sind selten, wenn auch nicht ausgeschlossen.

Gewöhnlich werden jene Fälle in Irrenanstalten untergebracht, wo sie sich vielfach durch ihre rastlose, wenn auch meist umständliche und langsame Arbeit in der Abteilung oder im Gelände nützlich machen, während ihre Eigenart, Verschlagenheit, Boshaftigkeit und Reizbarkeit oft peinlich empfunden wird.

Das Bedürfnis nach besonderen Epileptikeranstalten ist nicht gerade dringend. Solche bekommen leicht einen bedrückenden, monotonen Zug. Wenn trotzdem manche privaten, insbesondere von geistlicher Seite gegründeten und geleiteten Epileptikeranstalten sozusagen populär geworden sind, so liegt das wohl daran, daß dort mit bescheidenstem Aufwand an Mitteln gearbeitet wird, was den im ganzen bedürfnislosen Epileptiker gewöhnlich nicht drückt, während der pietistische Zug jener Anstalten seinem psychischen Naturell entgegenkommt. Für Familienpflege eignen sich wohl manche, immerhin sind anfallsüchtige Epileptiker weniger leicht derart zu halten, als etwa Schizophrene; am ehesten kämen Pflegerfamilien in Betracht.

Die mehrfach empfohlenen Sonderschulen für epileptische Kinder sind auch nur unter gewissen Einschränkungen empfehlenswert. Die Symptomatik der Epilepsie ist so mannigfach, daß nicht ohne weiteres sämtliche Fälle eines Bezirks in eine Schulklasse zusammengefaßt werden können. Gerade epileptische Schulkinder sind ja vielfach noch recht intelligent und stellen die Elite, sozusagen die Paradepferde der Zöglinge in den Schulen der Idiotenanstalten dar. Sie können zum großen Teil auch noch, wenn die Anfälle nicht zu häufig auftreten, die Hilfsschule besuchen, nur muß Rücksicht darauf genommen werden, daß nicht die anderen Kinder über die Anfälle erschrecken oder sie auf hysterischer Basis nachahmen.

Im wesentlichen kommt es zwecks ökonomischer Therapie darauf an: sorgfältige Differenzierung der Diagnose; wenn möglich ätiologische Behandlung; bei genuiner Epilepsie energische medikamentöse und diätetische Behandlung, möglichst zunächst in klinischer Art, später lange ambulant fortgesetzt. Bei unaufhaltsamem Leiden mit Demenz Unterbringung in bescheidenem Anstaltsmilieu; Vermeidung von Polypragmasie.

Literatur
über sparsame und doch sachgemäße Krankenbehandlung.

1. **Fröhlich u. Wasicky**, Taschenbuch der ökonomischen und rationellen Rezeptur, 2. Aufl., 1923.
2. **Anleitung** zu wirtschaftlicher Verordnungsweise für die kassenärztliche Tätigkeit der Ärzte Bayerns, vereinbart zwischen der Arbeitsgemeinschaft der bayerischen Krankenkassenverbände und der bayerischen Landesärztekammer München 1923 (Selbstverlag der Bayerischen Krankenkassenverbände).
3. **Starkenstein**, Der Einfluß experimentell-pharmakologischer Forschung auf die Erkennung und Verhütung pharmakologischer Irrtümer: Abschnitt Ökonomische Arzneiverordnung. In „Schwalbe, Irrtümer der allgemeinen Diagnostik und Therapie sowie deren Verhütung“, Leipzig 1923. S. 39.
4. **Nottebaum**, Verordnungsbuch für die Kassenpraxis. Nach den Beschlüssen der Arzneimittelkommission des Ärzteverbandes für freie Arztwahl in Frankfurt a. M., Frankfurt a. M., 1924, Verlag der Reichsbahn-Betriebskrankenkasse.
5. **Walter Pryll**, Wirtschaftliche Behandlungsweise, Ortskrankenkasse 1924, Nr. 45, S. 867.
6. **Stückgold**, Die Wasser- und Wärmebehandlung in der Kassenpraxis, Fortschritte der Medizin 1925, S. 7.
7. **Franz Müller u. A. Koffka**, Rezepttaschenbuch sparsamer Arzneiverordnungen für Privat- und Krankenkassenpraxis, 4. Aufl. Leipzig 1923.
8. **Klemperer, Zinn, Reckzeh**, „Arzneiverordnungen“. Herausgegeben im Auftrage der Gemeinsamen Deutschen Arzneimittel-Kommission. Berlin und Wien, Urban & Schwarzenberg 1925.
9. **Reichsausschuß für Ärzte und Krankenkassen**, Richtlinien für wirtschaftliche Arzneiverordnung nebst Merkblatt, Richtlinien für die Anwendung elektro-physikalischer Heilmethoden. Zeitschr. des Hauptverbandes deutscher Krankenkassen „Deutsche Krankenkasse“ 1925, Nr. 21 (abgedruckt im Deutschen Medizinalkalender 1926; teilweise abgedruckt in Apotheker-Zeitung 1925, Nr. 42, S. 521).
10. **Verband der Ärzte Deutschlands**, Die sparsame Arzneiverordnungsweise in der Krankenkassenpraxis für das Reich, 4. Aufl. Leipzig 1925. Veröffentlichungen des Verbandes Nr. 40.
11. **Arzneiverordnungsbuch** für die Ärzte der Krankenkassen und der Wohlfahrtspflege (Armen- und Fürsorgeärzte) von Berlin 1925/26. Berlin 1925.

12. **Hauptverband Deutscher Krankenkassen,** Arzneiverordnungsbuch, Sammlung von Grundsätzen und Richtlinien für die wirtschaftliche Verordnung in der Kassenpraxis. Berlin 1925.
13. **C. Bachem,** Sparsame Arzneiverordnung. Berl. Klinik, H. 351. Berlin 1925.

   Außerdem Gutachten der Gemeinsamen Deutschen Arzneimittel-Kommission. Ärztliche Subkommission:
14. **Romberg,** Über die Auswahl von Digitalispräparaten. Therap. d. Gegenw. 1924, S. 257.
15. **Penzoldt,** Über alte und neue Abführmittel. Münch. med. Wochenschr. 1924, Nr. 2.
16. **Rudolf Schmidt,** Über Arzneimittel der unspezifischen Proteinkörpertherapie, Med. Klinik 1924, Nr. 27.
17. **Morawitz,** Eisen- und Arsenpräparate. Münch. med. Wochenschr. 1924, Nr. 37.

Sachverzeichnis.

Lehrbuch der Diätetik des Gesunden und Kranken für Ärzte, Medizinalpraktikanten und Studierende. Von Prof. Dr. **Theodor Brugsch.** Zweite, vermehrte und verbesserte Auflage. (324 S.) 1919. Gebunden RM. 8.40

Richtlinien für die Krankenkost zum Gebrauch in Krankenhäusern, Privatkliniken, Sanatorien. Von **A. v. Domarus,** Direktor der Med. Abteilung des Auguste-Viktoria-Krankenhauses Berlin-Weißensee. (34 S.) 1925. RM. 1.20

Die Ernährung des Menschen. Nahrungsbedarf. Erfordernisse der Nahrung. Nahrungsmittel. Kostberechnung. Von Prof. Dr. **Otto Kestner,** Direktor des Physiolog. Instituts an der Universität Hamburg, und Dr. **H. W. Knipping,** Assistent des Physiolog. Instituts an der Universität Hamburg, in Gemeinschaft mit dem **Reichsgesundheitsamt,** Berlin. Zweite Auflage. Mit zahlreichen Nahrungsmitteltabellen und 8 Abbildungen. Erscheint im Frühjahr 1926

Nahrung und Ernährung des Menschen. Ein kurzes Lehrbuch. Von **J. König,** Dr. phil., Dr. Ing. h. c., Dr. ph. nat. h. c., Geh. Regierungsrat, o. Professor an der Westfälischen Wilhelms-Universität Münster i. W. Gleichzeitig 15. Auflage der „Nährwerttafel". Erscheint im März 1926

Ⓦ **Die Ernährung gesunder und kranker Kinder auf Grundlage des Pirquetschen Ernährungssystems.** Von Privatdozent Dr. **Edmund Nobel,** Assistent der Universitäts-Kinderklinik in Wien. Mit 11 Abbildungen. („Abhandlungen aus dem Gesamtgebiet der Medizin".) (74 S.) 1923. RM. 1.50

Hausärztliche und Insulin-Behandlung der Zuckerkrankheit. Drei Aufsätze. Von Prof. Dr. **Carl v. Noorden** und Prof. Dr. **S. Isaac** in Frankfurt a. M. Zweite Auflage. (62 S.) 1925. RM. 2.70

Verordnungsbuch und diätetischer Leitfaden für Zuckerkranke. Mit 172 Kochvorschriften. Zum Gebrauche für Ärzte und Patienten. Von Prof. Dr. **Carl v. Noorden** und Prof. Dr. **S. Isaac.** Dritte und vierte Auflage. In Vorbereitung

Insulin. Darstellung. Chemie. Physiologie und therapeutische Anwendung. Von Dr. **H. Staub,** Privatdozent, I. Assistent der Med. Klinik in Basel. Zweite, umgearbeitete und ergänzte Auflage. Mit 14 Abbildungen. (183 S.) 1925. RM. 7.50; gebunden RM. 8.40

Die mit Ⓦ bezeichneten Werke sind im Verlage von Julius Springer in Wien erschienen.

Arznei- und diätetische Verordnungen für die gynäkologisch-geburtshilfliche Praxis. Von Geh. San.-Rat Dr. **Paul Straßmann**, a. o. Professor an der Universität Berlin. Vierte, umgearbeitete und erweiterte Auflage. (188 S.) 1926.　RM. 6.—

Schlafmittel-Therapie. Von Dr. **Albrecht Renner**, Städtisches Krankenhaus Altona. (Erweiterter Sonderabdruck aus „Ergebnisse der inneren Medizin und Kinderheilkunde", Band 23.) (129 S.) 1925. RM. 4.80

Die Salvarsanbehandlung der Syphilis. Versuch einer gemeinverständlichen Darstellung. Vortrag, gehalten in der Ortsgruppe Breslau der Deutschen Gesellschaft zur Bekämpfung der Geschlechtskrankheiten. Von Prof. Dr. **J. Jadassohn**, Direktor der Universitäts-Hautklinik in Breslau. (20 S.) 1923.　RM. 0.40

Ⓦ **Die Geschlechtskrankheiten als Staatsgefahr und die Wege zu ihrer Bekämpfung.** Von Prof. Dr. **Ernst Finger**, Vorstand der Klinik für Syphilidologie und Dermatologie der Universität Wien. („Abhandlungen aus dem Gesamtgebiet der Medizin.") (69 S.) 1924.　RM. 1.70

Die Auskunfts- und Fürsorgestelle für Lungenkranke, wie sie ist und wie sie sein soll. Von Dr. **K. W. Jötten**, o. ö. Professor der Hygiene und Direktor des Hygienischen Instituts der Universität Münster i. W. Zweite, erweiterte Auflage. (134 S.) 1926.　RM. 6.60

Die Tuberkulose und ihre Bekämpfung durch die Schule. Eine Anweisung für die Lehrerschaft. Von Dr. **H. Braeuning**, Chefarzt der Fürsorgestelle für Lungenkranke und Direktor des Städtischen Tuberkulose-Krankenhauses Stettin-Hohenkrug, und **Friedrich Lorentz**, Rektor in Berlin, Mitglied des Reichsgesundheitsrats und des Landesgesundheitsrats in Preußen. Dritte, verbesserte Auflage. Mit 3 Abbildungen. (140 S.) 1926.　RM. 2.50

Die Insulinbehandlung der Zuckerkrankheit. (Ein Wegweiser für die ärztliche Praxis.) Von Dr. med. **E. Foerster**, Bad Neuenahr (bisheriger privatärztl. Mitarbeiter des Herrn Geh.-Rat Minkowski, Breslau). (47 S.) 1925.　RM. 1.35

Lehrbuch der Ernährungstherapie für innere Krankheiten. Von Prof. Dr. med. **F. Klewitz**, Königsberg i. Pr. (146 S.) 1925.　RM. 6.—, gebunden RM. 7.50